药物临床试验管理学

（供药物临床试验管理专业使用）

主编　程国华　李正奇

中国健康传媒集团
中国医药科技出版社

内容提要

本书是介绍药物临床试验管理的专业图书。内容包括四部分。第一部分为基础篇，追溯了药物临床试验管理学的发展简史，阐述了其发展的宗旨、目的、意义及重要性，介绍了药物临床试验相关法律法规、人员职责、临床试验的设计及相关文件的填写与数据分析等。第二部分为机构管理篇，阐述了临床试验机构的认定、组成、试验用药物管理、文档保存以及相关制度与SOP的制定等。第三部分为申办者/CRO篇，运用生动易懂的语言讲述了药物临床试验的沟通管理、组织与协调、国内外CRO公司的简介与管理模式等。第四部分为伦理委员会管理篇，主要讲述了伦理会委员会的组成、职责、审查内容与程序、伦理相关人员的培训与制度管理、伦理委员会相关标准操作规程等。全书从实际操作层面为我国药物临床试验研究各方提供相应的管理文件、管理模式及操作标准，系统总结了药物临床试验管理专业知识，并贯穿药物临床试验管理全过程。本书供全国高等医药院校药物临床试验管理专业使用，也可供药物临床试验研究、管理等相关从业人员参考。

图书在版编目（CIP）数据

药物临床试验管理学/程国华，李正奇主编. — 北京：中国医药科技出版社，2020.8
ISBN 978-7-5214-1919-1

Ⅰ.①药… Ⅱ.①程… ②李… Ⅲ.①临床药学－药效试验 Ⅳ.①R969.4

中国版本图书馆CIP数据核字（2020）第124761号

美术编辑 陈君杞
版式设计 友全图文

出版 **中国健康传媒集团** | 中国医药科技出版社
地址 北京市海淀区文慧园北路甲22号
邮编 100082
电话 发行：010-62227427 邮购：010-62236938
网址 www.cmstp.com
规格 889×1194mm $^{1}/_{16}$
印张 18 $^{1}/_{4}$
字数 495千字
版次 2020年8月第1版
印次 2022年12月第3次印刷
印刷 北京市密东印刷有限公司
经销 全国各地新华书店
书号 ISBN 978-7-5214-1919-1
定价 69.00元

编 委 会

主　编　程国华　李正奇

副主编　余珊珊　张正付　李雪宁　陆明莹　吴建才　洪　健

编　者　（以姓氏笔画为序）

王　　莹（浙江省人民医院）
王 晓 霞（山西医科大学附属第二医院）
邓　　婷（重庆市药品技术审评认证中心）
卢 来 春（重庆大学生物工程学院）
卢 慧 勤（广东省第二人民医院）
司 徒 冰（广州医科大学附属第三医院）
伍 俊 妍（中山大学孙逸仙纪念医院）
杨　　敏（汕头市中心医院）
李 正 奇（南京引光医药科技有限公司）
李 雪 宁（复旦大学附属中山医院）
吴 建 才（华中科技大学协和医院）
何 艳 玲（广州妇女儿童医疗中心）
余 珊 珊（国家药品监督管理局药品审评中心）
张　　军（江苏省中医院）
张 正 付（国家药品监督管理局食品药品审核查验中心）
张 庆 瑜（天津医科大学总医院）
张 述 耀（暨南大学附属广州红十字会医院）
陆 明 莹（西安交通大学第一附属医院）
陈　　琳（暨南大学附属第一医院）
欧阳舒婷（广州医科大学附属肿瘤医院）
庞 廷 媛（广州医科大学附属肿瘤医院）
胡　　伟（安徽医科大学第二附属医院）
钟 国 平（中山大学药学院）
洪　　健（暨南大学医学院）
贺　　帅（南方医科大学珠江医院）

莫恩盼（暨南大学附属第一医院）
索思卓（暨南大学药学院）
徐　俊（暨南大学药学院）
徐平声（中南大学湘雅医院）
郭慧琳（重庆医科大学附属第二医院）
曹　玉（青岛大学附属医院）
宿　凌（暨南大学药学院）
程国华（暨南大学药学院）
温预关（广州医科大学附属脑科医院）
赖锦昌（广州美迪高生物医药科技有限公司）
黎维勇（华中科技大学协和医院）
籍　宏（新疆农业大学管理学院）

序言

疾病治疗最基本的手段是药物治疗，新药的研发与应用为疾病治疗带来了更多的选择，在新药研发过程中，药物临床试验则是新药获批和上市的一个极为重要的环节。

我国一直重视医药卫生事业和医药产业的发展，尤其是随着新的《药品管理法》等系列政策法规、指导原则的颁布与实施，我国药物临床试验管理不断朝着科学化、系统化、规范化的方向发展，逐步与国际GCP等药物临床试验规范的要求接轨。在此背景下，暨南大学药学院大力推动药物临床试验管理学科的建设，组织与落实的药物临床试验管理学科已与多个知名企业建立了研究生联合培养基地，不仅丰富了药物临床试验管理专业的教学内涵，也促进了该学科的发展。

本书的两位作者程国华教授和李正奇教授，都是药物临床研究领域的资深专家。程国华教授曾主持多项国家级药物临床研发项目，发表专业论著30余篇，专业经验丰富，思想开拓；李正奇教授曾在国家药品监督管理部门工作近20年，参与制定多项和临床试验相关的法规和规范，创办CRO、SMO企业实践临床试验管理培训，具有丰富的药物临床试验质量监管经验。两位作者紧贴实际、注重实用、由浅入深，从历史角度出发，结合作者的教学和监管经验，分别以申办方/CRO、研究者、伦理、机构等视角，对临床试验的基础知识、实际操作和参与各方的相关职责等进行了全面系统的阐述。作者在编写过程中还参考了大量的国内外最新科研成果和文献，并结合了药物临床试验一线工作中丰富的实践经验，完成了这本具有参考价值的药物临床试验管理学著作。

为医之道，尽善尽美。药品承担着维护人类健康、提高患者生命质量的神圣使命，医药工作者尤其是新药研发人员更是责任的承担者和使命的践行者。我相信，《药物临床试验管理学》一书不仅可成为医药相关专业及行业人员的参考资料，也可作为基础教材供高等院校医药相关专业师生学习。该著作将有助于提高人们对药物临床试验知识的兴趣和重视，并对促进药物临床试验管理人才的成长和提高药物临床试验管理水平具有重要的作用。

前言

随着医药产业领域的细分与发展，药物临床试验凸显出其地位的重要性、市场的经济性和环节的独立性。越来越多的医药研发企业成立了专门的临床试验管理部门，一批提供临床试验外包服务的公司随之蓬勃发展，他们已成为医药产业不可或缺的参与者、合作者和执行者。然而，目前从业人员多为医学、药学、护理学专业出身，缺乏药物临床试验管理学知识。因此迫切需要大量药物临床试验管理专业人才。多所高校积极探索开设药物临床试验管理专业课程，来自医院、科研院所、医药企业等攻读该专业的人数日益增多，药物临床试验管理学逐渐成为一门相对独立的学科。

在教学与实践的过程中，我们发现可供教学、结合实际并且能够指导实践的药物临床试验管理类图书寥寥无几，因此萌生了编撰药物临床试验管理学专业教材的想法。从准备到成书，历时数年，结合实践，反复修改，字斟句酌，以应用型人才培养为目标，以岗位需求为导向，注重实用性。本书契合国内外权威药物临床试验管理规范及最新颁布的法律法规，结合编者一线实践经验，全面系统地阐述药物临床试验管理的全过程，添加药物临床试验管理各类适用文件范本，并介绍药物临床试验研究前沿内容。本书内容涵盖药物临床试验的设计原则、药物临床试验的验证方法与过程管理、统计学分析、临床试验报告书写、临床试验监查稽查、国家药品审评及临床试验系统验证等内容。书中首次使用标准的统一的专业术语，促进药物临床试验管理更加规范化、标准化、国际化；同时推动药物临床试验管理学学科发展。

为确保教材内容及质量满足要求，我们参阅了国外药物临床试验管理学相关书籍，并邀请数名知名行业专家参与编写工作，30余名编写人员均有长期从事药物临床试验管理及教学工作的经历。为确保本教材的权威性及代表性，本书编委会来自国家药品监督管理局药品审评中心、食品药品审核查验中心和全国14个省或直辖市的综合大学医学院、药学院、管理学院、附属医院以及药物临床试验管理企业等。

我们力求本教材能够达到全国高等医药院校的教育要求，以适应我国药物临床试验管理学教学的需要。尽管我们竭尽全力，但书中一定还存在不少缺点和疏漏，诚恳地希望各院校师生在应用中发现问题，给予指正。

编 者

2020年4月

目录

第一部分　基础篇

第二部分　机构管理篇

第一部分

基础篇

第一章　临床试验管理概述

第一节　新药研发过程

新药研发具有投入高和周期长的特点，一个新化学实体（new chemical entity，NCE）从发现先导化合物到获批新药证书这一过程往往持续数年甚至数十年。新药研发周期主要包括4个环节。①药物发现：药物基础研究和应用筛选，以确定目标临床试验药物；②临床前研究：为确定药物的药理、药代动力学、有效性和安全性所进行的动物实验；③临床研究：药物人体药代动力学、安全性及有效性试验；④新药申请的申报与审批。药学研究贯穿新药研发的整个生命周期[1]。

一、药物发现

药物发现阶段具体指候选药物的发现，候选药物是指拟进行系统的临床前试验的活性化合物。以小分子药物为例，合理的药物发现模式主要包括以下环节：靶标的发现和确立、新化学实体的发现、先导化合物的发现、优化和候选药物确立。长期以来，此阶段研究大多依赖药物化学家从各种来源（植物、动物、微生物发酵液中）发现新颖结构化合物，以及药理学家对这些化合物用各种动物模型进行大量筛选。但这种方法发现先导化合物的命中率低，随机性强。近年来药物设计越来越多地依据分子生物学、病理生理学、结构生物学和酶学等生命科学研究的最新成果，针对生命科学基础研究所揭示的与疾病相关的酶、受体、离子通道及核酸等潜在的药物作用靶点，再参考其内源性配体或天然底物的化学结构特征，借助计算机模拟技术以及一些新理论、新方法来设计药物分子，以发现可选择性作用于靶点的新药[2]。

二、临床前研究

根据国家市场监督管理总局2020年颁布的《药品注册管理办法》（局令第27号）规定，药品上市注册前应当完成药学、药理毒理学等临床前研究工作，包括药物的合成工艺、提取方法、理化性质及纯度、剂型选择、处方筛选、制备工艺、检验方法、质量指标、稳定性、药理、毒理、动物药代动力学研究等；中药制剂还包括原药材的来源、加工及炮制等的研究；生物制品还包括菌毒种、细胞株、生物组织等起始原材料的来源、质量标准、保存条件、生物学特征、遗传稳定性及免疫学的研究等。药物临床前研究应当执行有关管理规定，其中安全性评价研究必须执行《药物非临床研究质量管理规范》。药物研究机构应当具有与试验研究项目相适应的人员、场地、设备、仪器和管理制度，并保证所有试验数据和资料的真实性；所用实验动物、试剂和原材料应当符合国家有关规定和要求。

三、临床研究

临床研究是医学研究中最常用、最重要的研究。临床研究的基本目的在于阐明疾病的病因、诊断、治疗、预防、自然病程及其预后等方面的问题。从临床研究的方法划分，可以分为两大类：试验性研究和观察性研究。常用的试验性研究是临床试验，如随机对照试验、前后对照试验、交叉对照试验等。观察性研究则不能人为地控制试验条件，只能在自然情况下，尽量地控制非研究性因素，以得到真实性结果。

临床试验，指以人体（患者或健康受试者）为对象的试验，意在发现或验证某种试验药物的临床医学、药理学以及其他药效学作用、不良反应，或者试验药物的吸收、分布、代谢和 排泄，以确定药物的疗效与安全性的系统性试验。

（一）临床试验管理学科简介

临床试验管理学为药学一级学科下的二级学科，是将临床医学、医学伦理学、流行病学、生物统计学、卫生经济学、临床药理学、管理学等原理和方法应用于临床研究领域，并与之整合形成的一门新的专门用于指导和开展临床研究的科学方法和理论。当今，临床研究水平已成为国家医药创新能力的重要标杆之一，被世界各国提到了关乎国计民生和国家发展的战略高度。中国正经历着健康挑战的快速转变和健康保障体系的重大改革，但临床研究开展现状却不容乐观。我国具有原创性的疾病预防和诊疗方法、技术和设备很少；临床诊治指南和规范缺少基于国人的研究证据。造成这类现状的根本原因就是现行教育和人才培养体系中缺乏对临床试验管理方法和实践的系统培养。该学科的建立和发展，将为国家培养熟悉临床试验管理理论和方法的专业人才，满足我国临床研究相关行业发展的急迫需求。这对于提高我国临床研究水平，推动我国医药的创新和发展，维护和保障人民健康具有重要意义。

本学科主要的研究方向为（包括但不限于）：①临床试验项目开发与设计；②临床试验的数据管理与应用；③临床试验的统计设计与分析；④临床试验项目管理与质量控制；⑤新药与医疗器械临床试验法规与注册。

（二）药物临床试验的目的与意义

1. 评价新药的临床应用价值　评价新药的临床应用价值主要包括下列三方面的含义，即了解药物在人体使用时的安全性和主要不良反应；了解药物对治疗或预防某种或几种疾病或症状的有效性，即疗效；评价与现有治疗方法或药品相比，试验药品是否提高了获益/风险比。

2. 确定药物在人体的安全性和有效性　对于药品来说，临床试验是新药研发过程中不可缺少的一环，因为药品的最基本属性——安全性及有效性最终都是靠临床试验检验的。通过临床试验，可以为具有临床应用价值的药物上市后的正确使用提供重要依据。主要体现在如下几点：明确最有可能从该药物治疗中获益的患者人群，即适应证人群；了解获得最佳疗效和最小毒副作用的剂量范围；探索最适宜的给药途径；开发实际用药的剂型和配方；明确特殊人群用药的获益风险特征；临床使用时可能的药物相互作用等。

3. 确定药物在人体的药代动力学特征　确定药物在人体内的吸收、分布、代谢、排泄过程，以及个体差异者对其的影响；检测血药浓度水平和药物相互作用，为制定临床最佳给药方案、剂量，指导合理用药提供依据；明确对药物不良反应和适应人群；了解人体对药物的耐受性和影响因素；探索潜在的影响因素，为临床合理用药提供充足的理论依据。

4. 为新药注册和技术审评提供临床依据　临床研究资料和数据是药品监督管理部门审评药品注册申请并颁发上市许可或批文的主要依据，也是批准新药标准、新药标签、说明书及广告宣传的主要依据。根据2020年修订的《药品注册管理办法》规定，申请人在完成支持药品上市注册的药学、药理毒理学和药物临床试验等研究，确定质量标准，完成商业规模生产工艺验证，并做好接受药品注册核查检验的准备后，提出药品上市许可申请，按照申报资料要求提交相关研究资料，经对申报资料进行形式审查，符合要求的，予以受理。在我国，申请新药注册需提交（但不限于）如下临床资料：国内外相关的临床试验的文献、摘要等资料综述；临床试验计划及研究方案；临床研究者手册；知情同意书样稿；伦理委员会批件；完整的临床试验报告以及数据库和统计分析报告。

（三）药物临床试验的分类

根据《药物临床试验的一般考虑指导原则的通告》（2017年第11号），按照研究目的分类，将临床试验分为临床药理学研究、探索性临床试验、确证性临床试验、上市后研究。“临床药理学研究”类型的临床试验，其目的在于评价药物的耐受性，明确药物动力学和药效学特点，了解药物代谢和药物相互作用，评估药物活性等；“探索性临床试验”，研究主要目的在于明确试验药物对目标适应证的作用，为其疗效确证研究的设计和方法学提供依据，为后续研究估算剂量；“确证性临床试验”，其目的包括确认药物疗效，建立药物安全性资料，确定剂量-效应关系，为支持注册提供评价获益风险关系的足够依据；而“上市后研究”类型，目的侧重于进一步支持药物用于批准适应证的终点事件（病死率/发病率研究等）的研究、改进对药物在普通人群、特殊人群和（或）环境中的获益风险特征的认识，确定非常见不良反应和改进推荐剂量等。

按研发阶段分类，将临床试验分为Ⅰ期临床试验、Ⅱ期临床试验、Ⅲ期临床试验和Ⅳ期临床试验。两个分类系统都有一定的局限性，但两个分类系统互补形成一个动态的有实用价值的临床试验网络（图1-1-1）。如图，临床研发阶段与研究类型间的关系（实心圆代表在某一研发阶段最常进行的研究类型，空心圆代表某些可能但较少进行的研究类型）。

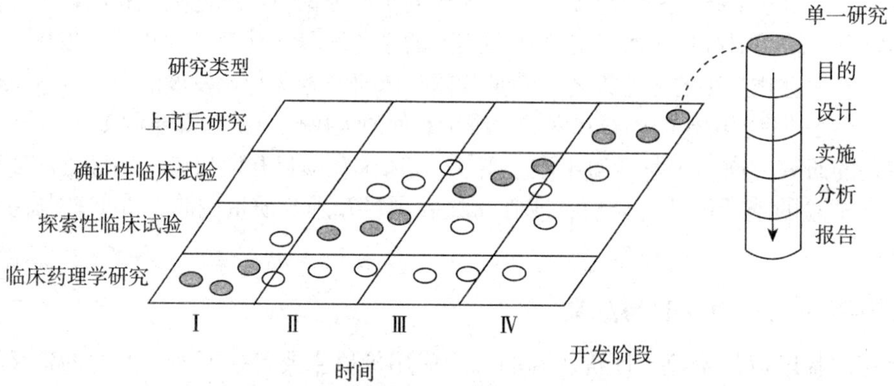

图1-1-1　临床试验分类示意图

随着微剂量研究、同位素技术、生物标志物、PM模型和仿真技术、定量药理学、适应性研究设计等新的研发方法和技术的迅猛发展，制药企业、新药临床试验机构以及药品监管部门，都在寻求新思路和新方法用于创新药物的研发。为缩短药物研发周期，节省药物研发时间及提高成功率，美国食品药品管理局（FDA）在2006年发布了《探索性IND研究指导原则》，提出了临床前Ⅰ期临床研究，即0期临床试验。

1.临床试验分期与各期简介

（1）0期临床试验　0期临床试验是指活性化合物在完成临床前试验，但未正式进入临床试验的阶段，允许使用微剂量在少量受试者中进行的小规模Ⅰ期临床试验，收集必要的有关药物安全及药代动力学数据。0期试验对抗肿瘤新药、单克隆抗体、蛋白类药物有明确优势，尤其是毒性较大的抗肿瘤创新药物。但需要满足以下条件：首先要有一个可信任的靶向性；治疗窗一定要宽；预期的低剂量、短暴露时间的药效调整（如不超过7日）；在相对小样本的情况下可评价药效的靶向效果；稳定的药效、精确的含量测定和分析方法；在绝大多数研究人群中的靶向表达。

由于0期临床试验是微剂量试验，因此需要有超灵敏和精确的检测手段来实现对药物及其代谢产物浓度的测定、药物与特定受体或酶的结合情况，以确定药物PK/PD的特征、提供药物与其靶点作用的信息、评定药物的作用机制、通过对药物生物分布的研究提供药物初步的安全性和有效性的信息等，目前应用的主要分析方法有定量分析方法和半定量分析方法。其中定量分析方法包括加速器质谱法、高效液相色谱串联质谱、电感耦合等离子体等。半定量分析方法包括正电子发射计算机断层显像仪、免疫测定法、分子印迹等。

（2）Ⅰ期临床试验　药物Ⅰ期临床试验是新药进入人体试验的起始期，其目的有两个：一是确定药物在人体内的代谢和药理学活性，观察随剂量增加出现的毒性，以及收集一些有效性的早期证据；二是获取充分的药代动力学和药理学作用的信息，为设计Ⅱ期临床试验提供依据。因此，Ⅰ期临床研究可能包括药物代谢、生物利用度、剂量范围、药代动力学和药效动力学过程研究和耐受性研究。Ⅰ期临床试验通常需要由20~80例健康志愿者参加，部分特殊药品如抗肿瘤一般采用患者作为受试者。

耐受性试验是为了获得药物对人体安全性的最基本信息，为后期的人体药代动力学试验提供相对安全的剂量范围，其研究内容包括单次给药耐受性试验和多次给药耐受性试验。

药代动力学（pharmacokinetics，PK）主要研究药物在人体内吸收、分布、代谢和排泄的动态过程及规律。

药效动力学（pharmacodynamics，PD）是定量描述药物随其浓度变化产生的药理效应，即药物浓度-效应关系。

（3）Ⅱ期临床试验　当Ⅰ期临床试验提供了新药的基本安全性信息后，进入到药效的初步评价阶段。Ⅱ期临床试验是对药品首次进行对照研究，其目的是：①为了确定新药作用于目标适应证患者的最大和最低有效剂量范围，为Ⅲ期临床试验剂量提供参考；②确定新药产生疗效的剂量-血药浓度-药效学指标的关系；③以更大的样本量进一步评价药物的安全性。有些研发者根据研究目的不同，将Ⅱ期临床试验分为Ⅱa期和Ⅱb期。

Ⅱa期是剂量探索性研究，目的是确定试验药对患者的最佳剂量、最大耐受剂量等，并为Ⅱb期提供更为精准的剂量和给药方案。Ⅱa期试验常采用剂量递增的试验设计。例如，基于Ⅰ期临床试验尚不能确切知道该采用什么剂量进行Ⅱ期临床试验时，依据Ⅰ期临床试验的结果，在其确定的较合适的剂量上、下各设一个剂量点，即低、中、高三个剂量开展Ⅱ期临床试验。这种用于探索药物剂量的Ⅱ期临床试验被称为Ⅱa期临床试验。

基于新药Ⅰ期临床试验的结果，已经有把握知道新药较合适的使用剂量，增大样本量后进行临床试验是为了评估药物的有效性和安全性，此时的临床试验被称为Ⅱb期临床试验。Ⅱb期试验的目的还包括评估研究终点指标、受试人群的选择、治疗方案等，为Ⅲ期临床试验设计提供依据。

Ⅱ期临床试验作为探索性试验，参与的受试者通常在数百人以内，而扩大的Ⅱ期临床试验可能会有数千名患者参与。Ⅱ期临床试验设计形式较为灵活，常采用平行对照、自身对照、开放性试验、单臂试验、三臂试验、剂量-效应关系等试验设计。有的抗肿瘤药根据药物和目标人群特点，采用了Ⅰ期/Ⅱ期临床试验的融合设计，采用多重扩展队列试验，通过初步确定潜在有效剂量，直至对达到Ⅱ期临床试验目标的各剂量进行研究，加速了临床试验进程。

（4）Ⅲ期临床试验　Ⅲ期临床试验是治疗作用确证阶段。目的是进一步验证药物对目标适应证患者的治疗作用和安全性，总体评价获益风险特征，最终为药物注册申请的审查提供充分的依据。试验一般应为具有足够样本量的随机盲法对照试验，样本量应满足统计要求。

Ⅲ期临床试验可基于Ⅱ期临床试验的结果，适当调整受试者的入排标准，适当扩大特殊受试人群和选择更合适的评价指标，从而验证药物的有效性和安全性，并为药品标识、药品说明书和医生处方提供初步证据。

（5）Ⅳ期临床试验　Ⅳ期临床试验为新药上市后应用研究阶段。其目的是考察在广泛使用条件下的药物的疗效和不良反应，评价在普通或者特殊人群中使用的获益与风险关系以及改进给药剂量等。

Ⅳ期临床试验通过扩大受试人群，对前期临床试验中未研究过的人群（如儿童和老年人）开展研究，从而对上市前临床试验所得结果和结论的偏差进行校正，尤其是探讨和发现此药物的远期疗效和罕见不良反应，弥补先前临床试验缺乏的资料和信息，为临床合理用药提供依据[3]。

第二节　临床试验申报流程

一、新药临床试验申报

待完成初步临床前评价后，即将进入临床研究之时，开发公司申请人需向药监部门提交新药临床试验申请（investigational new drug，IND）。

原国家食品药品监督管理总局发布的《关于调整药品注册受理工作的公告》（2017年第134号），规定自2017年12月1日起，凡依据现行法律、法规和规章，由国家食品药品监督管理总局审评审批、备案的注册申请均由国家食品药品监督管理总局受理，包括新药临床试验申请、新药生产（含新药证书）申请、仿制药申请，国家食品药品监督管理总局审批的补充申请等。由省级食品药品监督管理部门审批、备案的药品注册申请仍由省级食品药品监督管理部门受理。

2018年国家发布了《新药Ⅰ期临床试验申请技术指南》(2018年第16号)，阐述了创新药和改良型新药，包括化学药品和治疗用生物制品（细胞和基因治疗产品除外）在我国开展首次临床试验时需要提供的信息。

递交新药临床试验申请前，申请人可按照《药物研发与技术审评沟通交流管理办法》(2018年第74号）所规定的方法与工作程序，申请与药审中心召开临床试验申请前会议。申请人与药审中心间的沟通有助于提高临床试验申请的质量，加快后续研究与审评的进程。

2018年7月27日，国家药品监督管理局发布《关于调整药物临床试验审评审批程序的公告》(2018年第50号)，对药物临床试验审评审批的有关事项做出调整：在我国申报药物临床试验的，自申请受理并缴费之日起60日内，申请人未收到国家药品监督管理局药品审评中心（以下简称药审中心）否定或质疑意见的，可按照提交的方案开展药物临床试验。临床试验开始时，申请人应登录药审中心门户网站，在“药物临床试验登记与信息公示平台”进行相关信息登记。对于申报资料存在重大缺陷，或临床试验方案不完整的，或缺乏可靠的风险控制措施、存在潜在的临床风险而无法保障临床试验受试者安全的，药审中心以暂停临床试验通知书方式通知申请人，说明目前不支持开展临床试验的理由。

2020年1月22日，国家市场监督管理总局发布了《药品注册管理办法》(局令第27号)，规定自2020年7月1日起药品注册按照中药、化学药和生物制品等进行分类注册管理；中药注册按照中药创新药、中药改良型新药、古代经典名方中药复方制剂、同名同方药等进行分类；化学药注册按照化学药创新药、化学药改良型新药、仿制药等进行分类；生物制品注册按照生物制品创新药、生物制品改良型新药、已上市生物制品（含生物类似药）等进行分类；中药、化学药和生物制品等药品的细化分类和相应的申报资料要求，由国家药品监督管理局根据注册药品的产品特性、创新程度和审评管理需要组织制定，并向社会公布；境外生产药品的注册申请，按照药品的细化分类和相应的申报资料要求执行。

国家药品监督管理局主管全国药品注册管理工作，负责建立药品注册管理工作体系和制度，制定药品注册管理规范，依法组织药品注册审评审批以及相关的监督管理工作。国家药品监督管理局药品审评中心（以下简称药品审评中心）负责药物临床试验申请、药品上市许可申请、补充申请和境外生产药品再注册申请等的审评。

申请人在获得首次临床试验许可后，应定期向药审中心提供药物研发期间安全性更新报告，包括全球研发和上市状况、正在进行中和已完成的临床试验、新增的安全性结果、重大生产变更、整体安全性评估、重要风险总结、获益风险评估和下一年总体研究计划等内容。一般每年一次，于药物临床试验许可后每满一年后的两个月内提交。药审中心可以根据审查情况，要求申请人调整报告周期。逾期未提交的，申请人应暂停药物临床试验。

对于药物临床试验期间出现的可疑且非预期严重不良反应和毒理研究提示重大安全性风险信号，申请人应按照《药物临床试验期间安全性数据快速报告标准和程序》中相关要求向药审中心递交（个例）安全性报告。药审中心可以根据审查需要，要求申请人修改临床试验方案，必要时暂停临床试验。

二、化学药生物等效性试验备案管理

原国家食品药品监督管理总局发布了《化学药生物等效性试验实行备案管理的公告》(2015年第257号)，自2015年12月1日起，化学药人体生物等效性（简称BE）试验由审批制改为备案管理。注册申请人在开展生物等效性试验前30天，需要向国家食品药品监督管理总局指定的化学药BE试验备案信息平台进行化学药BE试验备案，按要求提交备案资料。备案资料主要包括注册申请人信息、产品基本信息、处方工艺、质量研究和质量标准、参比制剂基本信息、稳定性研究、原料药、试验方案设计、伦理委员会批准证明文件等。注册申请人完成BE试验后，应将试验数据申报资料、备案信息及变更情况提交国家食品药品监督管理总局，在此基础上提出相应药品注册申请。注册申请人要承诺其注册申请资料及数据的真实、完整、规范。

第二章　临床试验相关法规

第一节　GCP概述

（一）GCP的定义

GCP的英文是“good clinical practice”的缩写。国际上也有人将GCP称为GCRP（good clinical research practice）。我国现行的正式译法为药物临床试验质量管理规范。它是国家药品监督管理部门对临床试验所作的标准化、规范化管理规定，以保证各阶段药物临床试验的规范性、科学性和真实性，保障受试者的安全、健康和权益。

世界卫生组织（world health organization，WHO）对GCP的定义为“一套临床研究，包括设计、实施、监查、终止、稽查报告和记录的标准，以保证临床试验科学合理并符合伦理原则，而且试验药物的性质（诊断、治疗或预防）被适当地记录。”

国际人用药品注册技术要求协调会议（International Conference on Harmonization of Technical Requirements for Registration of Pharmaceuticals for Human Use，ICH），简称国际协调会议，将GCP定义为“一套有关临床试验的设计、组织、进行、监查、稽查、记录、分析和报告的标准，该标准可保证试验结果的准确、可靠，并保证受试者的权利、整体性和隐私受到保护”。

我国对GCP的定义与ICH GCP指导原则的定义基本相同，即“药物临床试验质量管理规范是临床试验全过程的标准规定，包括方案设计、组织实施、监查、稽查、记录、分析总结和报告”。制订GCP的目的在于“保证临床试验过程的规范可靠，结果科学可信，同时保障受试者的权益和生命安全”。

简言之，GCP是为保证临床试验数据的质量、保护受试者的安全和权益而制订进行临床试验的准则。

（二）国际上GCP的历史发展

临床试验方法学的发展，从神农尝百草到真实世界研究，跨越几千年，是一部波澜壮阔的史诗。而国际上对药物临床试验的规范化管理，也是伴随着医学研究和制药工业的发展而逐步形成。

1947年在纽伦堡军事法庭对23名声称以科学的名义对关押在集中营的犹太人进行了各种骇人听闻的人体试验的纳粹进行审判，并在1948年颁布《纽伦堡法典》(The Nuremberg Code)，又称为《纽伦堡十项道德准则》。这个具有历史意义的法案是人体研究伦理方面的第一部规章，为保护人类受试者奠定了法律基础，其最为突出的贡献就是它最早从受试者保护的伦理角度提出了知情同意的概念。

随着社会科技的进步，《纽伦堡法典》精神得到了延伸与拓展，1964年在芬兰赫尔辛基召开的第18届世界医学大会上通过了《赫尔辛基宣言》(The Declaration of Helsinki)，确定了进行人体医学研究的基本原则和依据。

20世纪60年代初震惊世界的“反应停事件”引起各国政府的高度重视，随之也促使新药临床试验的立法和监督工作相继展开。1963年，英国设立了药物安全委员会，之后又于1968年建立了医学安全委员会。20世纪60年代初，美国对《食品、药品和化妆品法案》做出修订，规定所有临床研究方案在未通过FDA审查之前不可启动试验，而为获得新药批准必须提供随机对照临床研究结果。

20世纪90年代初期，世界各地都出台了相关法规，如美国FDA的联邦法规、欧盟法规、日本的规定条例等。为将这些法规统一起来形成一个文件，1996年在日本召开的国际协调会将美国、日本及欧盟地区的临床试验相关法规结合在一起，亦将北欧国家、加拿大、澳大利亚以及世界卫生组织的规范囊括其中，形成全球性的法规，即ICH-GCP。ICH-GCP是药物临床试验质量管理规范国际化的标准，是实施临床研究的全球性指导原则。它的确立有两个重要意义：①是全球范围内进行的临床研究都遵守同样的规则成为可能；②涵盖了临床药物研究中应关注的三个主要问题，即受试者的保护、试验的科学性以及数据的完整真实性。

在医学研究领域中，上述法规的影响有着非常积极的意义。过去的50年中，标准化的法规使得医学研究的科学性和伦理性都有了明显的改进，科学研究中的不良行为随之减少，便于开展全球性的临床研究，促使了治疗人类疾病的新药开发，延长了人类寿命并使之生活质量得以提高。

（三）中国GCP的发展

随着我国改革开放步伐的不断迈进，药物临床试验法规的建设也在借鉴和学习中日臻完善。

1963年我国卫生部、化工部和商业部联合下发了《关于药政管理的若干规定》，明确规定了新药的定义、审批程序、临床试验和生产的审批，并设定药品审定委员会，对卫生部审批药品的种类也进行了明确规定。

1985年，国务院颁布《中华人民共和国药品管理法》，这标志着我国的新药管理进入法制化时代。2003年原国家食品药品监督管理总局根据《中华人民共和国药品管理法》、《中华人民共和国药品管理法实施条例》及参照国际公认原则，颁布了《药物临床试验质量管理规范》（局令第3号）。2018年原国家食品药品监督管理总局成为国际人用药品注册技术协调会成员，2020年国家药品监督管理局发布了新版的《药物临床试验质量管理规范》，意味着中国药品监管部门、制药行业和研发机构，将逐步转化和实施国际最高技术标准和指南，并参与规则制定，推动国际创新药品早日进入中国市场。

（四）GCP的宗旨与基本原则

开展药物临床试验的目的是研究试验药物的安全性和有效性，药物临床试验是决定药物是否上市的关键环节。GCP的宗旨是在保护受试者权益的前提下保证获取科学、真实、准确、完整的试验数据。它主要包括两个方面：①临床试验过程规范、数据和结果的科学、真实、可靠；第二，保护受试者的权益和安全。简言之就是保证药物临床试验的伦理性和科学性。

开展药物临床试验，上述两方面缺一不可，因为不考虑伦理的临床试验是不人道的、不为人们所接受的研究，而不考虑科学性的临床试验研究则是不严谨、所得数据不可采信的研究。

根据E6 ICH-GCP，GCP的基本原则主要包括13条内容。

（1）临床试验的实施应根据《赫尔辛基宣言》中的伦理原则，同时应符合药物临床试验质量管理规范（GCP）及现行管理法规。

（2）在试验开始前，应权衡可预见的风险和不便，并比较每名试验受试者的风险和社会预期获得的受益，临床试验只有在预期的获益大于其风险时才能予以启动和继续。

（3）受试者的权益、安全和健康应是首要的考虑，并应胜过科学和社会的利益。

（4）一种试验药物应有充足的临床及非临床资料来支持提出的临床试验。

（5）临床试验应具有良好的科学性，并应在试验方案中明确、详细地描述。

（6）临床试验的实施应与已被机构审查委员会或独立伦理委员会给予批准或同意的试验方案相一致。

（7）给予受试者医疗保障以及为受试者做出医疗决定是合格的医生或牙医的责任。

（8）每位参与实施试验的人员均应在教育、培训和经验方面具有资格来完成其任务。

（9）应在每位受试者参加试验前获得其自愿给出的知情同意。

（10）全部临床试验资料应以能确保其被准确报告、解释及核对的方式来记录、处理和保存。

（11）应对可识别受试者的保密性记录进行保护，并遵从现行管理法规中有关隐私权及保密性的规则。

（12）试验用药应依据现行的药品生产质量管理规范（GMP）进行生产、管理和保存。应根据被批准的试验方案使用试验用药。

（13）应建立并实施能够确保试验各方面质量的程序系统。

（五）GCP的主要作用

（1）对保护受试者的有关规定　所有临床试验都要符合《世界医学大会赫尔辛基宣言》等伦理原则；试验方案与其他有关资料及其修改应经伦理委员会审查；并获得受试者的知情同意书等。

（2）对各方有关人员的资格和职责的明确　包括伦理委员会委员、研究者、申办者、监查员的资格和职责以及药品监督管理部门的职责等。

（3）对临床试验全过程制定标准操作规程的要求　包括试验前准备、开展条件、试验方案、数据记录、统计分析与总结报告、试验用药品管理等。

（4）对试验资料及文件管理的要求　包括必须保存的资料或文件等。

（5）对临床试验质量保证体系的要求　包括SOP、质量控制、监查、稽查和视察（或检查）等。可以说GCP是临床试验全过程的准则，也是对临床试验各有关人员的规定，例如：受试者的权利和保护，伦理委员会的组成和责任，研究者的资格与职责。

所以遵循GCP可以保证在临床研究中，受试者得到适当的保护；所有的研究均具有良好的科学依据，设计合理；研究过程规范合理，记录完整、真实，分析结果可靠；提高临床研究的质量和研究项目的竞争力；有利于管理部门的监督；有利于提高医疗水平，扩展临床医药学知识。

如不遵守GCP，则可能出现如下问题：受试者可能存在危险；收集的数据不可靠；临床研究不被药品监督管理部门接受；导致临床试验费用的增加等。

第二节　临床试验法律法规概述

（一）我国药物临床试验管理现行主要法律法规

1.国家食品药品监督管理总局药品特别审批程序（2005）

2.药品注册现场核查管理规定（2008）

3.国家食品药品监督管理总局关于调整进口药品注册管理有关事项的决定（2017）

4.关于深化审评审批制度改革鼓励药品医疗器械创新的意见（2017）

5.临床急需境外新药审评审批工作程序（2018）

6.中华人民共和国疫苗管理法（2019）

7.中华人民共和国药品管理法（2019）

8.药物临床试验机构管理规定（2019）

9.药品注册管理办法（2020）

10.药物临床试验质量管理规范（2020）

（二）药物临床试验技术指导原则

1.健康成年志愿者首次临床试验药物最大推荐起始剂量的估算指导原则（2012）

2.肾功能损害患者的药代动力学研究技术指导原则（2012）

3.肝功能损害患者的药代动力学研究技术指导原则（2012）

4.药物相互作用研究指导原则（2012）

5.抗肿瘤药物临床试验技术指导原则（2012）

6.抗肿瘤药物临床试验终点技术指导原则（2012）

7.已上市抗肿瘤药物增加新适应证技术指导原则（2012）

8. 抗肿瘤药物上市申请临床数据收集技术指导原则（2012）
9. 治疗脂代谢紊乱药物临床研究指导原则（2012）
10. 癫痫治疗药物临床研究试验技术指导原则（2012）
11. 单纯性和复杂性皮肤及软组织感染抗菌药物临床试验指导原则（2012）
12. 抗菌药物非劣效临床试验设计技术指导原则（2012）
13. 预防和（或）治疗流感药物临床研究指导原则（2012）
14. 治疗糖尿病药物及生物制品临床试验指导原则（2012）
15. 治疗2型糖尿病新药的心血管风险评价指导原则（2012）
16. 抗菌药物临床试验技术指导原则（2015）
17. 细胞治疗产品研究与评价技术指导原则（试行）（2017）
18. 抗肺结核药物临床试验技术指导原则（2017）
19. 抗菌药物药代动力学/药效学研究技术指导原则（2017）
20. 急性心力衰竭治疗药物临床试验技术指导原则（2018）
21. 双相障碍治疗药物的临床试验技术指导原则（2018）
22. 抗抑郁药的药物临床试验技术指导原则（2018）
23. 抗精神病药物的临床试验技术指导原则（2018）
24. 慢性乙型肝炎抗病毒治疗药物临床试验技术指导原则（2018）
25. 急性缺血性脑卒中治疗药物临床试验技术指导原则（2018）
26. 膀胱过度活动症药物临床试验指导原则（2018）

（三）中药临床试验技术指导原则

1. 中药、天然药物申请临床研究的医学理论及文献资料撰写原则（2007）
2. 中药、天然药物临床试验报告的撰写原则（2007）
3. 中药、天然药物治疗女性更年期综合征临床研究技术指导原则（2011）
4. 中药、天然药物治疗冠心病心绞痛临床研究技术指导原则（2011）
5. 中药新药治疗恶性肿瘤临床研究指导原则（征求意见稿）（2015）
6. 中药新药临床研究一般原则（2015）
7. 中药新药治疗原发性骨质疏松症临床研究技术指导原则（2015）
8. 中药新药治疗中风临床研究技术指导原则（2015）
9. 中药新药治疗流行性感冒临床试验指导原则（2016）
10. 中药新药用于肠易激综合征临床研究技术指导原则（2017）
11. 中药新药用于功能性消化不良临床研究技术指导原则（2017）
12. 中药新药用于咳嗽变异性哮喘临床研究技术指导原则（2017）
13. 中药新药用于类风湿关节炎临床研究技术指导原则（2017）
14. 中药新药用于慢性心力衰竭临床研究技术指导原则（2017）
15. 中成药通用名称命名技术指导原则（2017）
16. 中药新药用于痴呆的临床研究技术指导原则（2017）
17. 中药药源性肝损伤临床评价指导原则（2018）
18. 古代经典名方中药复方制剂简化注册审批管理规定（2018）
19. 症候类中药新药临床研究技术指导原则（2018）

（四）关于临床试验数据的指导原则

1. 国家食品药品监督管理总局关于发布药物临床试验数据现场核查要点的公告（2015）
2. 药物临床试验数据管理与统计分析的计划和报告指导原则（2016）

3. 临床试验的电子数据采集技术指导原则（2016）
4. 临床试验数据管理工作技术指南（2016）
5. 药物临床试验的生物统计学指导原则（2016）
6. 药物临床试验的一般考虑指导原则（2017）
7. 接受药品境外临床试验数据的技术指导原则（2018）

（五）仿制药的指导原则

1. 化学药生物等效性试验实行备案管理的公告（2015）
2. 人体生物等效性试验豁免指导原则（2016）
3. 普通口服固体制剂参比制剂选择和确定指导原则（2016）
4. 普通口服固体制剂溶出曲线测定与比较指导原则（2016）
5. 以药动学参数为终点评价指标的化学药物仿制药人体生物等效性研究技术指导原则（2016）
6. 国务院办公厅关于开展仿制药质量和疗效一致性评价的意见（2016）
7. 总局仿制药质量和疗效一致性评价品种分类指导意见的通告（2017年第49号）
8. 仿制药质量和疗效一致性评价研制现场核查指导原则（2017年第77号）
9. 仿制药质量和疗效一致性评价生产现场检查指导原则（2017年第77号）
10. 仿制药质量和疗效一致性评价临床试验数据核查指导原则（2017年第77号）
11. 仿制药质量和疗效一致性评价有因检查指导原则（2017年第77号）
12. 总局关于仿制药质量和疗效一致性评价工作有关事项的公告（2017年第100号）
13. 仿制药质量和疗效一致性评价工作中改规格药品（口服固体制剂）评价一般考虑（2017）
14. 仿制药质量和疗效一致性评价工作中改剂型药品（口服固体制剂）评价一般考虑（2017）
15. 仿制药质量和疗效一致性评价工作中改盐基药品评价一般考虑（2017）
16. 仿制药质量和疗效一致性评价受理审查指南（需一致性评价品种）（2017）
17. 仿制药质量和疗效一致性评价受理审查指南（境内共线生产并在欧美日上市品种）（2017）
18. 高变异药物生物等效性研究技术指导原则（2018）
19. 生物等效性研究的统计学指导原则（2018）
20. 化学仿制药参比制剂遴选与确定程序（2019）

（六）其他临床试验相关指导原则

1. 药物Ⅰ期临床试验管理指导原则（试行）（2011）
2. 药物临床试验生物样本分析实验室管理指南（试行）（2011）
3. 儿科人群药代动力学研究技术指导原则（2014）
4. 国际多中心药物临床试验指南（试行）（2015）
5. 生物类似药研发与评价技术指导原则（试行）（2015）
6. 儿科人群药物临床试验技术指导原则（2016）
7. 药品注册受理审查指南（试行）（2017）
8. 药物临床试验的一般考虑指导原则征求意见（2017）
9. 成人用药数据外推至儿科人群的技术指导原则（2017）
10. 药品注册审评一般性技术问题咨询管理管理规范（2018）
11. 创新药（化学药）Ⅲ期临床试验药学研究信息指南（2018）
12. 新药Ⅰ期临床试验申请技术指南（2018）
13. 预防用疫苗临床可比性研究技术指导原则（2019）
14. 非酒精性脂肪性肝炎治疗药物临床试验指导原则（试行）（2019）
15. 晚期非小细胞肺癌临床试验终点技术指导原则（2019）

16. 重组人凝血因子Ⅷ临床试验技术指导原则和重组人凝血因子Ⅸ临床试验技术指导原则（2019）
17. 预防用疫苗临床试验不良事件分级标准指导原则（2019）

（七）ICH E系列三级指导原则

我国适用的15个ICHE系列三级指导原则（国家药品监督管理局2019年第88号公告）如下表1-2-1。

表1-2-1　我国适用的15个ICHE系列三级指导原则

ICH编号	中文名称
1. E1	人群暴露程度：评估非危及生命性疾病长期治疗药物的临床安全性
2. E2E	药物警戒计划
3. E2F及示例	研发期间安全性更新报告及示例
4. E3及问答（R1）	临床研究报告的结构与内容及问答
5. E4	药品注册所需的量效关系信息
6. E5（R1）及问答（R1）	接受国外临床试验数据的种族因素及问答
7. E7及问答	特殊人群的研究：老年医学及问答
8. E8	临床试验的一般考虑
9. E9	临床试验的统计学原则
10. E10	临床试验中对照组的选择和相关问题
11. E11（R1）	用于儿科人群的医学产品的药物临床研究
12. E12A	抗高血压新药临床评价原则
13. E15	基因组生物标志物、药物基因组学、遗传药理学、基因组数据和样本编码分类的定义
14. E16	药物或生物技术产品开发相关的生物标志物：资格认定申请的背景资料、结构和格式
15. E17	多区域临床试验计划与设计的一般原则

第三章　临床试验相关人员的职责

一个规范的临床试验主要由申办者、主要研究者、研究者、临床研究协调员、临床监查员、资料管理团队、统计学家等相关人员共同参与，药品监督管理部门负责全国的临床试验监督管理工作。具体各方职责详见各章节。

第一节　药品监督管理部门相关职责

药物监督管理部门是依法对药品研制、生产、销售、使用等各环节执行监督检查及日常管理的部门。国家、省市、地市等均分级设有各自的药品监管部门，形成一张巨大的药品监管网络，层层分管、级级监管，国家药品监督管理局负责统管全国的药品监督管理工作。药品监督管理部门对药物临床试验的职责主要包括如下几个方面。

（1）负责药品（含中药、民族药，下同）、医疗器械和化妆品安全监督管理。拟订监督管理政策规划，组织起草法律法规草案，拟订部门规章，并监督实施。研究拟订鼓励药品、医疗器械和化妆品新技术新产品的管理与服务政策。

（2）负责药品、医疗器械和化妆品标准管理。组织制定、公布国家药典等药品、医疗器械标准，组织拟订化妆品标准，组织制定分类管理制度，并监督实施。参与制定国家基本药物目录，配合实施国家基本药物制度。

（3）负责药品、医疗器械和化妆品注册管理。制定注册管理制度，严格上市审评审批，完善审评审批服务便利化措施，并组织实施。

（4）负责药品、医疗器械和化妆品质量管理。制定研制质量管理规范并监督实施。制定生产质量管理规范并依职责监督实施。制定经营、使用质量管理规范并指导实施。

（5）负责药品、医疗器械和化妆品上市后风险管理。组织开展药品不良反应、医疗器械不良事件和化妆品不良反应的监测、评价和处置工作。依法承担药品、医疗器械和化妆品安全应急管理工作。

（6）负责执业药师资格准入管理。制定执业药师资格准入制度，指导监督执业药师注册工作。负责组织指导药品、医疗器械和化妆品监督检查。制定检查制度，依法查处药品、医疗器械和化妆品注册环节的违法行为，依职责组织指导查处生产环节的违法行为。

（7）负责药品、医疗器械和化妆品监督管理领域对外交流与合作，参与相关国际监管规则和标准的制定。

（8）负责指导省、自治区、直辖市药品监督管理部门工作。

（9）完成党中央、国务院交办的其他任务。

第二节　研究者的职责

（一）研究者的定义

临床试验的研究者是指在试验所在地负责实施临床试验的人员。他们在临床试验中担负着很大的责任，一方面要完成临床试验的任务，另一方面又要负责受试者的医疗和安全，因此研究者是临床试验取得成功的关键因素。在一定程度上临床试验是否顺利而高质量地完成，主要取决于研究者[4]。

（二）研究者的类型

在国际上，一般按照研究者在临床试验中承担的职责不同，将研究者分为几类。每一试验场所的临床试验由一位研究者总负责，其他人员在其指导和协调下进行工作，该位研究者被称为主要研究者（principal investigator，PI），也就是我国通常所说的项目负责人。主要研究者的主要助手称为合作研究者（co-investigator，CI）。其他参加人员，如护士、档案员、技师等称为助理研究者（sub-investigator，SI）。在多中心临床试验中，负责协调各中心研究者工作的研究者称为协调研究者（coordinating investigator，COI），在我国一般由组长单位的主要研究者承担[5]。

（三）研究者应具备的条件

研究者是临床试验取得成功的关键因素，在一定程度上临床试验是否顺利而高质量地完成，主要取决于研究者。因此各国或国际组织的GCP均对研究者的资格、能力与职责做了具体的规定。

从事临床试验的研究者必须具备一些必要的条件，主要包括专业资格和经验，对试验设施、设备和人员的支配能力，能够保证研究时间以及判断受试者能否入选的能力。

我国GCP（2020版）规定研究者和临床试验机构应当具备下列条件。

（1）研究者在临床试验约定的期限内有按照试验方案入组足够数量受试者的能力。

（2）研究者在临床试验约定的期限内有足够的时间实施和完成临床试验。

（3）研究者在临床试验期间有权支配参与临床试验的人员，具有使用临床试验所需医疗设施的权限，正确、安全地实施临床试验。

（4）研究者在临床试验期间确保所有参加临床试验的人员充分了解试验方案及试验用药品，明确各自在试验中的分工和职责，确保临床试验数据的真实、完整和准确。

（5）研究者监管所有研究人员执行试验方案，并采取措施实施临床试验的质量管理。

（6）临床试验机构应当设立相应的内部管理部门，承担临床试验的管理工作。

我国2019年新颁布的《药物临床试验机构管理规定》要求主要研究者应当具有高级职称并参加过3个以上药物临床试验。主要研究者应当监督药物临床试验实施及各研究人员履行其工作职责的情况，并采取措施实施药物临床试验的质量管理，确保数据的可靠、准确。

（四）研究者的职责

（1）研究者必须详细阅读、了解试验方案的内容，并严格按照方案执行。

（2）研究者应了解并熟悉试验药物的性质、作用、疗效及安全性（包括该药物临床前研究的有关资料），同时也应掌握临床试验进行期间发现的所有与该药物有关的新信息。

（3）研究者必须在有良好医疗设施、实验室设备、人员配备的医疗机构进行临床试验，该机构应具备处理紧急情况的一切设施，以确保受试者的安全。实验室检查结果应准确可靠。

（4）研究者应获得所在医疗机构或主管单位的同意，保证有充分的时间在方案规定的期限内负责和完成临床试验。研究者须向参加临床试验的所有工作人员说明有关试验的资料、规定和职责，确保有足够数量并符合试验方案的受试者进入临床试验。

（5）研究者应向受试者说明经伦理委员会同意的有关试验的详细情况，并取得知情同意书。

（6）研究者负责做出与临床试验相关的医疗决定，保证受试者在试验期间出现不良事件时得到适当的治疗。

（7）研究者有义务采取必要的措施以保障受试者的安全，并记录在案。在临床试验过程中如发生严重不良事件，研究者应立即对受试者采取适当的治疗措施，同时报告药品监督管理部门、卫生行政部门、申办者和伦理委员会，并在报告上签名及注明日期。

（8）研究者应保证将数据真实、准确、完整、及时、合法地载入病历和病例报告表。

（9）研究者应接受申办者派遣的监查员或稽查员的监查和稽查及药品监督管理部门的稽查和视察，确保临床试验的质量。

（10）研究者应与申办者商定有关临床试验的费用，并在合同中写明。研究者在临床试验过程中，不得向受试者收取试验用药所需的费用。

（11）临床试验完成后，研究者必须写出总结报告，签名并注明日期后送申办者。

（12）研究者中止一项临床试验必须通知受试者、申办者、伦理委员会和药品监督管理部门，并阐明理由。

第三节　临床研究协调员的职责

临床研究协调员（clinical research coordinator，CRC）是临床研究中协助研究者进行非医学判断类事务的人员。CRC起源于美国，其目的是协助研究者和监查员保质保量地完成临床研究，在美国、日本、欧洲都已经发展相当成熟，甚至部分临床试验有专门的CRC团队，而临床医生（研究者）仅在需要进行医学判断时出现。随着国家药品监督管理局（NMPA）对新药临床试验要求越来越严格，我国也已经有越来越多的药物临床试验机构要求CRC参与临床研究。

（一）CRC的分类

1. 机构内部的研究护士　不少临床试验机构建立了临床研究护士制度，使研究护士作为CRC参与临床试验。这种CRC模式最大的优点就是研究护士熟悉医院的人员、环境和规章制度，与医院相关部门沟通比较方便。其缺点是护士日常工作比较繁忙，可能没有足够的时间和精力兼顾常规护理和临床试验。

2. 由申办者或合同研究组织（Clinical Research Organization，CRO）提供　因为临床试验的质量直接关系到药物能否上市，申办者或CRO提供的CRC和申办者自身利益密切相关。同时，也正是因为利益相关，可能对试验质量的重视程度不够。

3. 第三方派遣　目前由第三方即临床试验现场管理组织（site management organization，SMO）派遣CRC是一种国际通用的CRC管理模式。一般而言，SMO都具有相对成熟的管理模式和比较系统的SOP，其委派的CRC一般都经过严格的GCP、方案和SOP培训。更重要的是，SMO作为第三方，其行为不受到申办方意志的影响，能客观公正地开展工作，可成为临床试验质量保证体系中重要的一环[6]。

（二）CRC的职责

对于临床研究协调员来说，所有工作都必须遵守以下原则：不违反伦理保护、不违反法律法规、不违反方案、不进行医学判断。以临床试验的进展为节点，关于CRC工作职责的详细内容请参见第三十一章第三节。

第四节　申办方/合同研究组织的职责

申办者（sponsor）作为药物临床试验的发起组织者、经费提供者和试验监查者，在药物临床试验中发挥着至关重要的作用。通俗一点讲，申办者实际上就是新药的研究开发和新药证书（或生产许可证）的申报单位，也可以是为了药品进口注册的目的在我国进行临床试验的国外企业。在国外，申办者通常为制药公司。在我国多数情况下为制药公司或药厂，还可能是其他组织或机构，如从事新药研究开发的研究单位或院校。

（一）申办者的资格

按照《药品注册管理办法》（2020年），药品注册申请人依照法定程序和相关要求提出并获准开展药物临床试验的为药物临床试验申办者。新药研究包括临床研究的申办者应当为能够承担相应法律责任的企业或者药品研制机构等。境外申请人应当指定中国境内的企业法人办理相关药品注册事项。

（二）申办者的职责

根据《药物临床试验质量管理规范》（2020年），申办者的职责主要包括：

（1）申办者应当建立临床试验的质量管理体系。申办者的临床试验的质量管理体系应当涵盖临床试验的全过程，包括临床试验的设计、实施、记录、评估、结果报告和文件归档。质量管理包括有效的试验方案设计、收集数据的方法及流程、对于临床试验中做出决策所必须的信息采集。

（2）申办者应当指定有能力的医学专家及时对临床试验的相关医学问题进行咨询。申办者应当选用有资质的生物统计学家、临床药理学家和临床医生等参与试验，包括设计试验方案和病例报告表、制定统计分析计划、分析数据、撰写中期和最终的试验总结报告。

（3）申办者在试验管理、数据处理与记录保存中应当符合《药物临床试验质量管理规范》（2020年）的要求。

（4）临床试验各方参与临床试验前，申办者应当明确其职责，并在签订的合同中注明。

（5）申办者应当采取适当方式保证可以给予受试者和研究者补偿或者赔偿。

（6）申办者与研究者和临床试验机构签订的合同，应当明确试验各方的责任、权利和利益，以及各方应当避免的、可能的利益冲突。

（7）临床试验开始前，申办者应当向药品监督管理部门提交相关的临床试验资料，并获得临床试验的许可或者完成备案。

（8）申办者在拟定临床试验方案时，应当有足够的安全性和有效性数据支持其给药途径、给药剂量和持续用药时间。当获得重要的新信息时，申办者应当及时更新研究者手册。

（9）申办方保证试验用药品的供给和管理符合《药物临床试验质量管理规范》（2020年）的要求。

（10）申办者应当明确试验记录的查阅权限。

（11）申办者负责药物试验期间试验用药品的安全性评估，按照要求和时限报告药物不良反应。

第五节　监查员的职责

监查员（monitor）是由申办者任命并对申办者负责的具备相关知识的人员，其任务是监查、报告试验的进行情况和核实数据，可以是申办者指派的内部人员，也可以来自合同研究组织。监查员应有适当的医学、药学或相关专业学历，并经过必要的训练，熟悉药品管理有关法规、有关试验药物的临床前和临床方面的信息以及临床试验方案及其相关的文件。其监查的目的是为了保证临床试验中受试者的权益受到保障，试验记录与报告的数据准确、完整无误，保证试验遵循已批准的方案和有关法规。监查员的人数及访视的次数取决于临床试验的复杂程度和参与试验的临床机构的数目，是申办者和研究者之间的主要联系人。

监查员应遵循标准操作流程，督促临床试验的进行，以保证临床试验按方案执行，其职责包括：

（1）监查员应当熟悉试验用药品的相关知识，熟悉试验方案、知情同意书及其他提供给受试者的书面资料的内容，熟悉临床试验标准操作规程和本规范等相关法规。

（2）监查员应当按照申办者的要求认真履行监查职责，确保临床试验按照试验方案正确地实施和记录。

（3）监查员是申办者和研究者之间的主要联系人。在临床试验前确认研究者具备足够的资质和资源来完成试验，临床试验机构具备完成试验的适当条件，包括人员配备与培训情况，实验室设备齐全、运转良好，具备各种与试验有关的检查条件。

（4）监查员应当核实临床试验过程中试验用药品在有效期内、保存条件可接受、供应充足；试验用药品是按照试验方案规定的剂量只提供给合适的受试者；受试者收到正确使用、处理、贮存和归还试验用药品的说明；临床试验机构接收、使用和返还试验用药品有适当的管控和记录；临床试验机构对未使用的试验用药品的处置符合相关法律法规和申办者的要求。

（5）监查员核实研究者在临床试验实施中对试验方案的执行情况；确认在试验前所有受试者或者

其监护人均签署了知情同意书；确保研究者收到最新版的研究者手册、所有试验相关文件、试验必须用品，并按照相关法律法规的要求实施；保证研究人员对临床试验有充分的了解。

（6）监查员核实研究人员履行试验方案和合同中规定的职责，以及这些职责是否委派给未经授权的人员；确认入选的受试者合格并汇报入组率及临床试验的进展情况；确认数据的记录与报告正确完整，试验记录和文件实时更新、保存完好；核实研究者提供的所有医学报告、记录和文件都是可溯源的、清晰的、同步记录的、原始的、准确的和完整的、注明日期和试验编号的。

（7）监查员核对病例报告表录入的准确性和完整性，并与源文件比对。监查员应当注意核对试验方案规定的数据在病例报告表中有准确记录，并与源文件一致；确认受试者的剂量改变、治疗变更、不良事件、合并用药、并发症、失访、检查遗漏等在病例报告表中均有记录；确认研究者未能做到的随访、未实施的试验、未做的检查，以及是否对错误、遗漏做出纠正等在病例报告表中均有记录；核实入选受试者的退出与失访已在病例报告表中均有记录并说明。

（8）监查员对病例报告表的填写错误、遗漏或者字迹不清楚应当通知研究者；监查员应当确保所作的更正、添加或者删除是由研究者或者被授权人操作，并且有修改人签名、注明日期，必要时说明修改理由。

（9）监查员确认不良事件按照相关法律法规、试验方案、伦理委员会、申办者的要求，在规定的期限内进行了报告。

（10）监查员确认研究者是否按照本规范保存了必备文件。

（11）监查员对偏离试验方案、标准操作规程、相关法律法规要求的情况，应当及时与研究者沟通，并采取适当措施防止再次发生。

第六节　临床试验机构人员的职责

（一）机构主任（副主任）职责

机构主任负责全面组织领导机构的工作，根据国家有关规范和程序对机构的重大事宜进行决策。通过对机构办公室的领导，统筹安排机构的具体任务，负责与医院有关职能科室的协调，实现对机构的全面管理，使机构的工作与医院的整体工作相适应。其具体职责主要包括如下。

（1）负责机构的组织领导，审批和决策机构建设发展的重大问题，保证机构健康发展。

（2）负责组织撰写、修订、审核和批准药物临床试验机构通用的管理规章制度、标准操作流程及临床试验技术规范。

（3）督促、检查机构各级人员履行职责，认真执行各项规章制度和操作流程。

（4）组织制定机构工作计划，开展机构工作总结。

（5）监督药物临床试验工作，负责临床研究总结报告的最终复核审阅。

（6）负责机构人员、仪器设备的整体协调。

（7）负责审批机构人员的业务培训计划。

（8）负责机构文件的签发。

（9）副主任协助主任做好相应的工作。

（二）机构办公室主任职责

机构办公室主任负责协调机构主任对机构进行管理，处理机构的日常事务，完成机构领导交办的各项工作。机构办公室主任的具体职责包括：

（1）熟悉国家有关药物临床试验的法律法规、机构的各项管理规章制度、标准操作规程及临床试验技术规范等，在机构主任的领导下，负责落实、实施机构的日常工作。

（2）组织起草机构的工作计划，审查、批转文、函、电等行政公文，并提出处理意见。

（3）组织、协调、检查、督促各专业科室工作。

（4）负责审查研究者资质，掌握临床试验进展情况，检查各专业组药物临床试验质量，督促临床试验资料及时归档，协调并保障各项工作顺利实施。

（5）全面了解掌握机构建设和运行情况，对存在的问题提出处理意见。

（6）定期向机构主任汇报工作进展，完成机构主任交办的其他工作。

（7）机构办公室副主任协助主任做好相应的工作。

（三）机构办公室秘书职责

机构办公室秘书接受办公室主任的直接领导，协助办公室主任对机构的日常管理，完成机构主任、办公室主任交办的各项工作。办公室秘书职责包括：

（1）熟悉并落实国家有关药物临床试验的法律法规、机构的各项管理规章制度、标准操作规程及临床试验技术规范等，在机构主任、办公室主任的领导下，具体负责实施机构的日常工作。

（2）负责起草机构办公室工作计划、上情下达、下情上报，承办各专业科室的请示报告，根据机构领导的批示进行处理。

（3）负责资料档案文件的管理，负责接收、登记、保管、下发文件，负责发文的编号、登记、复印、盖章工作。

（4）负责机构各项会议组织工作，做好会议记录。

（5）对各专业科室的制度执行情况进行监督检查、考核考评。

（6）负责接待临床试验申办者代表，进行临床试验项目意向性商谈，做好申办者和专业科室的联系人。

（7）负责试验前各项准备资料合格性审查。

（8）与申办者共同商定合同具体细节，并起草合同文本。

（9）按规定实施试验用药物的管理。

（10）了解各专业科室临床试验实施及进展情况。

（11）具体沟通、协调临床各专业科室的工作。

第七节　伦理委员会的职责

伦理委员会（ethics committee），是对药物临床试验项目的科学性、伦理合理性进行审查，旨在保证受试者尊严、安全和权益，促进药物临床试验科学、健康地发展，增强公众对药物临床试验的信任和支持。伦理委员会须在遵守国家宪法、法律、法规和有关规定的前提下，独立开展药物临床试验的伦理审查工作，并接受药品监督管理部门的指导和监督。20世纪末，美国最先在医疗机构建立伦理委员会，随后伦理审查制度成为多数国家和国际组织在临床试验中的基本原则。我国于2010年颁布实施的《药物临床试验伦理审查工作指导原则》，为伦理委员会的建立、组成和操作程序确定了基本的指导原则。伦理委员会的主要职责详见第三十二章第二节。

第四章　药物临床试验流程

第一节　临床试验的三个阶段

（一）试验前准备阶段

（1）研究组长单位专业科室的项目主要研究者或指定的专人应协助申办者制定临床试验方案、知情同意书等临床试验相关文件，完成草案后会同申办者召集各临床试验单位召开项目实施协调会。

（2）项目协调会必须由专业科室和机构共同派出代表参加，代表应是负责临床试验实施、指导的主治医师以上人员，同时向申办者提供研究者名单和履历表。

（3）临床试验方案经项目协调会讨论、取得一致意见后，各协作单位主要研究者须在临床试验方案上签字。试验方案必须经药物临床试验伦理委员会书面同意后方可执行。

（4）机构与申办者签订项目实施合同，合同中申办者须提供的试验费用应包括机构管理费、试验观察费、受试者与本项试验有关的各项检查费、交通补助费及其他补偿费等。各临床试验专业科室不得单方面与申办者签署合同，未经药物临床试验机构核准的合同视为无效合同，产生的后果由申办者自行负责。

（5）申办者负责向各协作单位提供本项临床试验组长单位的伦理委员会批件复印件和与临床试验有关的全部文件，包括受试者编码、随机数字表、研究方案和病例报告表（CRF）等。

（6）申办者应向研究者提供试验用药物、标准品、对照药品或安慰剂及其药物检验合格证书。试验用药物应按试验方案（如盲法）进行适当包装，注明“临床试验专用”。

（7）临床试验实施前由专业科室组织有关研究者学习GCP原则，充分了解受试药物临床前研究资料、熟悉临床试验方案及流程要求、学习不良事件和严重不良事件的处理报告程序、确定病例来源等。

（二）试验开展阶段

（1）主要研究者接受任务后严格按照试验方案及时开展试验研究。

（2）按试验方案规定的标准（随机、盲法、开放）入选病例。

（3）入选受试者必须签署知情同意书。

（4）主要研究者须保证试验用药物仅用于该临床试验的受试者，剂量和用法严格遵照试验方案并记录在案。剩余药物做好登记，不得把试验用药物转交任何非临床试验参加者。

（5）研究者按规定的流程进行临床试验，包括各项检查；按规定的时间进行随访并填写病例报告表。

（6）原始记录必须完整、准确，原始资料应妥善保管，每份病例报告表应有研究者签名，并于临床试验结束时交主要研究者审核签字。若记录内容出现错误需要更正时，必须保留原记录，在其上划一横线，其旁注明更正内容，并签名和注明更正日期。严禁涂盖原记录内容。

（7）临床试验过程中发现临床试验方案或病例报告表有误，应及时与临床试验组长单位联系，由组长单位统一通知、修改。

（8）临床协作单位研究人员如有变动，需由该单位主要研究者及时调整资历与经验相当人员，填写研究者履历表，并将调整情况告知申办者及组长单位。

（9）参加临床试验的专业科室应与监查员保持密切联系，做好数据核对工作，主要研究者对承担的项目定期检查、核对数据并签字，专业负责人对本专业所承担项目应定期检查并有相应的检查记录。

（10）研究组长单位的主要研究者与各协作单位应保持紧密联系，掌握临床试验进度和进展情况，协助解决试验中出现的各种问题。

（11）主要研究者应做好中期总结，接受机构组织的检查，并定期向药物临床试验伦理委员会递交阶段性进展报告。

（12）申办者收到任何来源的安全性相关信息后，均应当立即分析评估，包括严重性、与试验药物的相关性以及是否为预期事件等。申办者应当将可疑且非预期严重不良反应快速报告给所有参加临床试验的研究者及临床试验机构、伦理委员会；申办者应当向药品监督管理部门和卫生健康主管部门报告可疑且非预期严重不良反应。

（13）研究者在试验过程中如对试验方案、知情同意书或向受试者提供的信息资料有新的修改补充时，均应报药物临床试验伦理委员会审批并重新获得受试者的书面知情同意。

（14）临床试验过程中国家有关法规对试验有修改补充意见时，应及时对试验方案做相应修改，并报药物临床试验伦理委员会审批。

（15）研究组长单位会同申办者按期召开试验中期与后期的临床试验协作会议，讨论并解决试验中存在的问题，掌握试验进度，必要时调整试验单位之间的任务，以保证按期完成试验任务。

（三）试验结束阶段

（1）由研究组长单位通知各参研单位停止临床试验，各参研单位认真检查已完成的病例报告表及各项数据是否记录完整、准确。主要研究者收齐所有材料，全面复核病例报告表并签字。

（2）研究者统计回收剩余的试验用药物交申办方。

（3）统计部门汇总数据进行数据核对、质疑、答疑、讨论、锁库。

（4）各参研单位根据统计结果写出各自的中心小结表或总结报告。

（5）总结报告应对受试药物的疗效和安全性做出评价，如有可能应对该药的临床应用前景及其在临床应用中的地位做出评价。

（6）所有参加临床试验的主要研究者均应在试验报告上签字，所有试验承担单位及申办者都应审核临床试验报告的真实性、完整性和可靠性并加盖公章。

（7）临床试验总结报告及复印件由参加单位的药物临床试验机构、伦理委员会、组长单位和申办者分别保存。

（8）病例报告表原件及复印件由参加单位的药物临床试验机构、组长单位和申办者分别保存。

第二节　临床试验的工作流程

由于新药的临床试验种类不同，药品注册分类和临床试验分期不同，实施临床试验机构不同，造成试验环节或是机构内部管理程序细节的差异，但是开展药物临床试验的基本流程却是大同小异，主要分为试验前准备阶段、试验阶段和试验结束后阶段，概括起来有以下十个步骤。

（1）试验的主要研究者和申办者共同制定临床试验方案和知情同意书等试验文件，并在试验项目协调会上讨论通过。

（2）研究方案制定后，将研究者履历及研究者声明、经申办者和主要研究者签字盖章的研究方案、病例报告表样表、知情同意书样表、药检报告、研究者手册、有关临床前研究资料和保险证明文件等提交机构办公室审核合格后，交由伦理委员会审批。

（3）临床试验参与方，需按照《中华人民共和国人类遗传资源管理条例》完成遗传办备案方可开展。机构和申办者共同签订临床试验合同，双方法定代表人签名及加盖公章。

（4）申办者交接试验方案、病例报告表、知情同意书、研究者手册等试验所需文件及试验用药物。

（5）临床试验工作开始前，主要研究者应会同申办者代表和监查员召开启动会，组织所有研究人员学习试验方案、标准操作流程、工作流程以及注意事项。

（6）临床试验进行中，研究者严格按照试验方案及各项标准操作流程进行临床试验，主要研究者对试验的整个过程负责，专业科室负责人和机构办公室有责任监督控制试验的质量，协调试验过程中各相关科室的工作。

（7）临床试验观察结束后，主要研究者审核全部试验记录，确认无误方可交申办者或统计人员进行数据处理，由统计人员进行分析总结并撰写统计报告，申办者及主要研究者撰写试验总结报告。

（8）研究人员、机构办公室、申办者三方完成剩余药物的清点、退回或销毁以及资料归档等相关手续。

第三节　临床试验的文件准备

（一）试验开展前准备文件（包括但不限于）

1. NMPA备案登记

（1）临床试验方案。

（2）知情同意书样稿。

（3）伦理委员会批件复印件。

（4）主要研究者信息。

（5）参加单位研究者名单。

（6）药物临床试验备案资料递交信。

（7）人类遗传资源采集、收集、买卖、出口、出境审批申请书及其决定。

2. 伦理审批

（1）临床试验申请表。

（2）立项审查表。

（3）伦理、机构递交信（备案、回复、重要说明等）。

（4）伦理委员会相关资料。

（5）保险凭证。

3. 受试者招募文件　受试者招募相关文件（招募计划、招募公司、招募广告等）。

4. 申办单位提供资料

（1）申办方提供的临床前资料。

（2）其他申办方提供的相关文件资料。

（3）研究者手册及更新版本。

5. 临床方案

（1）临床研究方案（含附件）及更新件。

（2）方案签字盖章页及增补单位的补充、更新件。

（3）方案修订说明或相关记录文件。

6. 知情同意书

（1）知情同意书及更新修订版。

（2）知情同意书修订说明文件。

7. 研究病历

（1）研究病历及更新件。

（2）研究病历勘误或更正文件。

8. 临床方案讨论会 方案讨论会相关文件。

9. 申办单位资质

（1）营业执照（有效期内）。

（2）组织机构代码证。

（3）药品生产许可证。

（4）GMP证书及注册变更文件。

（5）药品委托生产（加工）单位资质证明。

（6）委托生产（加工）合同或协议、委托书等文件。

（7）委托生产（加工）与药物数量、包装相关的资料。

（8）其他相关的申办单位资质文件。

10. 生物样本分析单位资质

（1）营业执照（有效期内）。

（2）实验室相关资质证明。

（3）分析方法开发与验证方案。

（4）生物样本分析方案。

（5）药代统计分析计划。

11. 其他相关方资质证明

（1）CRO公司资质证明（申办者委托书、营业执照）。

（2）SMO公司资质证明（委托书、营业执照）。

（3）监查员的资质证明（GCP证书、毕业证、身份证、委托书）。

（4）申办单位-CRO委托书。

（5）委托医疗机构做临床试验的委托书。

（6）CRO项目经理委托书。

（7）CRC派遣函及相关资质证明。

12. 实验室质控

（1）实验室正常值范围及更新。

（2）医学或实验室操作的质控证明。

13. 药物（研究用品）质控

（1）试验药质检报告。

（2）对照药质检报告。

（3）临床研究药物包装说明、标签或设计样张。

（4）试验用药说明书。

14. 研究中心人员资质

（1）研究人员履历。

（2）研究中心及研究者名单。

（3）研究者GCP证书、执业医师/护士证书、执业医师/护师注册证。

（4）研究职责授权表与签名样张。

（5）研究者保密声明及利益冲突说明。

15. 冷链运输公司

（1）营业执照（有效期内）。

（2）道路运输许可证。

（3）ISO质量管理体系认证。
（4）ISTA包装箱检测报告。

16.项目管理

（1）项目研究计划。
（2）其他与项目管理有关的文件。

17.研究中心相关文件 研究中心相关设施设备年检标志校验证书。

（二）试验阶段准备文件（包括但不限于）

1.递交伦理委员会相关资料 伦理委员会相关资料（跟踪审查：方案违背、SAE、定期审查）。

2.启动会资料

（1）启动会纪要。
（2）启动会签到表。
（3）培训记录。
（4）培训签到表。
（5）方案培训资料。

3.受试者管理

（1）受试者筛选入选表。
（2）受试者鉴认代码表。
（3）受试者签到签离表。
（4）受试者领取知情同意书记录表。
（5）受试者招募结果通知表。
（6）已签名的知情同意书。
（7）完成受试者编码目录。
（8）未完成受试者编码目录。

4.稽查

（1）稽查证书。
（2）稽查人员相关资质证明。

5.药物管理

（1）药物交接记录。
（2）药物运输快递单。
（3）药品运送过程温度记录及温度计校正证书。
（4）研究中心存放温湿度记录。
（5）药物在研究中心转运过程的温度记录。
（6）药物发放、回收记录。

6.药物更换调整

（1）更换药物新批次的交接单。
（2）调整病例对应药物的研究单位间转移交接记录。
（3）药物更换、调整产生的快递单。
（4）药物更换、调整的说明文件。

7.物资管理（非药物）

（1）物资交接记录。
（2）应急信件交接记录。
（3）研究相关物资运输快递单。

8. **生物样本管理**

（1）生物样本采集、处理记录。

（2）生物样本保存记录。

（3）生物样本转移（运输）记录。

（4）生物样本销毁（留存）记录。

（5）生物样本运输快递单。

9. **访视日记与监查报告**

（1）临床研究监查员访视日志。

（2）（试验前、启动、试验期间）监查报告。

（3）非现场监查记录（电话、邮件）。

（4）生物样本分析单位访视记录。

（5）生物样本分析单位监查报告。

（6）检测方电话监查等沟通纪要。

10. **安全性记录与报告**

（1）SAE首次报告、随访报告、总结报告。

（2）SAE相关记录文件（邮件、监查、SAE分析等文件记录）。

（3）研究期间其他相关AE安全性报告。

（4）上报相关部门的传真回执或快递单等证明文件。

11. **研究期间重要事件**

（1）调整病例的说明。

（2）方案违背/偏离汇报表。

（3）研究单位变更文件（研究单位终止、退出、新增）。

（4）研究期间重要通知及说明。

（5）中/终止临床研究报告。

（三）试验结束阶段准备文件（包括但不限于）

1. **药物管理**

（1）研究结束研究单位药物的留存记录。

（2）回收药物返还申办单位的交接记录。

（3）回收药物最终销毁记录。

2. **物资管理**　研究物资回收记录。

3. **关闭中心**

（1）致伦理、研究单位的关闭中心递交信和通知。

（2）递交研究单位/NMPA的研究完成通知。

（3）关闭中心访视报告。

4. **统计分析与数据管理**

（1）药代统计计划书、安全性统计计划书。

（2）数据疑问表、EDC数据答疑电子数据记录。

（3）数据管理计划。

（4）数据审核会（会议纪要、议程、签到表）。

（5）数据库锁定、解锁记录。

（6）盲底与总随机表、破盲及揭盲签字记录、应急信件。

（7）实验室异常值汇总、数据核查报告。

（8）统计分析报告及签字盖章封面。

（9）最终数据库（EDC数据系统文件）。

（10）纸质CRF与统计交接记录。

5. 总结报告

（1）临床总结报告及附件。

（2）临床总结报告签字盖章封面。

第五章　临床试验设计

药物临床试验应根据科学原则进行设计、操作、分析、评价以达到预期目的。周密、完善的临床试验应当很好地实现研究目的，客观、准确地度量重要的临床指标，避免或最低程度地降低各种偏倚和误差。临床试验的设计包括设计方法的选择、避免偏倚的方法（对照、随机、设盲、样本量）、受试者的选择、疗效和安全性的评价指标等方面。本章主要讨论临床试验设计遵循的基本原则、试验设计的基本要素、试验的偏倚及控制方法、设计类型、疗效和安全性的评价指标等。

第一节　临床试验设计的"四性"原则

临床试验的设计应当符合"四性"原则，即4Rs原则。所谓"四性"即代表性（representativeness）、重复性（replication）、随机性（randomization）、合理性（rationality）。

（一）代表性

代表性是指从统计学上讲样本的抽样应符合总体规律，即临床试验的受试者应能代表靶向人群的总体特征的原则，既要考虑病种，又要考虑病情的轻重，所选的病种还应符合药物的作用特点。在临床试验中，病人的疗效能够充分体现药物的药理作用，同时在病情轻重方面也不能偏倚，不能只入选病情轻的病人或只入选病情重的病人，更不能试验组入选病情轻的病人，对照组入选病情重的病人。另外，为了试验结果具有代表性，样本量（病例数）必须满足统计学的要求。

（二）重复性

重复性是指临床试验的结果应经得起重复检验，这就要求在试验时尽可能克服各种主客观误差，设计时要注意排除偏性也就是指系统误差。例如，病例分配时的不均误差；询问病情和病人回答时都可能存在主观误差；试验的先后、检查的先后都可能有判断误差；观察指标的检测有技术误差；环境、气候的变化等可能造成条件误差等等。因此应当对各种误差有足够认识，并在试验设计时给予排除，才能保证试验结果的重复性。

（三）随机性

随机性要求试验中两组病人的分配是均匀的，不随主观意志为转移。随机化是临床试验的基本原则，不但可以排除抽样方法不正确引起的非均匀误差、顺序误差和分配方法不当引起的分配误差，而且通过盲法试验相结合，可以很好地排除主、客观偏性，明显地提高试验的可信度。

（四）合理性

合理性是指试验设计既要符合专业要求又要符合统计学要求，同时还要切实可行。在试验设计时，要预先确定病例的入选标准和排除标准，保证纳入病例的合理性；在受试者的选择和治疗上，既要考虑临床试验的科学性要求，还要考虑受试者的安全性保护，兼顾科学性和伦理性要求；在检测方法的选择上，既要考虑采用仪器设备的先进性、准确性和精密度，还要考虑各中心所用仪器设备的可及性和可行性。

第二节　临床试验设计的三大基本要素

一切试验性研究都要阐明处理因素对受试对象产生的试验效应。因此，处理因素、受试对象和试验效应就构成了试验性研究的三要素。对于临床试验来说，处理因素是所要评价、比较的临床干预措施，如诊断措施、治疗措施或预防措施。受试对象就是接受这些干预措施的病人或健康志愿者。试验效应就是在受试对象身上观察到的临床效应。

（一）处理因素

每个临床试验都要至少确定一种要观察评价其临床效应的干预措施。这种干预措施首先应是对受试对象有利无害的，还必须是可以通过现有观测手段观测到其临床效应的，一般要求有临床前药理学、毒理学的动物实验依据。只观察和评价一种干预措施临床效应的称为单因素临床试验研究，同时观察和评价两种和两种以上干预措施临床效应以及它们之间交互作用的称为多因素临床试验研究。

干预措施在整个试验过程中必须做到“标准化”，即自始至终，维持不变。例如一项对某新药疗效评定的临床试验，新药是所要施加的干预措施，它的成分、剂型、规格、生产厂家、批号、所用剂量、给药方式、使用程序等在整个试验过程中均要保持不变，并要在临床试验设计方案中做出明确的规定。

（二）受试对象

受试对象是试验研究的载体主体。临床试验研究的受试对象是病人或健康志愿者。所选的受试对象必须是对所施加的干预措施敏感者，能够显现出可观测到的临床效应。

符合统一的入选标准是选择受试者的首要条件，但不是唯一条件。每项临床试验都有其特定的研究目的，需要特定的研究对象。受试对象需要有良好的依从性。在选择受试对象时还要充分尊重受试者的知情权。使每个受试对象都了解试验的目的要求、预期效果和潜在风险，自主决定是否参加试验。

（三）试验效应

在临床试验设计方案中对如何客观真实地评价临床效应也应有明确规定。由于临床效应一般都是通过某些观测指标来反映的，因此正确地选择观测指标就成为客观评价临床效应的关键所在，所选指标应具备以下条件。

1. 指标的合理性　所谓是否“合理”就是指所选指标是否能真实客观地反映出干预措施的临床效应，在专业上能否得到合理的解释。

2. 指标的客观性　在临床试验中应该尽量选择客观性指标，即通过测试仪器或工具获得观测结果的指标而避免选用由研究者主观判断观测结果或根据受试对象主诉获取观测结果的主观性指标。如果必须应用主观性指标，要严格防止由于研究者或受试对象的心理效应所带来的主观偏倚。

3. 指标的灵敏性和特异性　灵敏性是指所选用的指标对干预措施反应的灵敏程度。要尽可能选用最灵敏的检测方法和最先进的检测仪器以提高检测结果的灵敏性。特异性即检测结果的专一性，以便把假阳性结果控制在最低水平。

4. 指标的精确性　精确性包括准确性和精密性两个方面。前者主要受系统误差的影响，后者是指观测结果的稳定程度，即重复观测时，观察值与平均值接近的程度，属于随机误差的范畴。

除了以上四个方面，还需考虑检测成本是否在受试对象所能承受的范围之内，检测是否会对受试对象带来损伤及损伤的严重程度和是否能尽快得到检测结果[7]。

第三节　临床试验的偏倚及控制方法

（一）临床试验中偏倚的类型

偏倚指在设计临床试验方案、执行临床试验、分析评价临床试验结果时，有关影响因素的系统倾向，致使疗效或安全性评价偏离真值。偏倚指在临床试验中由于某种或某些因素的影响，使试验结论与真实情况存在系统误差，有时可能会夸大、有时又可能缩小试验结果的真实性。临床试验从设计到实施及最后的资料分析和结论的推导中的任何一个环节都可能出现偏倚。根据试验中出现的阶段不同可归为三大类：选择性偏倚、信息性偏倚和混杂性偏倚[8]。

1. 选择性偏倚　选择性偏倚主要在试验设计阶段产生主要发生于试验设计阶段，亦可发生于资料收集阶段，因不正确地选择了研究对象组成了试验组和对照组，使研究开始时，两组研究对象就存在除研究因素以外的其他因素分布的不均衡，从而导致研究结果与真实情况之间产生差异。

2. 信息性偏倚　信息性偏倚又称测量性偏倚或观察性偏倚，主要发生在资料收集阶段，亦可发生于研究设计与资料整理分析阶段主要在试验实施阶段可能发生。在资料收集阶段，由于资料的观察、和测量和收集方法不一致，使各比较组所获得的信息偏离了真实情况，如：诊断或结果判断的标准不明确、既往资料不准确或遗漏、对各比较组采用了不一致的观察或测量方法等，使获得的错误信息影响了结果的真实性。

3. 混杂性偏倚　临床试验中由一个或多个既与疾病有制约关系，又与暴露因素密切相关的外部因素的影响而掩盖或夸大了所研究的因素与该疾病的联系为混杂性偏倚。那些外部因素称为混杂因素。混杂因素是一个与暴露因素和疾病都有关系的因子，与在人群中的分布与暴露因素的分布相关。与选择性偏倚和信息性偏倚不同，混杂性偏倚可以在结果分析时进行评价，通过分析暴露与疾病的关联发生改变而说明混杂作用的存在。

（二）偏倚的控制方法

在临床试验设计中贯彻落实好对照、随机、盲法三项原则能最大限度地减少各种偏倚对观测结果的干扰，保证试验研究结论的真实可靠性。

1. 对照原则　对照原则的关键是设置好对照组，有比较才能有鉴别。设对照组可以真实客观地确定干预措施与临床效应的关系。因为任何临床效应的出现都不可能完全归结为干预措施的作用，其中可能还掺杂着各种已知或未知的混杂因素的影响以及随机误差的体现。设置合适的对照组既是排除和抵消各种混杂因素影响，把干预措施的临床效应突显出来的有效手段，也可部分地消除随机误差的影响。对照有多种形式，可根据实现目的和具体的研究分析内容加以选择，本章第四节将详细介绍对照方法的选择。

2. 随机原则　随机化是临床试验的基本原则，也是疗效和安全性评价的统计学方法的基础。临床试验中随机化原则是指临床试验中每位受试者均有同等的机会被分配到试验组或对照组中的实施过程或措施，随机化过程不受研究者和（或）受试者主观意愿的影响。随机化的目的是使各种影响因素（包括已知和未知的因素）在处理组间的分布趋于相似。随机化与盲法相结合，可有效避免处理分组的可预测性，控制对受试者分组的选择偏倚。本章第六节将详细介绍临床试验随机化的方法。

3. 盲法　临床试验的偏倚可能来自于临床试验的各个阶段、各方面人员。由于对随机化分组信息的知晓，研究者可能选择性入组受试者，受试者可能受到主观因素的影响，可能产生疗效与安全性的评价偏倚或选择性确定分析人群等。盲法是控制临床试验中因“知晓随机化分组信息”而产生的偏倚的重要措施之一，目的是达到临床试验中的各方人员对随机化处理分组的不可预测性。本章第七节将详细介绍临床试验盲法试验[9]。

第四节　对照试验

在对照试验中，除了试验组，还要设立对照组。试验组采用试验的新药进行治疗，而对照组的病人则给予对照品（control）。对照品可以是已知的有效药物，即阳性对照（active control），也可以是不含活性成分的物质，即安慰剂对照（placebo control）[10]。两组病人的条件要相似，然后比较两个组的治疗效果。

（一）阳性对照

出于因受试者伦理的考虑对采用安慰剂对照的限制，在更多的临床试验中往往采用已知阳性药品作对照。阳性对照药是指已被公认的安全有效的药物，选择阳性对照，可以克服应用安慰剂对照存在的伦理学问题，提高受试者的依从性，但能否真正验证药物的真实疗效尚存在诸多问题。

选择阳性对照药品一般遵循以下原则：已获准上市且在市场使用了一定时间的药品；疗效和安全性肯定、明确的药品；适应证、作用机制与试验药物相同或相似的药物；优选给药途径和剂型相同的药品，以便设盲；对仿制药品，一般采用原厂被仿制药品作阳性对照，以观测疗效是否优于或不次于被仿制药品。

临床试验选择以阳性药物作对照的优效性、等效性或非劣效性试验来评估试验药物的有效性。目前，许多临床试验采用等效性或非劣效性试验，期望通过检验试验药物与阳性药物是否等效或非劣效，来间接证明试验药物的有效性。

1. 优效性试验设计的优缺点　如果试验设计为优效性试验，并最终证明试验药物在统计学意义与临床意义上均优于对照药，那么可以肯定试验药物是有效的。当试验结果无法证明试验药物的优效性时，无法得出试验药物是否真正有效的结论，这将使一些相对疗效不够明显，但价格便宜、原料丰富、不良反应少等优势的新药遭到淘汰，造成医疗资源的浪费。

2. 等效性或非劣效性试验设计存在的问题　等效性试验是指两种或多种处理反应的组间差异并无临床重要性的试验[11]。非劣效性试验的主要研究目的是为了显示试验药的反应在临床意义上不差于（非劣于）对照药。非劣性试验仅是等效性试验的低方向检验，即试验组不低于对照组低限，差异有统计学意义[12]。

（二）安慰剂对照

安慰剂是一种伪药物（dummy medication），其外观如剂型、大小、颜色、重量、气味、口味等都与试验药尽可能保持一致，但不含有试验药物的有效成分。安慰剂对照试验的目的在于检验新药物的有效性和安全性，判断新药物对人体的真正疗效。安慰剂对照试验在方法学或科学上的必要性是其道德合理性的首要条件。安慰剂对照试验可以克服阳性药物对照试验方法学上的局限性，即使存在已知有效疗法或药物，在某些情况下，临床试验使用安慰剂在方法学上也是必不可少的。

安慰剂对照常常是双盲试验，安慰剂对照可以是平行对照，也可以是交叉对照。必须指出在使用安慰剂的临床试验不一定就是安慰剂对照试验。例如在阳性药物对照试验中为了保证双盲试验的执行，常采用双模拟技巧（double dummy），试验药、阳性对照药都制作了安慰剂，这样的临床试验是阳性药物对照试验，而不是安慰剂对照试验。有些安慰剂对照试验还可采用多于一种的安慰剂，以保证所有受试者所接受的药物看上去是相同的。

设置安慰剂对照优点在于可以克服研究者、受试者、参与评价疗效和安全性评价的工作人员等由于心理因素所形成的偏倚，消除疾病自然进程的影响，区别由于试验药物所引起的真正疗效和不良反应，可以直接度量试验条件下试验药物和安慰剂的疗效差别。如果没有安慰剂对照组确保试验组药物的有效性，在试验疗法和标准疗法之间存在疗效不同的结论可能是误导性的，并且将难以解释这种差异。

安慰剂对照的缺点主要在于伦理方面，当一个临床试验所研究的适应证尚没有一个经过批准的有效药物时，使用安慰剂对照并不存在伦理问题；但是，在研究的条件下，已经具有有效药物，而该药物已经给受试者带来一定的益处，这时再用安慰剂对照就存在伦理问题，一般不能采用。当使用安慰剂对照不会延误病情治疗时，才是适合的对照选择。虽然安慰剂对照试验不是尽善尽美的，但在临床试验中，它是难以替代的一个重要方法。

第五节 临床试验设计常见类型

（一）平行组设计

指将受试者随机地分配到试验的各组，各组同时进行、平行推进。可为试验药设置一个或多个对照组，试验药也可设若干剂量组。对照组的选择应符合设计方案的要求。

平行组设计是最常用的临床试验设计类型，其优点是由于贯彻随机化的原则，可有效地避免非处理因素的影响，增强试验组和对照组的均衡可比性、控制试验误差和偏倚，更重要的是满足统计学假设检验的要求。

（二）交叉设计

交叉设计是一种特殊的自身对照设计，将每个受试者随机地在两个或多个不同试验阶段分别接受指定的处理（试验药或对照药）。这种设计可以控制个体间的差异，减少受试者人数。

最简单的交叉设计是两种药物两个阶段的形式，又称2×2交叉设计，对每个受试者安排两个试验阶段，分别接受两种药物处理，第一阶段接受何种处理是随机确定的，第二阶段必须接受与第一阶段不同的另一种处理。因此，每个受试者接受的药物可能是先A后B（AB顺序），也可能是先B后A（BA顺序），故这种试验又简记为AB/BA交叉试验。两阶段交叉试验中，每个受试者需经历如下几个试验过程，即准备阶段、第一试验阶段、洗脱期和第二试验阶段。

每个试验阶段的用药对后一阶段的延滞作用称为延滞效应。前个试验阶段后需安排足够长的洗脱期或有效的洗脱手段，以消除其延滞效应。采用交叉设计时应考虑延滞效应对试验数据分析评价的影响。如需进一步分析和评价延滞效应，则可考虑采用2个处理多个阶段的交叉设计（例如：2×4的ABBA/BAAB交叉设计）。

如果是多种药物，例如：3×3交叉设计，即3种处理（A、B、C）、3个阶段、6种顺序（ABC/BCA/CAB/ACB/CBA/BAC）的交叉设计。由于每个受试者接受了所有处理组的治疗，提供了多个处理的效应，因此交叉试验中应尽量避免受试者的失访。

（三）析因设计

析因设计是通过试验用药物剂量的不同组合，对两个或多个试验用药物同时进行评价，不仅可检验每个试验用药物各剂量间的差异，而且可以检验各试验用药物间是否存在交互作用，或探索两种药物不同剂量的适当组合，常用于复方研究。析因设计时需考虑两种药物高剂量组合可能带来的毒副反应。

第六节 随机化

在临床试验设计中落实随机化原则是进行统计推断的前提，因为无论是参数估计还是假设检验都是建立在随机化基础之上的。影响临床试验效应的因素往往极其众多，事前很难全部估计到，有些因素虽然可以估计到，但也很难通过设置对照来加以控制，达到对比双方的均衡化。这时可以通过随机化分组使在试验组和对照组间未均衡搭配或无法均衡搭配的非处理因素取得大致的均衡，增强组间可比性。落实随机化原则只能做到对比组间的大致均衡，故在临床试验设计中对一些已知的，对试验效应影响较大的非处理因素一般还是通过设置合理的对照组来抵消其作用。只是对那些影响较小的或无法均衡搭配的非处理因素才采用随机方法加以平衡。

落实随机原则要贯穿于临床试验整个过程，样本的抽取、受试对象的分组、受试对象的调组、试验观察顺序都要遵循随机原则。常用的随机化方法有简单随机、分层区组随机化和最小化法。

（一）简单随机

简单随机（simple randomization）是最简单的随机化方法，即在整个研究中心按照受试者入选的先后顺序，根据预定的随机方案分配到试验组或对照组。随机方案通过查阅随机对照表或采用计算器或计算机产生。

简单随机化是在不考虑已进行分配的受试者的情况下，对每例新入组受试者进行治疗分配。简单随机化序列不考虑该序列的既往随机情况。虽然这种方式有重要的优点，但也可能产生某些意外的结果。最常见的不良后果是组间受试者数量分配不均衡。实际操作中，治疗分配受试者人数或协变量分布出现较大不均衡，会降低试验结果的可信度。控制不均衡性的一种方法是限制性随机化而非简单随机化。限制性随机化有两类，区组随机化和最小化法。

（二）分层区组随机化

分层区组随机化是目前临床试验中最多用的随机化方法，将区组和分层结合在一起，兼具了两者的优点。区组随机化即先将所有受试者按进入试验的时间顺序划分为若干个区组，每个区组内的人数区组长度一般是组数的偶数倍，再分别将每个区组内的受试者进行完全随机分组。

区组随机化可保证随机分组后各组的例数相同，并保证在不同的试验阶段进行期中分析时，各组例数亦保持相同。分层随机化是指先按照事先确定的重要的预后因素或非处理因素将所有的受试者先进行分层，然后在各层中进行区组随机化，给受试者随机分配治疗组别。分层区组随机化不但可保证试验结束时各中心例数接近而且便于管理，更重要的是分层区组随机化可保持比较组间预后因素分布的一致，减小Ⅰ类和Ⅱ类错误，提高检验效能以及便于亚组分析，是一种比较理想的随机化方法。

（三）最小化法

最小化法是另一种对随机化进行限制以在治疗组中获得均衡性的设计，最小化法的应用更多一些。

由最小化的分组过程可见，较之于分层区组随机化更为严格，最小化法考虑的是所有因素的总的不均衡而不是考虑每一层的均衡。其优点是在例数比较少的情况下保证各组基线时预后因素和总例数的均衡。动态随机化的均衡能力特别强大，即使在样本量小、影响因素多的情况下仍能确保组间预后因素和例数均衡。

最小化法的缺点主要有分组过程繁琐，每纳入一个新受试者就需重新计算两组间的不均衡情况，并设定了不同的分配概率和权重，增加了计算和管理的工作量，易出错。

第七节　盲法试验

盲法（blinding）指受试对象、试验实施者和结果测量者一方或多方不知道受试对象分在何组，是一种避免偏倚的措施。

盲法试验常用有两种：单盲（single blinding）和双盲（double blinding），更严格的对照试验要用到三盲（triple blinding）。在对照药物和试验药物剂型或外观不同时，还要用到双盲双模拟技术（double-dummy technique）。

（一）单盲

单盲是指受试者不知道自己用的是试验药物还是对照药物，但研究者却清楚。单盲的优点是简便易行，但显然存在很大的缺陷，只是为便于研究者的观察，却很难弥补在试验的严格性方面带来的损失。开放试验或单盲试验由于某些不易控制的因素的干扰，常常带来主观偏差。

（二）双盲

双盲是指受试者和研究者都不知道受试者用的什么药。在双盲试验中，申办者通常会提供给研究者一套随机密封代码并在试验方案中注明破盲的方法和执行破盲的人员，一旦发生紧急情况，允许对个别受试者破盲而了解其所接受的治疗，此过程必须在病例报告表上记录并说明理由。虽然现在已经有如“抽彩卷”那样复杂的扣码方式，但把密码密封在信封内仍是最常用的方法。除非绝对需要，研究者绝不可以随便打开随机码。如果密码被打开了，必须立即通知负责试验的监查员，而且这个受试者也必须退出该试验。所有未被打开的密码信封都应在试验结束时送还申办者。

应当说明的是：从理论上讲双盲是可靠的，在实际应用过程中有时也存在一些困难，不能确保“真正”的双盲。例如，有些药物可能会存在一些特殊的气味，病人服用后可能会和安慰剂区别开来，尽管两者的剂型和颜色、外观做的完全一致。

（三）三盲

有时，为了进一步改善双盲的效果，也会用到三盲试验。在该种试验中，不仅对受试者和研究者设盲，而且试验的其他有关人员，包括临床试验的监查员、研究助理及统计人员也不清楚治疗组的分配情况。在将所有的临床试验数据输入统计数据库并经过核查，确证准确无误后首先将数据锁定，然后进行第一次揭盲，即首先将所有的病例分为A、B两组，但哪一组是试验组，哪一组是对照组并不清楚。然后进行统计分析，待A组和B组分析数据出来后，再第二次揭盲，即明确A和B分别代表试验组还是对照组。

相比较而言，单盲比开放试验要好，但最严格的试验还是应当采用双盲或三盲进行。应当指出，尽管开放试验不够严格，但在导向试验或危及生命的疾病患者或罕见的疾病，如狂犬病或医学道德不允许设盲的情况下仍需采用该方法。

（四）双盲双模拟技术

利用安慰剂可以使以双盲的方式比较两种外观不同或剂型不同的药品的临床试验得以进行。例如，假设要比较一种剂型为片剂的药品和另一种剂型为胶囊的药品，为了使试验按双盲的方式进行，病人每次服药时，必须要同时服一片药片和一粒胶囊。被分配用药片治疗的病人（甲组）每次要服一片活性药片和一粒安慰剂胶囊，而分配用胶囊治疗的病人（乙组）则每次要服一片安慰剂药片和一粒活性胶囊。利用该技术可以使病人和研究者均不知道每个病人得到的是何种治疗。该技术常用于对照临床试验中，称为双盲双模拟技术。

对于外观、颜色无法做到完全一致的特殊药物，存在以下两种处理措施。①采用非盲处理，开放性试验；②护士和CRC采用非盲处理，研究者及受试者采用盲法处理。

（五）提前破盲

盲法试验一般在试验结束进行统计分析时才揭盲。但是，为了保障受试者的安全，在紧急情况下，例如发生严重不良事件且又不能判断与试验药物是否有关、过量服药、与合并用药产生严重的药物相互反应等，急需知道服用了何种药物而决定抢救方案时，需要提前破盲。

因此，在试验开始前，申办者除了保存一套完整的随机密码（盲底）外，应当向研究者提供一套密封的盲底备用。在遇到有受试者发生上述紧急情况时可对该受试者进行紧急破盲。破盲后要及时记录提前破盲的时间、原因和执行破盲的人员（签字），同时尽快通知监查员（申办者）。

需要注意的是，破盲一定是发生了严重的不良事件，但是如果已确定该严重不良事件与试验药物无关，那么就不一定是属于需要破盲的紧急情况。试验者因个人理由而提前退出试验并不需要破盲，更不能因好奇心或其他原因（例如为了改善试验结果）而提前破盲。

一旦提前破盲，该受试者一般不应继续参加研究，且其试验数据通常不能用于疗效的评价分析，但是仍要列入安全性分析数据集。对受试者还应做好及时的治疗和保护。

第八节　样本量

患有同种疾病的不同病人对同种药物治疗的表现可能大不相同，而同一病人在不同时间的表现也可能大相径庭。对药品而言，没有“总是”或“从不”。这就是新药需要正规的临床试验而且必须在双盲对照的条件下得到足够的样本量即病例数的主要原因之一。

临床试验必须有足够的把握度来检测不同治疗间的差异。样本应当足够大，才能够对所提出的问题做出可靠的回答。一个临床试验的样本量的大小是由研究的目的、反映研究目的的研究假设和由此导出的统计检验所确定的。

临床试验样本量必须能够满足药品监督管理部门的法规要求，更要能够满足统计学的要求。具体方法请参见本书第十二章或生物统计学专著。

确切地讲，临床试验的样本量应当指完成试验后的样本数目，而不是进入试验的病例数。在制订研究计划时必须考虑到入选和完成的病例数之间可能存在较大的差异及试验过程中病例可能脱落的情况。

第九节　受试者的选择

药物临床试验作为一种人体试验，必须有受试者的参与。在Ⅰ期临床试验中受试者一般是健康志愿者，但也有例外，例如抗肿瘤药物，由于其高毒性，从伦理学角度来讲要考虑采用肿瘤患者。但Ⅱ～Ⅳ期临床试验，一般要采用相应治疗目标的患者。

在选择受试者时，必须从两个角度去考虑：一是科学性，即入选的病例要满足临床研究的要求，能够较好地代表将来要用药的靶向人群；二是伦理的角度，例如，除非专门针对儿童和老年病人的药物，在各期临床试验中往往要排除儿童和老年人，因为这些患者的肝肾功能发育不全或退化会给他们带来更大的风险；再如Ⅰ～Ⅲ期试验中也往往排除育龄期的妇女，以防对将来的胎儿产生影响。

在临床试验方案开始阶段纳入受试者时，应当同时考虑入选标准（inclusive criteria）和排除标准（exclusive criteria），在试验过程中会涉及脱落标准（withdrawal criteria）、在试验结束进行统计分析时需要用到剔除标准（eliminate criteria）。对这些标准，在试验方案中应当预先做出明确的规定。

（一）入选标准

入选标准是指进入临床试验的受试者必须完全满足的条件。入选标准一般列出一个清单来描述研究人群的特定参数，包括年龄范围、性别、特别检查或实验室结果、诊断、允许的前期治疗以及对器官功能的要求等。此外，受试者自愿参与并签署知情同意书往往是入选标准中的一条必要内容。

入选标准必须预先在试验方案中做出规定并在纳入病人时严格遵循，因为研究结果与研究人群密切相关，如果研究无法在其他人群中重现，将限制研究结果的推广。漠视或偏离入选标准就意味着违背试验方案。制订入选标准时应考虑到研究阶段、研究适应证以及对已有非临床和临床研究情况的了解。在早期试验中受试者的组群变异可以用严格的筛选标准限制在狭小的范围内，但当药物研究向前推进时，受试者的人群应扩大，以能反映出目标人群的特性。

除抗癌药物等特殊药物外，Ⅰ期临床试验只选择健康受试者。在其他各期的试验中，最可能受益或出现假设结果的病人是当然的候选人。一般要求进入试验的受试者应得到相应诊断标准（“金标准”）方法的确诊。

应根据研究目的确定入选标准，要考虑适应证范围及确定依据，选择公认的诊断标准，注意疾病的严重程度和病程、病史特征、体格检查的评分值、各项实验室检查的结果、既往治疗情况、可能影响预后的因素、年龄、性别、体重、种族等。在入选病人时，应由研究者或其助手根据入选标准对候选病人或健康志愿者进行逐项评估，并填写入选标准清单。评估时，组织样本的病理学证据、实验室检查或影像学基线检查数据必须在方案规定的时间内完成者才有效。

（二）排除标准

排除标准是指候选人不应被纳入临床试验的判断条件。候选人即使已完全满足了入选标准，只要符合排除标准中的任何一条就不能进入试验。制订排除标准一般考虑下列因素。

（1）同时患有其他病症或并发症者需要同时服用治疗其他疾病的药物，如参加即增加了患者的风险，又因存在混杂因素，影响试验结果的判断，因此应予以排除。

（2）已接受有关治疗，可能影响效应指标观察者，应当排除。

（3）伴有影响效应指标观察、判断的其他生理或病理状况，例如月经周期，心、肝、肾损伤而影响药物的体内代谢者。除非特别需要，一般有心、肝、肾等器质性病变者应排除在外。

（4）某些特殊人群，如入选则可能有悖伦理，并增加其风险者，例如孕妇、婴幼儿、儿童、老人、危重或晚期病人等应排除在外。

（5）临床试验中需要做某些特殊检查或处理，可能会额外增加某些患者的风险，例如需服造影剂，而对造影剂过敏的患者就应当排除。

（6）不愿签订知情同意书、依从性差或可能退出者（例如经常出差、临近出国、行动不便等）也应排除。

作为一个基本的原则，受试者不应同时参加一个以上的临床试验。育龄妇女在参加临床试验时通常应采取高度有效的避孕措施。对男性健康志愿者也应考虑试验用药物对其性伴或后代的潜在危害。

（三）剔除标准

凡不符合入选标准而被误纳入的病例，违反方案合并用药的规定，未按规定用药以至影响药物疗效判定等，需予以剔除。（剔除病例的处理：资料统计分析前，由统计人员及主要研究者讨论判断病例是否剔除）。

（四）脱落标准

脱落标准是指已进入临床试验的受试者应中止或退出临床试验的条件。例如在试验中出现重要器官功能异常、药物过敏反应、依从性差、病情加重或出现严重不良反应需要停止试验药物治疗或采用其他治疗方法治疗者，经研究者判断，受试者退出试验。

受试者在临床试验结束前的任何时刻撤回知情同意书，均可视为退出研究。病人主动退出的原因可能是因为对疗效不满意、不良反应，或希望采取其他治疗方法，也可能无任何理由的退出。无论如何，研究者应尽可能了解其退出的原因，并做好记录，同时注意对这些受试者在一定时间内做进一步的观察、治疗和护理，保护其退出试验后的安全。在病情加重、发生严重不良事件需要紧急破盲时，或发生其他研究者认为受试者须退出临床试验的情形时，研究者必须填写中止或退出试验的原因记录并对脱落受试者采取必要的治疗和护理措施。

第十节　疗效和安全性指标的选择

疗效和安全性指标是指能反映临床试验中药物有效性和安全性的观察项目，分为定量指标和定性指标。疗效和安全性指标必须在研究方案中有明确的定义和可靠的依据，不允许随意修改。对于疗效和安全性指标，在研究的设计阶段，首先需要根据研究目的，严格定义与区分主要指标和次要指标，其次是根据主要指标的性质（定量或定性）和特征（一个或多个、单一指标或复合指标、临床获益或替代指标、客观/主观指标或全局评价指标等），调整研究的统计设计策略，以达到研究的预期目的。

（一）主要指标和次要指标

主要指标又称主要终点，是与试验主要研究目的有本质联系的，能确切反映药物有效性或安全性的观察指标。主要指标应根据试验目的选择易于量化、客观性强、重复性高，并在相关研究领域已有公认标准的指标。

一般情况下，主要指标仅为一个，用于评价药物的疗效或安全性。主要指标，包括其详细定义、测量方法（若存在多种测量方法时，应该选择临床相关性强、重要性高、客观并切实可行的测量方法）、统计分析模型等，都必须在试验设计阶段充分考虑，并在试验方案中明确规定。方案中主要指标在试验进行过程中不得修改，若须做修改则应在充分论证的基础上谨慎行事，并在揭盲前完成，不允许揭盲后对主要指标进行任何修改。

次要指标是与次要研究目的相关的效应指标，或与试验主要目的相关的支持性指标。在试验方案中，也需明确次要指标的定义，并对这些指标在解释试验结果时的作用以及相对重要性加以说明。

（二）复合指标

当难以确定单一的主要指标时，可按预先确定的计算方法，将多个指标组合构成一个复合指标。临床上采用的量表（如神经、精神类、生活质量量表等）就是一种复合指标。将多个指标组合成单一复合指标的方法需在试验方案中详细说明。主要指标为复合指标时，可以对复合指标中有临床意义的单个指标进行单独的分析。

当采用量表进行疗效评价（如精神类药物、中药、民族药），应该采用国际或领域内公认的量表。采用国外量表作为主要疗效指标时，由于可能存在语言、文化、生活习俗、宗教信仰等多方面的差异，需提供跨文化调适、翻译对等性的研究结果；采用自制量表时，需提供效度、信度和反应度（对疾病严重程度及其变化的区分程度）的研究结果。没有对效度、信度和反应度进行过研究，或者效度、信度和反应度都很低的量表不建议作为临床试验的主要疗效指标。

（三）全局评价指标

全局评价指标是将客观指标和研究者对受试者疗效的总印象有机结合的综合指标，它通常是等级指标，其判断等级的依据和理由应在试验方案中明确。全局评价指标可以评价某个治疗的总体有效性或安全性，带有一定的主观成分，其中的客观指标常被作为重要的指标进行单独分析。

以全局评价指标为主要指标时，应该在方案中考虑：该全局评价指标与主要研究目的临床相关性、信度和效度、等级评价标准和单项缺失时的估计方法。不建议将“综合疗效和安全性”的全局评价指标作为临床试验的主要指标，因为这样会掩盖药物之间在疗效和安全性方面的重要差异，从而导致决策失误。

（四）替代指标

替代指标是指在直接评价临床获益不可行时，用于间接反映临床获益的观察指标。一个指标能否成为临床获益的替代指标，需要考察：指标与临床获益的关联性和生物学合理性；在流行病学研究中该指标对临床结局的预测价值；临床试验的证据显示药物对该指标的影响程度与药物对临床结局的影响程度一致。

选择替代指标为主要指标，可以缩短临床试验期限，但也存在一定的风险，尤其是“新”替代指标。药物在替代指标上的优良表现并不一定代表药物对受试者具有长期的临床获益，药物在替代指标上的不良表现也不一定表示没有临床获益。

（五）定性指标

在某些临床试验中，有时需要将定量指标根据一定的标准转换为等级指标或将等级指标转化为定性指标。定量或等级指标转换定性指标的标准，应该具有临床意义、为相关领域公认，并在试验方案中明确规定。由于将定量指标转换为定性指标会损失部分信息导致检验效能的降低，在样本量计算时需加以考虑。如方案定义主要指标为定量指标转化的定性指标时，则研究结论应主要依据该定性指标，而不是其所源于的定量指标。

（六）安全性指标

在临床试验中，安全性指标与疗效指标一样重要。安全性指标的重要目的是确保受试者在试验中的安全并研究治疗措施的安全性状况。临床试验中常用的安全性指标包括：生命体征；体格检查；实验室检查：血、尿常规和尿沉渣镜检，尿妊娠（育龄妇女），肝、肾功能，12导联心电图；不良事件/不良反应等。

第十一节　给药方案

在给药剂型和途径确定后，给药方案直接影响药品的疗效。给药方案包括给药的剂量、间隔和持续的时间。

剂量一般可分为固定剂量和可变剂量。在对药物有充分的了解时，例如在进行Ⅳ期临床试验时，可选择固定剂量。但对初步评价新药的临床试验来说，由于一般缺少新药的剂量与疗效关系方面的知识，因此多选择可变剂量，通过对不同剂量的结果的比较来发现药品的疗效和最佳剂量。通常的做法是，在试验开始阶段先测定病人的最大耐受剂量，然后观察该耐受剂量或较低剂量时的药效，在观测到药效时，再逐渐降低试验剂量，最后找出适宜的最佳剂量。剂量应当用mg/kg或mg/m^{2}表示，而不用mg/人表示。在肾功能不全时则应用肌酐清除率表示。有时，还应分别制订冲击剂量和维持剂量。

给药间隔要明确，只注明每天几次是不够的，应该说明具体间隔几小时，否则难以控制。

第六章　临床试验方案

临床试验方案（clinical trial protocol，CTP）是描述一项临床试验的背景、理论基础、目的、设计、方法和组织，包括统计学考虑、执行和完成条件的文件。

试验方案（protocol），叙述试验的背景、理论基础和目的，试验设计、方法和组织，包括统计学考虑、试验执行和完成的条件。方案必须由参加试验的主要研究者、研究机构和申办者签章并注明日期。

第一节　临床试验方案的内容

试验方案通常包括基本信息、研究背景资料、试验目的、试验设计、实施方式（方法、内容、步骤）等内容。

（一）试验方案中基本信息

其一般包括如下内容。

（1）试验方案标题、编号、版本号和日期。

（2）申办者的名称和地址。

（3）申办者授权签署、修改试验方案的人员姓名、职务和单位。

（4）申办者的医学专家姓名、职务、所在单位地址和电话。

（5）研究者姓名、职称、职务，临床试验机构的地址和电话。

（6）参与临床试验的单位及相关部门名称、地址。

（二）试验方案中研究背景资料

其通常包含如下内容。

（1）试验用药品名称与介绍。

（2）试验药物在非临床研究和临床研究中与临床试验相关、具有潜在临床意义的发现。

（3）对受试人群的已知和潜在的风险和获益。

（4）试验用药品的给药途径、给药剂量、给药方法及治疗时程的描述，并说明理由。

（5）强调临床试验需要按照试验方案、本规范及相关法律法规实施。

（6）临床试验的目标人群。

（7）临床试验相关的研究背景资料、参考文献和数据来源。

（三）试验方案中应当详细描述临床试验的目的。

（四）临床试验的科学性和试验数据的可靠性

其主要取决于试验设计，试验设计通常包括如下内容。

（1）明确临床试验的主要终点和次要终点。

（2）对照组选择的理由和试验设计的描述（如双盲、安慰剂对照、平行组设计），并对研究设计、流程和不同阶段以流程图形式表示。

（3）减少或者控制偏倚所采取的措施，包括随机化和盲法的方法和过程。采用单盲或者开放性试验需要说明理由和控制偏倚的措施。

（4）治疗方法、试验用药品的剂量、给药方案；试验用药品的剂型、包装、标签。
（5）受试者参与临床试验的预期时长和具体安排，包括随访等。
（6）受试者、部分临床试验及全部临床试验的“暂停试验标准”、“终止试验标准”。
（7）试验用药品管理流程。
（8）盲底保存和揭盲的程序。
（9）明确何种试验数据可作为源数据直接记录在病例报告表中。

（五）试验方案中通常包括临床和实验室检查的项目内容。

（六）受试者的选择和退出

其通常包括如下内容。
（1）受试者的入选标准。
（2）受试者的排除标准。
（3）受试者退出临床试验的标准和程序。

（七）受试者的治疗

其通常包括如下内容。
（1）受试者在临床试验各组应用的所有试验用药品名称、给药剂量、给药方案、给药途径和治疗时间以及随访期限。
（2）临床试验前和临床试验中允许的合并用药（包括急救治疗用药）或者治疗和禁止使用的药物或者治疗。
（3）评价受试者依从性的方法。

（八）制定明确的访视和随访计划

包括临床试验期间、临床试验终点、不良事件评估及试验结束后的随访和医疗处理。

（九）有效性评价

其通常包括如下内容。
（1）详细描述临床试验的有效性指标。
（2）详细描述有效性指标的评价、记录、分析方法和时间点。

（十）安全性评价

其通常包括如下内容。
（1）详细描述临床试验的安全性指标。
（2）详细描述安全性指标的评价、记录、分析方法和时间点。
（3）不良事件和伴随疾病的记录和报告程序。
（4）不良事件的随访方式与期限。

（十一）统计

其通常包括如下内容。
（1）确定受试者样本量，并根据前期试验或者文献数据说明理由。
（2）显著性水平，如有调整说明考虑。
（3）说明主要评价指标的统计假设，包括原假设和备择假设，简要描述拟采用的具体统计方法和统计分析软件。若需要进行期中分析，应当说明理由、分析时点及操作规程。
（4）缺失数据、未用数据和不合逻辑数据的处理方法。
（5）明确偏离原定统计分析计划的修改程序。

（6）明确定义用于统计分析的受试者数据集，包括所有参加随机化的受试者、所有服用过试验用药品的受试者、所有符合入选的受试者和可用于临床试验结果评价的受试者。

（十二）试验方案中应当包括实施临床试验质量控制和质量保证。

（十三）试验方案中通常包括该试验相关的伦理学问的考虑。

（十四）试验方案中通常说明试验数据的采集与管理流程、数据管理与采集所使用的系统、数据管理各步骤及任务，以及数据管理的质量保障措施。

（十五）如果合同或者协议没有规定，试验方案中通常包括临床试验相关的直接查阅源文件、数据处理和记录保存、财务和保险。

第二节　临床试验方案的基本结构和内容要求

临床试验方案的基本结构包括以下内容：标题页；试验方案参与各方签字页和摘要；目录（大纲）；前言（背景资料）；试验目的和目标；试验设计；受试者的选择和退出；受试者的治疗方案；疗效评价；安全性评价；数据处理和统计分析；质量控制和质量保证；伦理学考虑；数据处理和记录的保存；总结报告和论文发表；其他补充说明；参考文献；附件。

（一）标题页

标题页一般包括下列内容。

（1）试验方案题目　应说明试验设计的种类、试验药物和对照药的名称、规格、剂量、受试者人群、种类、适应证、主要目的，例如“随机双盲、安慰剂对照、多中心临床研究以评价ABC胶囊（5mg，bid）治疗中国的慢性胃溃疡患者的安全性和疗效的Ⅲ期临床试验”。

（2）方案编号。

（3）制订日期　所有试验方案增补亦应注明增补编号及日期。

（4）申办者及监查员（如与申办者不同）的姓名及通讯地址。

（5）申办者授权签署试验方案及方案增补的人员姓名及职称。

（6）主要研究者的姓名、职称、通讯地址和电话号码。

（7）研究单位。

（8）统计学负责人签名及单位盖章。

（9）药品注册申请人（盖章）。

（10）注册申请人的联系人及联系方式。

（二）摘要

摘要一般1～2页（400字左右），说明研究依据、目的、内容、受试者选择、试验设计、治疗处理、总病例数和各组例数、评估标准等，以便读者对冗长复杂的试验方案有概要的了解。

（三）目录

目录是整个试验方案的内容纲要并加注页码。为了方便，也可以将方案中的表格编成表格目录。

（四）前言（背景资料）

（1）试验用药品的名称和描述。

（2）非临床研究中可能有潜在的显著临床意义的发现及试验相关的临床试验中的发现的概述。

（3）对人类受试者已知和潜在的危险及受益（如存在）的概述。

（4）对给药途径、剂量、治疗方案及疗程的描述及其理由。

（5）说明试验将按照试验方案、GCP和现行法规要求执行。

（6）对受试人群的描述。

（7）与试验有关的及提供试验背景资料的参考文献和数据。

（五）试验目的及目标

对试验目的和目标的描述要简明、准确、量化。除了主要目的，例如证明药物的疗效、安全性及其衡量指标、标准外，还要对试验的次要或辅助目的，例如提高生活质量、提供药物经济学信息等及其衡量指标、标准进行描述。

（六）试验设计

临床试验的科学完整性和试验数据的真实可靠性完全依赖于试验的设计。

（七）受试者选择与退出

包括三个方面内容。

1.受试者入选标准。

2.受试者排除标准。

3.受试者退出标准（即停止试验用药品治疗或试验治疗）及步骤，即说明。

（1）何时及如何终止受试者的试验或试验用药物的治疗。

（2）从退出的受试者处收集的数据类型及时间选择。

（3）是否及如何替换受试者。

（4）对从试验用药物治疗或试验治疗退出的受试者的随访。

（八）受试者的治疗方案

治疗方案包括：

（1）试验中所给予的治疗，包括每个试验用药治疗组或试验对照组的受试者接受所有药品的名称、剂量、给药方案、给药途径或方式以及疗程。

（2）试验开始前和（或）进行中允许和禁止使用的其他药物和治疗（包括急救药物）。

（3）受试者依从性的监查程序。

（九）疗效评价

（1）疗效指标的说明。

（2）评估、记录、分析疗效指标的方法和时间选择。

（十）安全性评价

（1）安全性指标的说明。

（2）评估、记录和分析安全性指标的方法和时间，包括实验室检查、生命体征的观测、体格检查、影像学检查（如心电图、CT）、其他特殊检查（如穿刺检查）等。

（3）记录和报告不良事件及并发疾病的程序以及报告严重不良事件的程序。

（4）发生不良事件后对受试者随访的方式和持续时间。

（十一）数据收集和统计分析

一般包括：

（1）描述收集数据的方法，例如，病例报告表填写说明，何人何时收集填写完的病例报告表。

（2）描述试验中所采用的统计学方法，包括计划进行期中分析的时间。

（3）计划入选受试者的数量。在多中心试验中，应确定每个试验点计划入选病例数。阐明选择样本大小的理由，包括对试验的把握度的反映（或计算）以及临床上正当的理由。

（4）所采用的显著性水平。

（5）终止试验的标准。
（6）说明对缺失、无用和错误数据的清算程序。
（7）报告偏离原始统计计划的程序（所有自原始统计计划的偏离均应在试验方案和/或最终报告中描述并说明理由）。
（8）选择包括在统计分析集内的受试者（如所有被随机的受试者、所有服药受试者、所有合格入选的受试者及可评价的受试者）。

（十二）质量控制和质量保证

对试验过程或资料的质量控制或质量保证措施的说明，如下。
（1）对研究者质量控制措施的要求。
（2）监查计划、安排和程序。
（3）稽查计划、安排和程序。
（4）申办者应在试验方案或其他书面协议中规定研究者或研究机构将允许对试验的监查、稽查、机构审查委员会或独立伦理委员会和国家药品监督管理局进行与试验相关的审查，并提供直接查阅原始资料或文件的方法。

（十三）伦理学考虑

对试验相关的伦理学问题考虑进行描述。
（1）研究要符合《赫尔辛基宣言》和试验进行国家的道德规范。
（2）研究者负责申请并获得伦理委员会批准的文件和程序。
（3）对知情同意书（可附件）和知情同意过程的说明。
（4）在试验过程和试验结束后对受试者的随访和治疗措施等。
（5）对受试者的经济补偿说明。
（6）受试者发生不良事件后的处理及赔偿。
（7）受试者隐私的保密规定。

（十四）数据处理和记录保存

（1）对数据的处理方式，如由研究者还是申办者或委托第三者进行数据处理和分析。
（2）研究者保存文件的种类和时限要求。一般申办者要求保存的期限远超过法定期限。到达期限后研究资料的处理方法说明。

（十五）总结报告和论文发表

（1）说明谁负责起草总结报告，如研究者负责起草，总结报告的格式和要求（可附件）。
（2）申办者与研究者发表研究论文的方法的约定。

（十六）其他补充说明

（1）对试验方案的修改方法和程序的说明。
（2）研究者对研究资料保密的要求。
（3）申办者终止研究的情况。
（4）对未在研究协议书中明确的双方职责的说明。

（十七）参考文献

（十八）附件

（1）试验方案中采用的外文缩写及特殊专业术语的解释。
（2）特殊检查的标准操作规程。

（3）检查正常值范围。

（4）病人日记（如有）样本。

（5）知情同意书样本。

（6）CRF及研究病历样本等。

第三节　临床试验方案的修订与执行

（一）临床试验方案的修订

临床试验方案获伦理委员会批准或备案后应严格执行。如果在试验开始后确有对试验方案增补或修订的必要，研究者和申办者应协商一致后进行修改并再次向伦理委员会提交并获得批准或备案后才能进行。按照GCP的要求，试验方案的修改要详细记录在案，记录的内容包括修改的具体内容和理由、报伦理委员会重新批准或备案的通信函件以及伦理委员会的批准或备案文件等。

（二）临床试验方案的执行

在使用过程中研究者必须严格遵循试验方案。对试验方案的任何偏离/违背均应认真记录，包括偏离/违背的原因，并报伦理委员会。

第七章　病例报告表

正确地收集、记录及报告数据是研究者的重要责任。通常将用来记录向申办者报告每位受试者情况的所有试验资料的书面形式称为病例报告表或病例记录表（case report form或case record form，CRF）。我国的GCP中选用了前者，病例报告表可以是卡片的形式，也可以是小册子的形式，应当易于编码并适合纸质和计算机之间的转换。

第一节　病例报告表的样式

除封面页、填写说明页、流程图外其余版式主要分为页眉（表头）、主体内容和页尾。页眉一般为申办者名称、研究方案代码、受试者识别代码、研究机构代码或名称、受试者访视日期及访视名称、CRF是否为空缺页等，根据不同课题可有所取舍。页眉主要是便于查看受试者基本信息。主体内容：一般一页放一张数据表，如连续的几张表内容较短，可一页放置多张内容不同的数据表。但建议数据表的内容不宜过长，不便于电子数据库的建立和打印。一般在页尾的中间或右下方放置页码，在CRF设计的过程中需要注意是否缺漏，或因为修改页面导致页码重复等问题。

CRF主要按照基线期、治疗期、清洗期及随访期几个时间段设计。每个时期一般根据临床试验的需要分成几次访视，以天、周或月为单位，具体按照临床试验方案提取数据采集的频率和时间来确定。

第二节　病例报告表的设计内容

临床试验主要依赖于CRF来收集试验过程中产生的各种临床试验数据。CRF的设计必须保证收集试验方案里要求的所有临床数据（外部数据除外）。CRF的设计、制作、批准和版本控制过程必须进行完整记录。

在封面后，有CRF填写指南，是根据研究方案对于病例报告表的每页表格及各数据点进行具体的填写说明。可以有不同的形式，并可以应用于不同类型的CRF或其他数据收集工具和方式。对于纸质CRF而言，CRF填写指南应作为CRF的一部分或一个单独的文档打印出来。对EDC（electronic data capture）系统而言，填写指南也可能是针对表单的说明、在线帮助、系统提示以及针对录入数据产生的对话框。

保证临床试验中心在入选受试者之前获得CRF及其填写指南，并对临床试验中心相关工作人员进行方案、CRF填写和数据提交流程的培训，该过程需存档记录。

通常情况下CRF包含以下的一些内容。

1.封面　显示临床试验名称、受试者、研究者等的基本信息，便于快速查找。其内容包括病例报告表题目、受试者姓名缩写、受试者编号、临床试验负责单位、临床试验单位编号、研究者。其中页眉包括：临床试验批准文号（限于新药研究）、临床试验单位编号、受试者编号、填写日期等。页脚包括：打印日期号、版本号等。

2.填表注意事项　需要提供CRF填写的总体原则，指导研究者正确填写CRF。其内容包括填写时用的“笔”、填错时的修改原则等。

3.临床试验流程　在临床试验中，每一个关键时间点上研究者所应该进行的工作，以确保研究进程正确，防止遗漏。往往是以列表方式列出临床试验的研究流程及试验项目。比如，治疗前的信息、治疗过程中观察的项目、治疗结束后随访观察的项目。

4.纳入/排除标准 方案中所规定的入选、排除标准必须在CRF中清晰描述，以确保每个入选受试者都是符合方案要求的。

5.人口学特征 受试者的基本信息，包括受试者姓名缩写、性别、年龄、民族、职业等。

6.确定受试对象的项目 包括疾病的诊断标准、中医病名的诊断及中医证候辨证、病史，病程、病情等。这些信息决定了受试者纳入研究的合格性。

7.疗效/安全性观测项目 临床症状、体征、实验室检测指标、临床疗效评定标准的观测项目。

8.受试者纳入研究前的用药或治疗情况 包括所用的药物名称（或治疗手段）、测量、用药时间，以及停止用药至纳入研究时的时间等。

9.与干预和对照相关的不良事件/严重不良事件的观测项目 包括不良事件/严重不良事件的症状、体征以及实验室检查，因果关系判断，出现的时间、频率、严重程度，是否停用试验药物，是否采取处理措施以及处理结果等。

10.中止试验情况 破盲记录需要记录患者中止试验/治疗的时间，原因如出现严重的不良事件，对于实施盲法的试验需要及时揭盲，即了解患者真正使用的干预措施是什么。

11.受试者在治疗过程中的合并用药情况（必须列出试验中合并使用的药物，包括所用的药物名称、剂量、用药起止时间等）。

12.试验结束时的详细记录 临床试验依从性的记录项目、受试者中途退出临床试验的记录项目（包括中途退出的日期和原因等）。

13.记录生命体征、实验室检查报告单、化验单等数据。

14.临床试验PI的签名。

15.临床试验监查员的签名。

16. CRF填表人的签名及填写日期（确认CRF填写的完整性）。

第三节　病例报告表的填写与修改

（一）病例报告表的填写

在临床试验前应预先制订填写CRF的标准操作规程。临床研究者（或授权的CRC）必须根据原始资料信息准确、及时、完整、规范地填写CRF。研究者应确保将任何观测结果和发现准确而完整地记录在病例报告表上，记录者应在表上签名并加注日期。

研究者应确保将在临床研究中观察和注意到的情况及时、准确、完整地填写到病例报告表中。填写CRF时应注意下列问题。

（1）及时、准确地填写。

（2）字迹清楚，易于辨认。

（3）填写的数据可以溯源，能够得到原始数据的支持，并与之保持一致。

（4）一般要求用黑色或蓝色签字笔或圆珠笔填写。填写时可使用复写纸或无碳复写，这样可得到多份试验数据记录，这是一种有用的安全防范措施。在填完每一受试者的情况后或者在临床试验结束后，将一份送交申办者，一份由研究者保存。

（5）填写时避免疑问数据的产生；应填写所有项目，不留任何空白。

（6）要记录试验值和参考值范围，或附件说明。

（7）对于需要收集实验室数据的临床试验，研究者应解释病例报告表上异常结果的临床意义。

（二）病例报告表的修改

数据的修改必须遵照修改的SOP，CRF的修改必须以不覆盖记录的方式进行，不能使用涂改液，也不能将原文字或数据全部涂黑，只能在要更正的有误的数据上划线并插入更正数据。在改正的旁边，研究者要签名并签署日期。对于eCRF，错误的数据在数据清理过程中会被纠正，但必须通过质疑、答复的方式完成，即使是在电话会议中认可的数据更改。系统需保存质疑、修改过程的完整记录。

第八章　日记卡

受试者日记卡是指在临床研究、疾病治疗过程中，交给受试者，由受试者直接记录服药情况和病程变化，用以评估受试者情况（例如症状严重程度、生活质量等）或评价治疗效果及依从性的工具，包括纸质版和电子版两种形式。在临床研究中，使用受试者日记卡可提高受试者的服药依从性；另外，使用受试者日记卡有助于减少受试者回忆偏倚，提高临床试验数据的时效性、可溯源性和完整性，是临床试验质量的一个重要参考指标。

第一节　受试者日记卡内容

受试日记卡的制定一般需要根据项目需要增加或删减信息，如本次访视日期，预计下次访视日期，受试者随机号，本周期药物随机号等。其内容一般包括（但不限于以下）如下内容。

1. 基本信息　项目号、受试者筛选号、访视周期、文件版本号。

2. 研究者使用说明。

3. 受试者使用说明。

4. 研究者联系方式。

5. 服药日记正文。

6. 合并用药。

7. 不良事件。

8. 其它。

第二节　受试者日记卡的填写

受试者日记卡是临床试验数据非常重要的来源。临床试验中最重要的就是要有记录，“没有记录，就没有发生”，受试者日记卡就是我们与受试者之间的沟通桥梁。作为临床试验中的原始数据，受试者日记卡也是试验数据的重要来源。对于日记卡的填写、记录，一定要确保填写、记录的相关信息真实、准确、及时。但在日常的操作中，日记卡常常出现以下问题。

1. 重复或回顾性记录。

2. 修改后未签名。

3. 研究者未审阅受试者日记卡或审阅不充分（例如，研究者未在签字处签字，未对记录中的异常值作出临床判定等）。

4. 记录不完整或填写错误。

5. 受试者日记卡与其他原始记录（例如，CRF）不一致，常见药物数量记录不一致，未记录合并用药等。

6. 受试者日记卡中的笔迹与其他资料中的受试者笔迹不一致，非受试者本人记录。

为避免以上问题的出现，下述建议可供参考。

1. 增加受试者日记卡“说明”　将需要和受试者强调的内容整理，编辑成文档并打印出来，方便使用。例如，日记卡的填写需要特别注意哪些方面；服药期间如果同时服用其他药物，需要记录药物信息；新增的药物服用前，需与研究者联系确认是否可以服用该药物；如发生紧急住院情况需与谁联系；下次检查的日期及检查内容；下次返院需要携带哪些资料（可列出清单）等。

大家可参考以上列举的项目，根据平时的工作情况进行调整。给受试者提供相关的操作指南，也是与受试者的一次良好沟通，受试者此后遇到问题可能更愿意主动与你联系，为后续的工作省去很多麻烦。

2. 充分利用备注栏及空白处　在备注栏中记录当日出现的不适症状，供研究者查看时了解发生的情况及时间，作出临床判断；在空白处记录本周期的药物回收、少服、多服等情况。

3. 禁止伴随用药清单　受试者存在在告知清楚后仍服用禁忌药物的可能。为尽量避免此种情况的发生，可将禁止服用的药物以伴随用药清单的形式提供给受试者，告知服用的风险，并提醒受试者紧急就医时需提供给当地的医生。

第九章　知情同意及知情同意书的设计

知情同意（informed consent，IC）实际上包括两个不可或缺的方面或步骤：其一是知情，即让受试者知晓和明了与临床试验有关的必要信息；其二是同意，即受试者自愿书面确认其同意参加该项临床试验的过程。知情同意的四个基本要素是完全告知、充分理解、完全自愿、书面签署。

第一节　知情同意书的撰写

（一）设计依据

根据《赫尔辛基宣言》、国际医学科学组织委员会的《人体生物医学研究国际伦理指南》，国家药品监督管理局《药物临床试验质量管理规范》（2020年）以及临床试验方案进行设计。

（二）设计原则

符合“完全告知”的原则。采用受试者能够理解的文字和语言，使受试者能够“充分理解”，“自主选择”。知情同意书不应包含要求或暗示受试者放弃他们获得赔偿权利的文字，或必须举证研究者的疏忽或技术缺陷才能索取免费医疗或赔偿的说明。

（三）知情同意书格式

页眉和页脚：页眉左侧为试验项目名称，右侧为知情同意书版本日期；页脚为当前页码和总页码。知情同意书分“知情同意”与“签署”两部分，前者为“知情告知”（必要时还应设计帮助受试者理解研究目的、程序、风险与受益的视听资料），后者为“同意签字”。知情同意书一式两份，受试者保存其副本。

（四）“知情告知”的内容

（1）试验的研究性质的声明以及对试验目的的解释。

（2）试验的内容与方法，包括试验的步骤、所需的时间期限、检查项目和频度、留取血标本的总量等。

（3）预期的受益和风险。预测参加试验对缓解或治愈原有疾病的可能性、可能出现的不良反应及其程度。使受试者事先可以权衡参加试验的利弊，做好充分的思想准备。当不存在对受试者预期的受益时，也应当使其知晓这一点。

（4）受试者的义务和不便。使受试者知晓本次试验本人需付出什么、做什么饮食配合、有什么合并用药的限制、有何禁忌（抽烟、节育、高空作业、开车等）等，以便受试者有充分的心理准备并给予配合。

（5）告知受试者可能被分配到试验的不同组别。随机对照试验时受试者可能被分配到对照组，因此还需告诉其对照组潜在的受益和风险。

（6）目前此种疾病的其他诊治方法及每种方法可能的受益和风险，以便受试者更好地做出选择。

（7）告知受试者参加试验是自愿的，受试者可以拒绝参加或在试验的任何阶段随时退出试验而不会遭到歧视或报复，其医疗待遇与权益不受影响。

（8）受试者个人资料的保密原则。要告知受试者参加试验及在试验中的个人资料均属保密内容，有关识别受试者的记录应保密。如公开发表试验结果，也会对受试者的身份保密。但是伦理委员会、药品监督管理部门或申办者在工作需要时，按规定可以查阅参加试验的受试者资料。

（9）试验费用、补偿和保险。要告诉受试者临床试验中所接受的试验药物或对照药品是由申办者免费提供的；因临床试验的需要而增加的检验或检查费用也是免费的；如发生与试验相关的损害时，受试者可能获得的治疗和（或）适当的保险赔付或经济补偿；如受试者为健康人时，要告知预计支付给受试者的费用。

（10）必要时研究者可以终止受试者的试验而不必得到受试者的同意。例如在受试者不能遵守试验方案的要求、受试者受到伤害或受试者的健康状态已不适于继续参加试验或试验提前中止时。

（11）试验期间，受试者可随时了解与其有关的信息资料。如果出现可能影响受试者参加试验意愿的信息，受试者或其法定代表人将会及时得到通知，并告知受试者进一步了解有关试验和受试者权益的信息及发生试验相关伤害时的联系人等。

（12）临床试验名称。

（13）受试者信息，包括临床试验中心名称或编号、受试者编码、受试者姓名。

（14）受试者声明条款。

（15）在受试者发生问题，或需要咨询有关问题时的负责医生的姓名和联系电话。

（16）受试者签字及日期的位置。

（17）研究者签字及日期的位置。

（18）需要时，见证人签字及日期的位置。

（19）伦理委员会的联系人员与联系方式。

此外，知情同意书应当是一份完整的文件，既包括告知受试者的全部信息，也包括受试者自愿参加试验的声明和双方的签署部分。

第二节　知情过程及知情同意书的签署

（一）知情同意过程

知情同意书及其说明过程应采用受试者或其法定代表人能够理解的语言和文字。一般采用受试者的母语，以通俗易懂的文字书写，要尽量避免使用专业术语。研究者应当对受试者不明白的内容或提出的任何与试验有关的问题，给予详尽而清楚的解释。对无能力表达意愿的受试者，应向其代理人提供上述介绍与说明。

知情同意的过程应当在安静和单独的环境下进行，避免受试者受到压力。在受试者认真阅读了知情同意书的内容并就任何有关的问题向研究者咨询并获得满意的说明之后，应当给受试者足够的时间以便使其考虑是否愿意参加试验。无论研究者本人还是试验有关人员均不能胁迫或不正当地影响受试者做出是否参加试验的决定。

（二）知情同意书的签署

在候选的受试者充分阅读并理解知情同意书的内容后，如果其同意参与该临床试验项目，由受试者或其代理人在知情同意书上签字并注明日期。执行知情同意过程的研究者也需在知情同意书上签名并注明日期。

在受试者或其代理人均无阅读能力时，则在整个知情过程中应有一名见证人在场，经过详细解释知情同意书后，受试者或其代理人口头同意，并由见证人签名和注明日期。

（1）儿童作为受试者，必须征得其法定监护人的知情同意并签署知情同意书，当儿童能做出同意参加研究的决定时，还必须征得其本人同意。

（2）对无行为能力的受试者，如果伦理委员会原则上同意、研究者认为受试者参加试验符合其本身利益时，例如对一些患了不治之症的病危病人，如果参与了新药试验，存在获得缓解疾病或延长生存期的可能时，则这些病人也可以进入试验，同时应由其法定监护人签名并注明日期。

应当在知情同意书（一式两份）签署后，向每一受试者提供一份双方都签过字的知情同意书副本。

在紧急情况下，无法取得本人及其代表人的知情同意书，如缺乏已被证实有效的治疗方法，而试验药物有望挽救生命，恢复健康，或减轻病痛，可考虑作为受试者，但需要在试验方案和有关文件中清楚说明接受这些受试者的方法，并事先取得伦理委员会同意。

如发现涉及试验药物的重要新资料则必须将知情同意书作书面修改送伦理委员会批准后，再次取得受试者同意。

第三节　知情过程中需要注意的问题

知情同意书中不能出现使受试者放弃合法权益的语言，也不允许含有为申办者或研究者开脱过失责任的语言。知情同意书及有关试验说明资料在交给受试者之前，必须经伦理委员会批准。修订后的知情同意书须经伦理委员会的重新批准。研究者应当将所有受试者的知情同意书作为试验资料存档，保存至GCP要求的期限。

知情过程常存在的问题包括如下几个。

（1）没有严格执行知情同意过程，有的研究课题中保存的知情同意书的件数少于入选受试者例数，难以证明所有的受试者都签署了知情同意书。

（2）知情告知不充分，有的知情同意书过于简单，语言叙述笼统含糊，没有包括应当告知的必要内容。

（3）知情同意书着重描述参加试验的益处，但对试验的风险强调不够，描述试验药物时使用了过分乐观的词语，甚至使用了一些不科学或有原则性错误的语言。

（4）对受试者的权益叙述不够。

（5）知情同意书格式不规范，项目不全。

（6）个别试验项目保存的多份知情同意书均由医生、护士模仿受试者笔迹代签及未见代签理由。

（7）对受试者进行知情同意的研究医生没有被授权。

（8）知情同意书的副本没有给受试者。

第十章 研究者手册

第一节 研究者手册主要作用

《药物临床试验质量管理规范》(2020年)中描述申办方提供的研究者手册是关于试验药物的药学、非临床和临床资料的汇编，其内容包括试验药物的化学、药学、毒理学、药理学和临床的资料和数据。

研究者手册目的是帮助研究者和参与试验的其他人员更好地理解和遵守试验方案，帮助研究者理解试验方案中诸多关键的基本要素，包括临床试验的给药剂量、给药次数、给药间隔时间、给药方式等，主要、次要疗效和安全性的观测和监测。

研究者手册主要作用如下。

1.给研究负责人提供所有有关被试药物的信息及研究结果。

2.作为受试药物已获得正式核准的标志。

3.包括所有最新的对受试药物所作研究的总结，这可用于新药临床试验或药物上市许可证的申请。

第二节 研究者手册的一般考虑

《药物临床试验质量管理规范》(2020年)提出，已上市药品实施临床试验，研究者已充分了解其药理学等相关知识时，可以简化研究者手册。可应用药品说明书等形式替代研究者手册的部分内容，只需要向研究者提供临床试验相关的、重要的以及试验药物最近的、综合性的、详细的信息。

申办者应当制定研究者手册修订的书面程序。在临床试验期间至少1年审阅研究者手册一次。申办者根据临床试验的研发步骤和临床试验过程中获得的相关药物安全性和有效性的新信息更新研究者手册，在其更新之前，应当先告知研究者，必要时与伦理委员会、药品监督管理部门沟通。申办者负责更新研究者手册并及时送达研究者，研究者负责将更新的手册递交伦理委员会。

当有新的重要信息时，申请人应及时更新研究者手册，使其包括对研究药物的所有重要研究信息的总结。

第三节 研究者手册的内容

研究者手册应包括如下内容。

1.封面页 包括药物名称，注册申请人名称，完稿或更新日期以及版本号。

2.目录 列出所有的一级标题、二级标题以及相应的页码。

3.保密声明。

4.概述 介绍药物种类，拟定适应证及药理特征。

5.新药名称与理化性质 简要说明药物的名称、化学名(如有)、分子量、分子式、结构式(如有)、理化特性、剂型、根据已有的稳定性数据拟定的临时效期、保存条件、使用注意事项等。

6.非临床研究结果

（1）药理作用　应包括已完成的用于提示药效的非临床试验结果。

（2）毒理研究　分项列出安全药理学试验、单次给药毒性试验、重复给药毒性试验、遗传毒性试验、生殖毒性试验、致癌试验以及其他毒性试验。如果有些研究还没有进行或不需要进行，需要说明理由和依据。

（3）非临床药代动力学研究　应包括药物的吸收、分布、代谢及排泄（ADME）。如果有些研究还没有进行或不需要进行，需要说明理由和依据。

7.已有临床研究或使用资料（如有） 应包括国内或国外现有的所有临床试验信息及文献资料。

（1）人体药物代谢动力学。

（2）有效性。

（3）安全性。

（4）上市情况。

8. 数据概要和研究者指南　应当对非临床和临床数据进行全面分析讨论，就各种来源的有关试验药物不同方面的信息进行概述，帮助研究者预见到药物不良反应或者临床试验中的其他问题。

9.研究者手册应当让研究者清楚的理解临床试验可能的风险和不良反应，以及可能需要的特殊检查、观察项目和防范措施；这种理解是基于从研究者手册获得的关于试验药物的物理、化学、药学、药理、毒理和临床资料。根据前期人体应用的经验和试验药物的药理学，也应当向研究者提供可能的过量服药和药物不良反应的识别和处理措施的指导。

10.中药民族药研究者手册的内容参考以上要求制定。还应当注明组方理论依据、筛选信息、配伍、功能、主治、已有的人用药经验、药材基原和产地等；来源于古代经典名方的中药复方制剂，注明其出处；相关药材及处方等资料。

第十一章　生物样本管理与分析

第一节　临床试验机构的生物样本管理流程

（一）生物样本的处理

1. 生物样本的接收　生物样本采集完成后，由生物样本采集者/核对者及时将样本递交至生物样本处理室，实验室人员对生物样本的编码及数量进行核对和接收，样本采集者或核对者与接收人员在交接记录本上记录时间并签名。

2. 生物样本的离心　实验室人员离心前需按照临床试验方案的要求对离心机的离心条件进行设置，放置离心样品时，注意要轻拿轻放，防止样本溅入其他采集管中。

3. 生物样本的分装　离心结束后，应尽快取出标本，进行分装，此过程需要两人核对并签字，确保标本的编码与分离后试管的编码相对应。根据方案的要求，确定分装的样本量。核对内容包括周期（或剂量组）、受试者编号及时间点等[13-14]。

特殊生物样本的处理根据试验方案要求有所不同，如：①试验过程中需采取避光操作；②生物样本中需额外增加使其稳定的溶液；③生物样本从采集到储存过程中需要采取冰浴措施。

（二）生物样本的保存

分装结束后，样本需立即保存在临床试验方案规定的–20℃冰箱或–80℃冰箱里。检测样本和备份样本需保存在不同的冰箱中，防止其中一个冰箱出现故障。样本采集、离心时间到样本存放时间均应严格按照方案要求进行。实验室研究人员需记录整个分装和保存过程，包括离心机编号、离心开始及结束时间、分装开始及结束时间、放置到冰箱的时间、冰箱开始使用和结束时间、操作者以及核对者签字。

（三）生物样本的转运

生物样本的转运需要符合试验方案和相关SOP的要求，包括运输条件、转运注意事项、完整性和活性受到影响的应急预案及处理措施等。

（1）研究开始前，审查试验方案、实验室或申办方提供的书面说明中关于生物样本运输的要求。

（2）提前计划样本运输到达分析实验室的时间，避免在非工作日时间抵达实验室。

（3）对于检测样本及备份样本均要送至分析实验室的情况，备份样本需在检测样接收确认后运送。

（4）记录所有样本运输的详细内容并随样本运输。

（5）从冰箱中拿出需要运送的样本，需要按照受试者随机号或者时间点顺序分点。

（6）运输容器的外包装应贴有接收地址或其他相关联系信息（例如申办方或分析实验室）。运输人员应通知接收部门并确认对方是否收到。由接收部门核对样本数量。

（7）样本运输过程中的温度记录需保存。

（8）储存在分析中心的样本，快要到期后，样本协调员或指定人员应联系申办方。

（9）分析中心工作人员联系申办方。如果联系不到申办方，则邮件发送样本处置授权表联系申办方，同时将接收信件的复印件保存在项目文件中。如果30天内申办方没有回复，或者由于地址不明信件被返回，则认为申办方已“失访”，样本即可销毁。

第二节　分析检测单位的质量管理体系

为申请药品注册而进行的药物非临床安全性评价研究及相关活动、以注册为目的的其他药物临床前相关研究活动应当遵守2017年的《药物非临床研究质量管理规范》，此规范对生物样本管理人员、设施、仪器设备和实验材料、操作规程、质量保证等方面做出详细的规定。

（一）组织机构和人员管理

分析测试单位应配有足够的工作人员，各个部门的工作人员应当满足相应岗位的要求，明确其工作职责和分工。任何员工在未接受足够的培训以胜任其工作之前不应被分配从事任何工作。

1.根据《药物非临床研究质量管理规范》（2017年）规定，研究机构的工作人员至少应当符合下列要求。

（1）接受过与其工作相关的教育或者专业培训，具备所承担工作需要的知识、工作经验和业务能力。

（2）掌握本规范中与其工作相关的要求，并严格执行。

（3）严格执行与所承担工作有关的标准操作规程，对研究中发生的偏离标准操作规程的情况应当及时记录并向专题负责人或者主要研究者书面报告。

（4）严格执行试验方案的要求，及时、准确、清楚地记录原始数据，并对原始数据的质量负责，对研究中发生的偏离试验方案的情况应当及时记录并向专题负责人或者主要研究者书面报告。

（5）根据工作岗位的需要采取必要的防护措施，最大限度地降低工作人员的安全风险，同时确保受试物、对照品和实验系统不受化学性、生物性或者放射性污染。

（6）定期进行体检，出现健康问题时，为确保研究的质量，应当避免参与可能影响研究的工作。

2.机构负责人全面负责本研究机构的运行管理，至少应当履行以下职责。

（1）确保研究机构的运行管理符合本规范的要求。

（2）确保研究机构具有足够数量、具备资质的人员，以及符合本规范要求的设施、仪器设备及材料，以保证研究项目及时、正常地运行。

（3）确保建立工作人员的教育背景、工作经历、培训情况、岗位描述等资料，并归档保存、及时更新。

（4）确保工作人员清楚地理解自己的职责及所承担的工作内容，如有必要应当提供与这些工作相关的培训。

（5）确保建立适当的、符合技术要求的标准操作规程，并确保工作人员严格遵守标准操作规程，所有新建和修改后的标准操作规程需经机构负责人签字批准方可生效，其原始文件作为档案进行保存。

（6）确保在研究机构内制定质量保证计划，由独立的质量保证人员执行，并确保其按照本规范的要求履行质量保证职责。

（7）确保制定主计划表并及时进行更新，确保定期对主计划表归档保存，主计划表应当至少包括研究名称或者代号、受试物名称或者代号、实验系统、研究类型、研究开始时间、研究状态、专题负责人姓名、委托方，涉及多场所研究时，还应当包括分研究场所及主要研究者的信息，以便掌握研究机构内所有非临床安全性评价研究工作的进展及资源分配情况。

（8）确保在研究开始前为每个试验指定一名具有适当资质、经验和培训经历的专题负责人，专题负责人的更换应当按照规定的程序进行并予以记录。

（9）作为分研究场所的机构负责人，在多场所研究的情况下，应当指定一名具有适当资质、经验和培训经历的主要研究者负责相应的试验工作，主要研究者的更换应当按照规定的程序进行并予以记录。

（10）确保质量保证部门的报告被及时处理，并采取必要的纠正、预防措施。

（11）确保受试物、对照品具备必要的质量特性信息，并指定专人负责受试物、对照品的管理。

（12）指定专人负责档案的管理。

（13）确保计算机化系统适用于其使用目的，并且按照本规范的要求进行验证、使用和维护。

（14）确保研究机构根据研究需要参加必要的检测实验室能力验证和比对活动。

（15）与委托方签订书面合同，明确各方职责。

（16）在多场所研究中，分研究场所的机构负责人，应履行以上所述除第（八）项要求之外的所有责任。

（二）实验设施管理

分析测试单位应当根据所从事的非临床安全性评价研究的需要建立相应的设施，并确保设施的环境条件满足工作的需要。各种设施应当布局合理、运转正常，并具有必要的功能划分和区隔，有效地避免可能对研究造成的干扰。

1.与受试物和对照品相关的设施应当符合以下要求。

（1）具备受试物和对照品的接收、保管、配制及配制后制剂保管的独立房间或者区域，并采取必要的隔离措施，以避免受试物和对照品发生交叉污染或者相互混淆，相关的设施应当满足不同受试物、对照品对于贮藏温度、湿度、光照等环境条件的要求，以确保受试物和对照品在有效期内保持稳定。

（2）受试物和对照品及其制剂的保管区域与实验系统所在的区域应当有效地隔离，以防止其对研究产生不利的影响。

（3）受试物和对照品及其制剂的保管区域应当有必要的安全措施，以确保受试物和对照品及其制剂在贮藏保管期间的安全。

2.档案保管的设施应当符合以下要求。

（1）防止未经授权批准的人员接触档案。

（2）计算机化的档案设施具备阻止未经授权访问和病毒防护等安全措施。

（3）根据档案贮藏条件的需要配备必要的设备，有效地控制火、水、虫、鼠、电力中断等危害因素。

（4）对于有特定环境条件调控要求的档案保管设施，进行充分的监测。

（5）研究机构应当具备收集和处置实验废弃物的设施，按照《医疗废物管理条例》和《医疗卫生机构医疗废物管理办法》的相关规定处理医疗废物。参照《实验室生物安全通用要求》处理过期的化学试剂、含化学试剂的废物；对不在研究机构内处置的废弃物，应当具备暂存或者转运的条件。

（三）仪器设备和实验材料管理

分析测试单位应当根据研究工作的需要配备相应的仪器设备，其性能应当满足使用目的，放置地点合理，并定期进行清洁、保养、测试、校准、确认或者验证等，以确保其性能符合要求。

用于数据采集、传输、储存、处理、归档等的计算机化系统（或者包含有计算机系统的设备）应当进行验证。计算机化系统所产生的电子数据应当有保存完整的稽查轨迹和电子签名，以确保数据的完整性和有效性。

对于仪器设备，应当有标准操作规程详细说明各仪器设备的使用与管理要求，对仪器设备的使用、清洁、保养、测试、校准、确认或者验证以及维修等应当予以详细记录并归档保存。

受试物和对照品的使用和管理应当符合下列要求。

（1）受试物和对照品应当有专人保管，有完善的接收、登记和分发的手续，每一批的受试物和对照品的批号、稳定性、含量或者浓度、纯度及其他理化性质应当有记录，对照品为市售商品时，可使用其标签或者说明书内容。

（2）受试物和对照品的贮存保管条件应当符合其特定的要求，贮存的容器在保管、分发、使用时应当有标签，标明品名、缩写名、代号或者化学文摘登记号（CAS）、批号、浓度或者含量、有效期和贮存条件等信息。

（3）受试物和对照品在分发过程中应当避免污染或者变质，并记录分发、归还的日期和数量。

（4）当受试物和对照品需要与溶媒混合时，应当进行稳定性分析，确保受试物和对照品制剂处于稳定状态，并定期测定混合物制剂中受试物和对照品的浓度、均一性。

（5）试验持续时间超过四周的研究，所使用的每一个批号的受试物和对照品均应当留取足够的样本，以备重新分析的需要，并在研究完成后作为档案予以归档保存。

（6）实验室的试剂和溶液等均应当贴有标签，标明品名、浓度、贮存条件、配制日期及有效期等。研究中不得使用变质或者过期的试剂和溶液。

（四）分析检测单位的生物样本管理流程

1.生物样本的运输 一般采用冷链运输将研究机构采集到的生物样品运送至分析检测单位。运输过程应具有实时温度监控监测转运过程中样本的保存条件，以确保样本在运输过程中仍在要求的温度条件下保存。

2.生物样本的接收 生物样本接收时应具有运输单、温度监控记录、样本标识、状态、数量、转运方式和条件、到达日期等信息的文件。

3.生物样本的保存 接收后的生物样本保存应符合方案规定的条件；确保保存样本的设施设备在方案可接受的参数范围内运作；参数偏离可接受范围时，如超温，应及时采取应急措施，并保存监测和采取应急措施的记录。样本的保存时限以样本长期冻存稳定性的时间为限。

4.生物样本的领用、归还 当需要领取生物样本进行分析时，需要先向样本管理员提出申请，确认样本的数量和标识；生物样本处理分析后，归还剩余样本时亦需要样本管理员和样本归还人进行确认，确保每个领取样本均有记录。

5.生物样本的销毁 生物分析实验结束后，按照《医疗废物管理条例》和《医疗卫生机构医疗废物管理办法》的相关规定和内部SOP要求处理剩余样本。在处理剩余样本前需要与申办者、研究机构和CRO沟通无异议后再进行处理。

第三节　生物样本分析流程

临床试验中生物样品分析分为三个阶段，即方法开发、方法验证和样本分析。每个阶段都有各自的目的、技术要求和评判标准，但临床试验的每个环节也都紧密相连；方法开发的最终目的是得到一个高质量的分析方法，以便能够准确地测定人体内药物的浓度。方法验证是通过各种验证项目来确证已开发的分析方法能够应用到真实的生物样品检测中，验证项目至少包含法规规定的项目，同时应根据实际操作的需求添加额外的验证。样本分析则应该严格在已验证的方法条件下进行生物样品检测，除了要遵循法规基本要求之外，更要根据药物性质进行科学的判断，以确保检测结果的规范、科学和准确性[15]。

（一）方法开发

在生物分析方法开发之前，申请人应充分了解目标待测物（例如确定药物的物理化学性质、体外和体内代谢以及蛋白结合），并考虑可能适用的先前分析方法的各个方面。

1.空白基质 空白基质最好选择与真实样本采集环境一样的空白基质，采集环境包括全血采集的方式（注射器还是负压管采集）、血浆的离心条件（离心力、离心温度和离心时间等）、抗凝剂的种类、稳定剂和存储条件、冻融次数等。如果选用进口血浆（外国人血浆），须注意后续通过实验进行比对（至少应包括基质效应和选择性）。空白基质的来源应该清晰可溯源，并符合国家相关法规的规定。应在此阶段评估并储备足够的空白基质，最好能整个实验（方法开发、方法验证和样本分析）使用同一批的空白基质。

2.标准品和内标品　标准品和内标品最好选择国家药监局中检院提供的或有药物分析说明书（COA）的标准物质。如有些标准品（代谢物）需要委托第三方合成，应至少提供检测报告。标准品存放应严格按照COA上的条件，运输须根据药物具体物理化学性质进行。应用同位素内标需进行同位素干扰实验。

3.方法开发初步确认　在初步确定分析方法后，应在方法学开发阶段做一些探索性的验证。验证包括有意地微小改变其流动相比例或组成、更换另一同型号不同批次的色谱柱、更换耗材和改变前处理顺序等，以便评估方法的耐用性。应在此阶段尽量明确样本采集、运输、存储和处理中的不稳定因素，如光照、温度和容器等。也应在此阶段，对将要参加实验的人员进行培训和演练，使其充分了解方法。

（二）方法验证

准确测定生物基质（如全血、血清、血浆、尿）中的药物浓度，对于药物和制剂研发非常重要。这些数据可被用于支持药品的安全性和有效性，或根据毒动学、药动学和生物等效性试验的结果做出关键性决定。因此，必须完整地验证和记录应用的生物分析方法，以获得可靠的结果。

1.分析方法的完整验证　一个生物分析方法的主要特征包括：选择性、定量下限、响应函数和校正范围（标准曲线性能）、准确度、精密度、基质效应、分析物在生物基质以及溶液中储存和处理全过程中的稳定性。

（1）选择性　该分析方法应该能够区分目标分析物和内标与基质的内源性组分或样品中其他组分。应该使用至少6个受试者的适宜的空白基质来证明选择性，它们被分别分析并评价干扰。当干扰组分的响应低于分析物定量下限响应的20%，并低于内标响应的5%时，通常即可以接受。

（2）残留　应该在方法建立中考察残留并使之最小。应通过在注射高浓度样品或校正标样后，注射空白样品来估计残留。高浓度样品之后在空白样品中的残留应不超过定量下限的20%，并且不超过内标的5%。如果残留不可避免，应考虑特殊措施。

（3）定量下限　定量下限是能够被可靠定量的样品中分析物的最低浓度，具有可接受的准确度和精密度。定量下限是标准曲线的最低点，应适用于预期的浓度和试验目的。

（4）标准曲线　应该在指定的浓度范围内评价仪器对分析物的响应，获得标准曲线。通过加入已知浓度的分析物（和内标）到空白基质中，制备各浓度的校正标样，其基质应该与目标试验样品基质相同。方法验证中研究的每种分析物和每一分析批，都应该有一条标准曲线。

在进行分析方法验证之前，最好应该了解预期的浓度范围。标准曲线范围应该尽量覆盖预期浓度范围，由定量下限和定量上限（校正标样的最高浓度）来决定。一般应该使用至少6个校正浓度水平，不包括空白样品（不含分析物和内标的处理过的基质样品）和零浓度样品（含内标的处理过的基质），对于非线性相关可能需要更多浓度点。每个校正标样可以被多次处理和分析。在方法验证中，至少应该评价3条标准曲线。

（5）准确度　分析方法的准确度描述该方法测得值与分析物标示浓度的接近程度，表示为：（测得值/真实值）×100%。应采用加入已知量分析物的样品来评估准确度，即质控样品。质控样品的配制应该与校正标样分开进行，使用另行配制的储备液。

应该根据标准曲线分析质控样品，将获得的浓度与标示浓度对比。准确度应报告为标示值的百分比。应通过单一分析批（批内准确度）和不同分析批（批间准确度）获得质控样品值来评价准确度。

（6）精密度　分析方法的精密度描述分析物重复测定的接近程度，定义为测量值的相对标准差（变异系数）。应使用与证明准确度相同分析批样品的结果，获得在同一批内和不同批间定量下限以及低、中、高浓度质控样品的精密度。

（7）稀释可靠性　样品稀释不应影响准确度和精密度。应该通过向基质中加入分析物至高于定量上限浓度，并用空白基质稀释该样品（每个稀释因子至少5个测定值），来证明稀释的可靠性。准确度和精密度应在±15%之内，稀释的可靠性应该覆盖试验样品所用的稀释倍数。可以通过部分方法验证来评价稀释可靠性。如果能够证明其他基质不影响精密度和准确度，也可以接受其使用。

（8）基质效应　采用质谱方法时，应该考察基质效应。使用至少6批来自不同供体的空白基质，不应使用合并的基质。如果基质难以获得，则使用少于6批基质，但应该说明理由。对于每批基质，应该通过计算基质存在下的峰面积（由空白基质提取后加入分析物和内标测得），与不含基质的相应峰面积（分析物和内标的纯溶液）比值，计算每一分析物和内标的基质因子。进一步通过分析物的基质因子除以内标的基质因子，计算经内标归一化的基质因子。从6批基质计算的内标归一化的基质因子的变异系数不得大于15%。该测定应分别在低浓度和高浓度下进行。如果不能适用上述方式，例如采用在线样品预处理的情况，则应该通过分析至少6批基质，分别加入高浓度和低浓度（定量下限浓度3倍以内以及接近定量上限），来获得批间响应的变异。其验证报告应包括分析物和内标的峰面积，以及每一样品的计算浓度。这些浓度计算值的总体变异系数不得大于15%。除正常基质外，还应关注其他样品的基质效应，例如溶血的或高血脂的血浆样品等。

（9）稳定性　必须在分析方法的每一步骤确保稳定性，用于检查稳定性的条件，例如样品基质、抗凝剂、容器材料、储存和分析条件，都应该与实际试验样品的条件相似。稳定性检查应考察不同储存条件，时间尺度应不小于试验样品储存的时间。通常应该进行下列稳定性考察：①分析物和内标的储备液和工作溶液的稳定性；②从冰箱储存条件到室温或样品处理温度，基质中分析物的冷冻和融化稳定性；③基质中分析物在冰箱储存的长期稳定性；

此外，如果适用，也应该进行下列考察：①处理过的样品在室温下或在试验过程储存条件下的稳定性；②处理过的样品在自动进样器温度下的稳定性。

在多个分析物试验中，特别是对于生物等效性试验，应该关注每个分析物在含所有分析物基质中的稳定性。应特别关注受试者采血时，以及在储存前预处理的基质中分析物的稳定性，以确保由分析方法获得的浓度反映受试者采样时刻的分析物浓度。可能需要根据分析物的结构，按具体情况证明其稳定性。

2.部分验证　在对已被验证的分析方法进行小幅改变情况下，根据改变的实质内容，可能需要部分方法验证。可能的改变包括：生物分析方法转移到另一个实验室，改变仪器、校正浓度范围、样品体积，其他基质或物种，改变抗凝剂、样品处理步骤、储存条件等。应报告所有的改变，并对重新验证或部分验证的范围说明理由。

3.交叉验证　应用不同方法从一项或多项试验获得数据，或者应用同一方法从不同试验地点获得数据时，需要互相比较这些数据时，需要进行分析方法的交叉验证。如果可能，应在试验样品被分析之前进行交叉验证，同一系列质控样品或试验样品应被两种分析方法测定。对于质控样品，不同方法获得的平均准确度应在±15%范围内，如果放宽，应该说明理由。对于试验样品，至少67%样品测得的两组数值差异应在两者均值的±20%范围内。

（三）试验样品分析

在分析方法验证后，可以进行试验样品或受试者样品分析。需要在试验样品分析开始前证实生物分析方法的效能。应根据已验证的分析方法处理试验样品以及质控样品和校正标样，以保证分析批被接受。

1.分析批　一个分析批包括空白样品和零浓度样品，包括至少6个浓度水平的校正标样，至少3个浓度水平质控样品（低、中、高浓度双重样品，或至少试验样品总数的5%，两者中取数目更多者），以及被分析的试验样品。所有样品（校正标样、质控和试验样品）应按照它们将被分析的顺序，在同一样品批中被处理和提取。一个分析批包括的样品在同一时间处理，即没有时间间隔，由同一分析者相继处理，使用相同的试剂，保持一致的条件。质控样品应该分散到整个批中，以此保证整个分析批的准确度和精密度。

对于生物等效性试验，建议一名受试者的全部样品在同一分析批中分析，以减少结果的变异。

2. 分析批的接受标准　应在分析试验计划或标准操作规程中，规定接受或拒绝一个分析批的标准。在整个分析批包含多个部分批次的情况，应该针对整个分析批，也应该针对分析批中每一部分批次样品定义接受标准。

3. 校正范围　如果在试验样品分析开始前，已知或预期试验样品中的分析物浓度范围窄，则推荐缩窄标准曲线范围，调整质控样品浓度，或者适当加入质控样品新的浓度，以充分反映试验样品的浓度。

4. 试验样品的重新分析和报告值选择　应该在试验计划或标准操作规程中预先确定重新分析试验样品的理由以及选择报告值的标准。在试验报告中应该提供重新分析的样品数目以及占样品总数的比例。重新分析试验样品可能基于下列理由。

（1）由于校正标样或质控样品的准确度或精密度不符合接受标准，导致一个分析批被拒绝。

（2）内标的响应与校正标样和质控样品的内标响应差异显著。

（3）进样不当或仪器功能异常。

（4）测得的浓度高于定量上限，或低于该分析批的定量下限，且该批的最低浓度标样从标准曲线中被拒绝，导致比其他分析批的定量下限高。

（5）在给药前样品或安慰剂样品中测得可定量的分析物。

（6）色谱不佳。

对于生物等效性试验，通常不能接受由于药动学理由重新分析试验样品。

在由于给药前样品阳性结果或者由于药动学原因进行重新分析的情况下，应该提供重新分析样品的身份、初始值、重新分析的理由、重新分析获得值、最终接受值以及接受理由。在仪器故障的情况下，如果已经在方法验证时证明了重新进样的重现性和进样器内稳定性，则可以将已经处理的样品重新进样。但对于拒绝的分析批，则需要重新处理样品。

5. 色谱积分　应在标准操作规程中描述色谱的积分以及重新积分。任何对该标准操作规程的偏离都应在分析报告中讨论。实验室应该记录色谱积分参数，在重新积分的情况下，记录原始和最终的积分数据，并在要求时提交。

6. 用于评价方法重现性的试验样品再分析　在方法验证中使用校正标样和质控样品可能无法模拟实际试验样品。因此，推荐通过在不同天后，在另外一个分析批中重新分析试验样品，来评价实际样品测定的准确度。检验的范围由分析物和试验样品决定，并应该基于对分析方法和分析物的深入理解。

第十二章　临床试验数据管理与统计分析

第一节　数据管理概况

数据管理是指统计分析工作基本步骤中的整理资料阶段，包括对数据进行预处理或编码、数据录入和校对，数据盲态下审核与锁定等全过程。数据管理的目的是：①净化原始数据，使其系统化、条理化，通过计算机进行录入汇总，为统计分析做准备；②同时确保数据质量，确保其正确性和科学性，以获得高质量的真实数据。数据完整、准确、真实、可靠是达到良好数据质量的最基本要求，为达到此标准，临床试验数据管理系统必须符合以下标准。

（一）系统可靠性

系统可靠性是指系统在规定条件下、规定时间内，实现规定功能的能力。临床试验数据管理系统必须经过基于风险的考虑，以保证数据完整、安全和可信，并减少因系统或过程的问题而产生错误的可能性。计算机化的数据管理系统必须进行严谨的设计和验证，并形成验证总结报告以备监管机构的核查需要，从而证明管理系统的可靠性。

（二）临床试验数据的可溯源性

临床试验数据管理系统必须具备可以为临床试验数据提供溯源的性能。CRF中数据应当与源文件一致，如有不一致应作出解释。对CRF中数据进行的任何更改或更正都应该注明日期、签署姓名并解释原因（如需要），并应使原来的记录依然可见。

临床试验数据的稽查轨迹（audit trail），从第一次的数据录入以及每一次的更改、删除或增加，都必须保留在临床试验数据库系统中。稽查轨迹应包括更改的日期、时间、更改人、更改原因、更改前数据值、更改后数据值。此稽查轨迹为系统保护，不允许任何人为的修改和编辑。稽查轨迹记录应存档并可查询。

（三）数据管理系统的权限管理

临床试验数据管理系统必须有完善的系统权限管理。纸质化或电子化的数据管理均需要制定SOPs进行权限控制（access control）与管理。对数据管理系统中不同人员或角色授予不同的权限，只有经过授权的人员才允许操作（记录、修改等），并应采取适当的方法来监控和防止未获得授权的人操作。

电子签名（electronic signature）是电子化管理系统权限管理的一种手段。对于电子化管理系统来说，系统的每个用户都应具有个人账户，系统要求在开始数据操作之前先登录账户，完成后退出系统；用户只能用自己的密码工作，密码不得共用，也不能让其他人员访问登录；密码应当定期更改；离开工作站时应终止与主机的连接，计算机长时间空闲时实行自行断开连接；短时间暂停工作时，应当有自动保护程序来防止未经授权的数据操作，如在输入密码前采用屏幕保护措施。

第二节　数据管理方式简介

药物临床试验的规范化数据采集和管理是药物临床研究中的重要内容，数据的质量直接关系到能否对药物的安全性和有效性做出正确的评价。近年来，随着计算机与网络技术的发展，国际上药物临床研究出现了电子化临床数据管理模式，数据的收集、录入、核查、整理已经不再采用纸质的病例报告表，而是以电子化形式收集数据，并通过系统实现了临床试验全程信息管理的自动化，极大地提高了临床研究效率，节省了时间和成本，更好地保证了数据的真实性、准确性和完整性。EDC应运而生，由于其提高质量、提高效率和降低成本等优点，在临床科研中具有很高的应用价值。我国近年来越来越多地采用电子化替代纸质。

（一）传统的数据管理

传统的临床研究中，研究者多采用纸质数据获取（PDC）的方式收集数据，它存在的问题有：基于PDC的临床研究可能引起时间延误与质量问题；PDC的研究需要人工设计与配置书面CRF；研究医生或协调员手工填写CRF容易发生错误，信息传送过程中可能被截取或丢失，书面数据必须分两次独立地录入到数据库以确保转录正确；人工检查和逻辑检查出现任何不一致时，研究者却不在场，需发送数据澄清表，而从患者访视到其数据被录入数据库有1～3个月的时间滞后，在这段时间内，研究医生可能遗忘细节或日常文书工作可能丢失导致无法准确澄清数据；数据可利用性上的时间滞后还使得项目经理无法了解各机构的研究进度和需求，也无法注意任何可能对患者安全性有重大意义的不良反应特征，当注意到特征性的不良反应结果时，可能已经对研究受试者产生了负面影响，已经投入了大量劳力在数据收集上；早期做出的，基于不完全的，可能是不准确情报的决定也会对患者产生不利影响。

（二）电子数据管理

伴随着国际上对临床研究越来越强调优质、高效性，纸质数据获取已不能满足临床研究的需要。鉴于此，国际范围内以计算机网络为依托的电子数据捕获（electronic data capture，EDC）的数据采集与管理模式应运而生。随着研究使用EDC系统的数目不断增加，使用纸质收集数据的研究不断减少，使纸质收集数据效率显得越来越低。

1. EDC的定义　2005年5月美国药品研究与制造商协会（The Pharmaceutical Research and Manufacturers of America，PhRMA）下属的临床试验EDC工作组和统计与数据管理技术组联合发表的关于EDC的专题报告对EDC的定义如下：EDC是为申办者收集电子的而非书面格式的临床试验数据的一项技术。包括以下情况。临床实验室数据电子化传输给申办者，而不是由申办者再录入；患者数据直接由仪器设备采集；患者直接将信息记录到电子设备，如掌上电脑上的日记簿；研究者（或其工作人员）直接将信息录入电脑，即电子源数据，而不是先以书面形式记录数据；研究者（或其工作人员）或患者先书面记录数据，然后在试验机构录入电脑，再电子化传输到申办者或申办者的代理机构（如合同研究组织），而没有手书的病例报告表。

2. EDC的优势　早在20世纪80年代末就已经使用EDC来加快临床试验中数据收集这一进程。拜耳使用EDC超过15年，最初发展缓慢，但现在已经使用EDC进行所有试验的内部管理。美国食品药品管理局已经开始接受药厂一体化的电子申报资料，并对电子申报实施优先审评。使用EDC有以下优势。

（1）数据录入更加及时、高效。通过数据的直接录入，去除从纸质数据记录抄写到EDC系统的环节，使错误率大幅下降，违反试验方案和超出正常范围的数据可以被及时的发现。

（2）使试验过程更加简洁。通过互联网用EDC代替传统的纸质病例报告表来验证随机对照试验，通过互联网的电子数据收集给研究者和申办者带来很大的方便，优化时间的安排，使工作变得简单，提高了数据的质量，并且有利于参与各方的项目交流。

（3）明显降低试验费用。有研究表明，从数据收集到数据锁定，EDC可以明显降低研究成本。通过EDC的使用来改进机构的管理做法使试验费用能显著减少。

（4）减少错误的发生。

3. EDC简介　现在世界上知名的EDC有Oraclle clinical、Inform、Datatrak、Etrials、Medidata Rave

Capture等，综合这些EDC的主要技术与功能特点如下。

（1）以鼠标拖放的方式快速设计CRFs。

（2）采用功能模块直接编写逻辑检查，写入警告性或错误、疑问提示信息（无须另外编程）。

（3）EDC设计和有效性验证一体化，即设计的同时进行有效性验证，简化验证过程。

（4）中央实验室和（或）临床机构实验室数据电子化加载功能。

（5）再使用和共享试验设计模块（如人口学表、合并用药表等标准表格），可以较快开始多个试验。

（6）人性化的界面设计。

（7）所有临床试验数据一经输入，临床专家、监查员、数据管理员、编码专家等通过适当途径即可获得数据。

（8）自动定期进行数据逻辑检查　每次就诊、病例完成与试验进行过程中和结束时，自动或定期运行预设的逻辑检查，对字段内、字段间、表格内、表格间，一次就诊内、就诊间、病例内、病例间甚至试验间的数据进行逻辑检查。

（9）数据的在线交互清理（online interactive cleaning）　在线发行数据澄清表（DCF），实时修改数据，自动保存修改的稽查轨迹。

（10）支持多级别、多轴性辞典编码，如WHO的药物辞典（drug dictionary，WHO-DD）与ICH国际医药用语集（MedDRA）。

（11）多项临床研究的有效实时管理功能。

（12）提供在线帮助、在线教育、在线查询（关于研究方案、研究者手册、研究相关进展、编码辞典、研究数据、逻辑检查等）功能。

（13）支持电子数据捕获和纸质数据捕获共存的临床试验。

（14）支持在线方式与离线方式的结合。

（15）符合相关管理法规。

（三）独立的数据监查委员会

独立数据监查委员会（Independent Data Monitoring Committee，IDMC），有时也称为数据和安全监查委员会（Data And Safety Monitoring Board，DSMB），或数据监查委员会（Data Monitoring Committee，DMC），是由具备相关专业知识和经验的一组专业人员组成的独立委员会，通过定期评估一项或多项正在进行的临床试验的累积数据，评价试验药物的安全性和有效性。保证受试者安全和权益并确保试验的完整可靠性是IDMC的基本职责。

1. IDMC通常用于以延长生命或减少重大健康结局风险为目的的大规模多中心临床试验，而大多数临床试验不要求或无需使用IDMC。可以考虑聘用IDMC的情况包括（但不局限于）下列一种或多种。

（1）对安全性或有效性的累积数据进行期中分析，以决定是否提前终止试验。

（2）存在特殊安全问题的试验，如治疗方式有明显侵害性。

（3）试验药物可能存在严重毒性。

（4）纳入潜在的弱势人群进行研究，如儿童、孕妇、高龄者或其他特殊人群（疾病终末期病人或智障的病人）。

（5）受试者有死亡风险或其他严重结局风险的研究。

（6）大规模、长期、多中心临床研究。

2. IDMC具有以下三个特点。

（1）多学科性　IDMC成员应该包括有相应临床知识及掌握期中分析原则的临床专家、统计学家或医学伦理学家等。

（2）独立性　IDMC的成员需没有任何利益冲突；其独立性可以防止试验的组织者、申办者的既得利益可能对数据评估带来的影响。

（3）保密性　由于期中分析数据是非盲态的，因此需要由与试验无利益冲突的人员来担任统计分析的工作，并且注意保密性。一般需要选定独立统计师负责期中数据分析并完成期中报告。期中数据和报告在传递和提交过程中应采取一定的保密措施并妥善保存，避免被申办者或其他人员不慎或不当接触，直到试验结束申办者和研究者才能接触到期中报告。

IDMC的组织和实施过程需要在试验设计阶段或IDMC启动会之前制定详细的IDMC工作章程和程序，并经IDMC成员审阅、签字、存档，在整个IDMC运行过程中作为工作指南严格遵守。所有IDMC的讨论需有会议纪要，以便在试验结束后有案可查。同时，在确保保密性的基础上，IDMC成员、IDMC支持小组和申办者之间应进行及时有效地沟通和交流。

第三节　数据管理工作的主要内容

（一）数据管理工作涉及三方人员

第一是研究者，负责根据原始资料信息准确、及时、完整、规范地填写病例报告表；第二是监查员，负责核对病例报告表是否真实可靠；第三是数据管理员（data manager），负责把病例报告表数据准确录入计算机，进行相应的范围及逻辑检查，并进行数据锁定。

（二）研究者对数据的管理职责

研究者的职责之一是将受试者的原始资料信息正确、清晰地填入预先设计好的病例报告表，研究者在表上签名。病例报告表上的数据不能任意修改，如确实需要修改，可将原数据划去，并在旁边写上正确数据，签署姓名并注明日期。对于填在病例报告表上的数据，研究者应核实，对于异常值应加以说明。此外，对数据管理员返回的数据疑问表（query form）应认真核对，并予以回复。

（三）监查员的职责

在数据送到数据管理部门之前，需要收集、核对数据。这一部分工作应注意，勿把错误的和不完整的数据送到数据管理部门，这将导致工作的延误。监查员是数据的传递者，是研究者和数据管理员之间的桥梁。监查员需定期去各个研究中心监查试验进度及病例报告表填写。病例报告表在送到数据管理员之前，要由监查员对每一份收到的表格进行一系列的核对，主要是所有数据是否与原始资料一致，填写是否合乎方案要求，有无错误、遗漏，包括但不限于以下检查内容。

1.总的检查　核对病人登记及随机化，检查表格是否及时收齐并有研究者签名，病人筛选、随机号是否准确等。

2.入组与排除标准的检查　病人的入选和排除是否遵循研究方案，如试验方案规定肝功能不正常者应当排除。

3.缺失数据　确认病例报告表上需收集的数据均填写完整。

4.数据填写是否合乎要求　如“身高：50KG”等。

5.范围核对　有些项目数据是否超出范围。例如，性别规定编为“0，1”时写了“2”；年龄或血压等是否误写，如年龄为322岁，舒张压为80kPa等。

6.逻辑检查　各项目的回答之间有无逻辑性错误。如舒张压大于收缩压等。

7.合并用药、不良事件、治疗变更等都已记录或报告。一旦查出有错，应及时送回研究者处加以校正。

（四）数据管理员的职责

数据管理的大部分工作是由数据管理员完成的，其主要职责是将病例报告表数据准确、可靠地输入计算机，并保证数据库和所有资料的安全和保密。工作内容大致包括建立数据库，接收病例报告表、录入并检查。

1.数据管理软件 建立数据文件可以用各种数据库管理系统软件，但临床试验有其特殊的数据管理要求，如访问权限（authorization）的控制、逻辑检查和校对、修改痕迹追踪（audit trail）等。国外开发有专门的临床试验用的数据管理软件，如美国开发的Clintrial、Orace clinic，日本EPS公司开发的EDMS等，功能强大但价格昂贵。

2.病例报告表的交接和检查 数据管理部门在收到病例报告表之后，首先要进行交接：核对收到的病例报告表是否完整，有无缺页、缺表，编号与监查员的移交记录是否一致。数据管理部门与监查员间病例报告表的交接应有记录，称为病例报告表的追踪（CRF tracking）。其内容应包括病例报告表的编号（有时包括页号）、收或交的日期、交接人员、签名以及备注等。

其次进行输入前的目视检查，其内容与监查员的检查相同。检查中发现的任何问题应及时通知监查员，要求研究者做出回答。数据管理员与研究者之间的问题往来可以用疑问表的形式。疑问表上要写明问题，并留有地方供研究者回答、签名和日期。疑问表能保证数据的修改都有据可查。疑问表发送出去后应留有备份，以供查询。

3.建立数据结构 用计算机进行统计分析时首先要用数据库管理系统建立数据文件（data file）。数据库是计算机存储设备上合理存放的相互关联的数据集合。用数据库管理系统可以建立数据文件的数据结构存储、插入、修改和检索数据。也可以把数据库中的数据文件转换成所需要的格式，为其他统计分析软件（如SAS等）所应用。

建立数据文件首先要建立数据文件结构，有些数据库管理系统软件在建立数据文件结构的同时就建立了数据的输入界面。根据病例报告表来建立输入界面是比较方便的。建立输入界面时应充分考虑方案的要求、录入和分析的便利，尽可能减少数据输入中错误的发生，并保证其完整、正确和安全。

建好的数据文件结构经过测试运行正常后才能使用。数据文件结构的测试可以用模拟数据，也可以用完成的病例报告表，以便根据实际情况及时修改数据文件的结构和输入界面，经过检测的数据文件结构应提交数据文件检测报告。以后数据文件结构所做的修改都应记录，并保存修改前的数据文件结构。

4.数据录入和校对 数据录入前应对录入人员进行培训，以熟悉数据录入界面，掌握录入要求。录入必须双份、独立录入，即由两个录入员用相同的数据分别独立地录入同样的数据文件。双份输入的校对是减少错误发生的有效方法，即用软件对由两名数据输入员分别输入的数据文件进行比较，并打印出不一致的部分。由于两人对同一数据输错并错得一样的概率极小，因而可以保证数据输入的准确性。现在常用的数据管理软件均具有对双份输入数据进行比较并打印出不一致部分的功能，不一致的部分将由录入员对照原始的病例报告表分别进行修改。

5.数据文件的逻辑检查 由于大量的数据输入中难免有错，而有些错误则可能严重影响分析结果，因而校对工作十分重要。除了数据管理员在收到表格后及时对数据进行检查和校对外，在计算机处理过程中也应进行校对和检查。计算机处理过程中的逻辑检查包括在数据录入时的逻辑检查和录入以后用程序进行的检查。虽然统计分析中也可根据统计结果查出错误，如过大的极端值等，但为时过晚，如果再进行修改则会增加许多工作量，有时甚至已不可能取得正确数据。因此尽早发现错误是明智的方法。

数据录入时的逻辑检查应在数据文件结构建立时就设置好，并与数据文件结构一同接受测试。一份好的逻辑检查文件可以最大限度地减少数据输入过程中发生的录入错误，并发现病例报告表上的问题。使用软件设置的逻辑检查包括输入范围校对（设定范围或合法输入值）、逻辑跳转、自动编码、输入警告提示等。

有些检查和校对无法在数据输入的同时进行（如不同数据库之间的逻辑关系检查等），需要通过计算机编程来实现，编程的检查可以借助EpiInfo或SAS软件进行，一般在一批数据校对好时进行。所有错误内容及修改结果应有详细记录并妥善保存。如果是需要研究者回答的问题，则需再填写疑问表，由监查员送交研究者，以得到一份相对准确的数据文件。

为保证数据质量，数据录入完成并清理于净时可对数据进行质量抽检。随机抽取数据文件中的部分记录，对全部变量或主要变量进行手工比对，检查录入的数据与病例报告表原始记录是否一致。

6. 盲态核查和数据锁定　当上述数据管理工作完成后，应按照统计分析计划的要求进行盲态审核。盲态审核（blind review）是在最后一份病例报告表输入后、第一次揭盲之前对数据保持盲态的审核。以便对各受试者各属于什么分析集做出最后决定，并用文件形式记录下来。盲态审核下所做的决定不应该在揭盲后被修改。

盲态审核并认为所建立的数据文件正确无误后，主要研究者、申办者、生物统计学专业人员和保存盲底的有关人员对数据库进行锁定。

第四节　统计分析

一个新药的疗效不能由对一两名病人的疗效来确定，这是因为任何一名病人的疗效除了受到所用新药的作用之外，还受到各种其他因素（如病人的体质、营养、环境以及伴随疾病等）的影响，而这些因素在不同的病人是不同的。所以，任何一种药物，对每个病人的疗效并不是完全相同的。从统计学的角度来看，病人的治疗结果是一种随机事件，这种随机事件的规律性是要用研究随机事件的科学——概率论和统计来研究才能得出。因而，在临床试验的数据研究中统计分析是必不可少的。

（一）统计分析计划

统计分析计划（statistical analysis plan）是统计专业人员根据试验方案要求准备的比方案中描述的主要分析特征更加详细和技术性更强的文件。统计分析计划是将分析数据集的选择、疗效和安全性的主要变量、次要变量、准备采用的统计分析方法、疗效和安全性评价方法、预期的统计分析表等按统计分析报告格式拟定的一个计划书或模拟报告。

统计分析计划的初稿一般在临床试验已经开始、收到少数CRF后准备。分析计划在试验过程中可以修改、补充和完善，正式文件在数据锁定和揭盲之前完成并予以签署，此后不得再行更改。

1. 用途　统计分析计划是对临床试验结束后统计分析报告的一个准备。申办者和（或）CRO、主要研究者对统计分析计划进行审阅和讨论，提出修改意见使之完善。

2. 主要内容　统计分析计划（及以后的统计分析报告）不是临床总结报告，它只涉及与统计分析有关的内容。除简要说明题日、试验设计类型和治疗组、病例选择和治疗分配外，内容大致如下。

（1）统计方法　试验方案中陈述的计划的统计分析（疗效和安全性）、人口学和基线测量、有效性数据、安全性数据、计划分析之外的分析和（或）偏离。

（2）样本大小确定及依据。

（3）结果　研究人群、对象计数、人口学和基线数据及相应图表。

（4）伴随用药及相应表格。

（5）有效性数据　分析集、疗效测量（ITT分析、PP分析）及相应图表。

（6）安全性结果　临床和实验室不良事件及严重不良事件、生命体征和心电图的变化等。

（7）相应表格。

（二）统计分析集

用于统计的分析集在试验方案中应明确做出定义，并在盲态审核时确认每位受试者所属的分析集。

1. 意向性分析　意向性分析（intention-to-treat analysis，ITTA）包括经过随机化的所有受试者。但在实际操作中，完整随访所有受试者的试验结果往往难以达到。因此常常会采用全分析集（full analysis set，FAS）进行分析。

2. 符合方案集　符合方案集（per protocol set，PPS）亦称为“可评价病例”样本。它是全分析集的一个子集，受试者在入选标准、接受治疗、主要指标测量等方面对试验方案没有大的违反，依从性良好。排除在符合方案集之外的理由应在盲态审核时阐明。在确证性试验中对药物进行有效性评价时，宜同时使用全分析集和符合方案集进行统计分析。当两者结论一致时，可以增加试验结果的可信性。

3. 安全性分析集 安全性分析集（safety set，SS）包括所有经过随机化分组、接受过一次或以上药物治疗的受试者，用于安全性分析。

4. 全分析集 全分析集（full analysis set，FAS）是指尽可能接近符合意向性分析原则的理想的受试者集。全分析集是从所有随机化的受试者中，以最少和合理的方法剔除受试者后得出的分析数据集。从全分析集中剔除少数受试者的情况包括不满足主要入选标准、没有用过一次药以及在随机化后没有任何数据[16]。

（三）缺失值及离群值

1. 缺失值 缺失值（missing values）是指按照研究方案要求收集但未观测到的数据，是临床试验中一个潜在的偏倚来源。结果为阴性、零或低于检测限的值不能留空白，应该用事先约定的符号表示，以区别于缺失值。因病例脱落而导致主要变量缺失，有时可根据试验方案规定，采用最近一次观察结果值结转（last observation carry over）。

在临床试验中，数据缺失是难以避免的问题。在试验的计划、执行过程中应有必要的措施尽量避免缺失值的发生，在分析和报告中要正确处理缺失数据，否则会造成潜在的偏倚。缺失值的存在有可能导致试验结果无法解释。在分析中直接排除有数据缺失的受试者可能会破坏随机性，破坏研究样本对于目标人群的代表性。除此之外，对缺失值的直接排除还可能降低研究的把握度或减小变量的变异性引起Ⅰ类错误率的膨胀。

缺失机制可分为完全随机缺失（missing completely at random，MCAR）、随机缺失（missing at random，MAR）和非随机缺失（missing not at random，MNAR）。对完全随机缺失、随机缺失数据的处理目前有末次观测值结转（LOCF）、基线观测值结转（BOCF）、均值填补、回归填补、重复测量的混合效应模型（MMRM）、多重填补等多种不同的方法。

对于缺失值的处理方法，特别是主要疗效指标的缺失值，应事先在方案中根据以往的经验或既有相似试验的处理方法进行规定。由于缺失机制无法通过已有数据进行判断，并且不同的处理方法可能会产生截然不同的结果，任何缺失数据处理方法本身可能是潜在的偏倚来源，所以缺失数据的处理方法应遵循保守的原则。即使同一种方法在不同情况下既有可能对试验药保守也有可能对试验药有利。然而，有时在对主要疗效指标的缺失值的处理方法进行预设时（如在盲态下）无法完全确定所用方法的保守性。必要时，也可以采用不同的处理缺失值的方法进行敏感性分析。

2. 离群值 离群值（outlier）指测定中生物学上不合理的异常值。离群值问题的处理，应当从医学和统计学专业两方面去判断，尤其应当从医学专业知识判断。离群值的处理应在盲态检查时进行，如果试验方案未预先指定处理方法，则应在实际资料分析时，进行包括和不包括离群值的两种结果比较，评估其对结果的影响。

（四）数据转换

数据转换是为了确保资料满足统计分析方法所基于的假设，变换方法的选择原则应当是公认的（如生物等效性数据的对数转换）。最好根据先前研究中类似资料的性质，在试验设计时对关键变量是否进行转换做出决定。拟采用的转换及其依据需在试验方案中说明。

（五）统计分析方法

临床试验数据分析所采用的方法和统计分析软件应当是国内外公认的。统计分析应建立在真实、可靠、准确、完整的数据基础上，采用的统计方法应根据研究目的、试验方案和观察指标来选择，一般可概括为以下几个方面。

1. 描述性统计 描述性统计是在收集、整理数据的基础上，通过相应的统计量以及统计图和统计表来描述资料某些分布特征的统计方法。描述性统计不对总体进行推断。描述性统计主要包括数据的频数分析、数据的集中趋势分析、数据离散程度分析、数据的分布以及一些基本的统计图形。在SAS中，描述性统计的主要过程包括MEANS、PIOT、SUMMARY、TABULATE、FREQ、UNIVARIATE、CORR和REG等。

2.参数估计、可信区间和假设检验　临床试验所观测到的数据只是一部分受试者（称为样本）的数据，我们需要根据样本信息对总体参数做出推断，例如希望通过样本数据来判断一种新药在临床应用时是否真正有效。

从样本推断总体，需要对总体先做出某些假定，称为统计假设（statistical hypothesis）。在很多情况下，给出一个统计假设只是为了拒绝它。例如要判断一种药物是否优于另一种药物，我们假设两种药物的疗效之间没有差异，这样的假设常称为零假设。任何不同于零假设的都称为备择假设。使我们能够判断观测到的样本是否和预期的结果有显著的区别并帮助我们决定是否接受或拒绝假设的过程称为假设检验。

由于样本的随机变异，即使一个设计良好的研究能给出的也只是所寻求答案的一个意见。来自一个样本的结果有统计不确定性，它与样本大小有关。将这种不确定性本身的估算结合到结果表达中就是采用可信区间的基本原理。用一个数来估计总体的参数称为参数的点估计。如果给出两个数，指出参数位于其间，这种估计称为参数的区间估计。可信区间的主要目的是表示样本估算作为群体值的（不）精确度。一个统计量的均值的95%可信区间是指在这个区间内找到均值的概率为95%，95%即为可信度。区间估计比点估计更精确。

参数估计、可信区间和假设检验是对主要指标及次要指标进行评价和估计必不可少的手段。试验方案中，应当说明要检验的假设、待估计的处理效应、所采用的统计分析方法和所涉及的统计模型。只要可能，处理效应应当同时给出可信区间并说明估计方法。假设检验须明确说明是采用单侧检验还是双侧检验，如采用单侧检验应说明理由。

3.协变量分析　临床试验设计和分析中，会影响疾病结果的非处理因素统称为协变量（covariate）。常用的协变量包括人口统计学指标和基线值。理论上随机化能保证所有协变量在治疗组间的平衡，但在实际试验中仅用随机化很难保证有些协变量的平衡。协变量分析是关于如何调节协变量对因变量的影响作用，从而更有效地分析处理效应的一种统计分析技术。例如，当终点变量为定量指标时，可采用协方差分析；当终点变量为发生率时，可采用CMH卡方进行调整；当终点变量为分类指标时，可采用Logistic回归或分类数据模型CATMOD调整；当终点为至事件发生的时间时，可采用COX回归进行协变量调整。协变量应在试验前仔细考虑，确认对主要变量有重要影响的协变量，在分析中也要仔细考虑如何处理这些协变量。

4.中心效应　多中心临床试验中，不同中心在受试者基线特征、临床实践等方面可能存在差异，导致不同中心间的效应不尽相同，这种中心之间的效应差异称为中心效应。常见三种情况：①无中心效应，即各中心试验组效应同质，对照组效应亦同质，此时各中心间效应是一致的；②有中心效应，但中心与处理组间不存在交互作用，即各中心试验组与对照组效应之差是同质的；③有中心效应，且中心与处理组间存在交互作用，此时，各中心试验组与对照组效应之差是异质的。中心与处理组间的交互作用，又分为定量的交互作用（各中心试验组与对照组效应之差方向一致）和定性的交互作用（至少一个中心的处理组与对照组的效应之差与其他中心方向不一致）。

分析主效应时，对于第一种情况，模型中应不包括中心效应；对于第二种情况，模型中可包括中心项，但不包含中心与处理的交互项效应以提高检验效能；对于第三种情况，若存在定量交互作用，则需要采用合适的统计学方法来估计处理效应，以保证结果的稳健性，结果解释时须非常谨慎，应努力从试验的管理、受试者的基线特征、临床实践等方面寻找原因；当存在定性的交互作用时，需找到合理的解释并重新进行的临床试验。

当中心数较多，或每个中心样本数均较少，一般无需考虑中心效应对主要变量及次要变量的影响，因为此时中心效应不会影响临床效果。采用何种策略分析中心效应需事先在试验方案或统计分析计划中阐明。

5. 亚组分析 临床试验中的亚组分析是对整体中根据某种因素分层的部分数据进行分析。试验药物的疗效或安全性在不同的亚组中可能不同，而且这种差异往往具有特殊的临床意义。除非在方案设计时考虑到了计划的亚组分析，并且在样本量计算和多重性比较等方面事先给予了考虑，这样的亚组分析结果才能够被接受。由于亚组分析通常是小样本，且未按亚组随机化，故对于非确证性亚组分析的解释应当慎重，通常只能作为探索性研究的参考。

6. 多重性问题 多重性问题是指在临床试验中，由于存在多个主要指标、多个比较组、多个时间点的比较、期中分析、亚组分析、多个分析集等情况，进行多次假设检验而导致Ⅰ类错误概率增加的现象。如果试验将重要的次要指标结果也纳入关键性证据的情况下，即主要指标和重要次要指标共存时的假设检验亦需要考虑多重性问题。对于主要指标是复合指标的试验，如果宣称的疗效是基于复合指标中某个或某些成分时，需事先定义这些成分并纳入多重性考虑的确证性分析策略。

将假阳性率控制在事先设定的水平以内是非常重要的原则，在确证性临床试验结果的评价中具有重要的意义。在试验方案或统计分析计划中应预先说明对多重性问题的考虑、控制Ⅰ类错误概率的原因及方法。处理多重性问题的方法有多种，如单步法、闭合检验程序、固定顺序的检验、序贯结构的策略等，在选择方法时可考虑将能够估计出疗效的可信区间作为选择的一个标准。

在对Ⅰ类错误概率进行控制的同时可能会导致Ⅱ类错误概率的增加，在估计样本量时应有所考虑。

（六）统计分析报告

统计分析报告是临床试验统计师根据事先拟定的统计分析计划书，应用统计分析软件编写分析程序输出的统计分析表格和统计分析图形加以整理的重要文档，也是撰写临床试验总结报告的重要素材，并和统计分析计划一起作为药物注册上市的申请材料之一提交给监管部门用于对临床试验结果的评价。其基本内容包括：试验概述、统计模型的描述、统计分析的结果与结论，统计分析报告中的所有结论应使用准确的统计学术语阐述[17]。

1. 试验概述 统计分析报告中的试验概述应与统计分析计划一致。

2. 对统计模型进行准确而完整的描述

（1）选用的统计分析软件（注明统计软件全称及版本）。

（2）统计描述的内容。

（3）对检验水准的规定以及进行假设检验和建立可信区间的统计学方法。

（4）如果统计分析过程中进行了数据变换，应提供数据变换的理由和依据。

3. 统计分析结果

（1）受试者的分布 统计分析报告中应写明所有入组的受试者的分布情况，包括筛选例数、筛选失败例数及原因、参与随机化的例数、各组脱落或剔除受试者的例数、百分比等，以及方案偏离情况、各分析数据集的分布。除文字、表格描述外，应采用流程图的方式描述受试者的分布情况。详细描述每一位因脱落/剔除等原因未进入各分析数据集的受试者的情况，如受试者编号、中心、入组时间、脱落或剔除原因及时间等。

（2）人口学资料和基线特征分析 对于人口学资料、既往病史、家族史、药物过敏史以及疗效指标的基线值等数据常采用统计描述的方式进行可比性分析。计量资料一般用均数、中位数、标准差、四分位数、最大值和最小值等进行描述；计数及等级资料一般用频数和百分比描述。

（3）依从性和合并用药分析 根据依从性定义，报告各受试者完成试验的情况，包括研究时间、药物暴露时间、药物使用量等情况，列表描述依从性差的受试者、依从性差的具体原因及进入分析数据集情况。对于合并用药分析，需列出合并药物的详细情况，如受试者编号、中心、组别、合并药物名称、使用原因、开始时间、结束时间等，进行组间合并用药的比较。

（4）疗效分析 对于主要和次要疗效指标，需根据事先确定的统计分析方法进行统计描述和统计推断，可能包括指标基线情况、治疗后各访视点的测量值及前后变化情况，以及变化值组间差异的描述统计量、置信区间和组间比较的检验统计量及P值等。对于主要指标，应报告效应大小、置信区间和假设检验结果，根据事先确定的标准，从统计学角度判断主要指标的优效性、非劣效性、等效性的假设是否成立。

（5）安全性分析 安全性分析应按统计分析计划给出统计分析结果。需要分类汇总各种不良事件/不良反应，包括一般的和严重不良事件/不良反应、重要不良事件、导致脱落的不良事件/不良反应的发生率、严重程度及可能进行的组间比较。并列表描述每位受试者每项不良事件/不良反应发生的详细情况，包括不良事件/反应的类型、严重程度、发生和持续时间、结局以及与试验药物及药物剂量的关系等。

对实验室指标的比较和评价，主要关注治疗前正常而治疗后异常的发生情况，以及治疗前异常但在治疗后加重的受试者，需列表描述上述两种情况。生命体征、心电图、体格检查以及其他安全性相关指标的分析与实验室检查指标的分析类似。必要时，进行实验室指标前后变化及组间比较。

4.统计学结论 根据主要指标的统计分析结果，结合研究的设计类型、样本量、试验实施情况、次要指标及敏感性分析结果等阐述证据的充分性和结果的稳健性，并给出统计学结论：明确针对主要指标的统计假设是否成立，并简要描述安全性的主要统计结果。

5.报告附件 以下报告附件作为关键性文件，应视为统计分析报告不可缺少的内容。

（1）原始数据库、分析数据库及相应的变量说明文件（数据库应为SAS XPORT传输格式，格式）。

（2）受试者分布流程图。

（3）随机化方案（含随机分配表）。

（4）盲态审核决议。

（5）补充正文的统计附图和附表。

（6）SAS分析代码（必要时）。

（7）统计方法的发表文献（必要时）。

第十三章　临床试验的质量控制与保证

《药物临床试验质量管理规范》（2020年）（GCP）颁布的宗旨和目标是保证药物临床试验过程规范，数据和结果科学、真实、可靠，保护受试者的权益和安全。GCP对药物临床试验的质量保证体系包括4个环节：质量控制（quality control，QC）、监查（monitor）、稽查（audit）、视察（inspection）。共同的宗旨是最大限度地保证临床试验的可靠性，保证受试者的安全和权益。

第一节　质量控制

质量控制是指在质量保证体系中，为达到临床试验某一质量要求所采取的具体操作技术和实施行为。是贯穿临床试验始终的发现问题、寻求问题的原因和解决方法，并最终解决问题的一个连续过程。质量控制应由主要研究者全面负责，由各个研究者或其他参与人员具体实施和执行。

质量控制一般包括如下内容。

（1）要定期验证试验系统和校准仪器设备。

（2）所有人员严格按照各项SOP和试验方案进行操作。

（3）数据的记录要及时、直接、准确、清楚，签名并注明日期；美国FDA在进行检查时所遵循的原则是："没有书面记录就不承认有关行为发生过"（not documented，not happened）。记录既是对药品的安全性、有效性进行评价的依据，也是临床试验是否按照GCP、试验方案和SOP进行的主要证据。准确、真实而完整的记录是保证临床试验质量和数据可靠性的基础。

（4）要经常自查数据记录的准确性、完整性，更正错误时要按照规定的方法。

（5）数据的统计处理采用经验证的、可靠的统计软件，数据的输入采用有效的质控措施，如双人或双次录入（双输法）等。

第二节　监查

GCP规定，作为负责发起、申请、组织、资助和监查临床试验的申办者要委派监查员来对临床试验的过程进行监查。监查的目的是保证临床试验中受试者的权益受到保护，试验记录与报告数据准确、完整并与原始资料一致，确保试验遵循试验方案、SOP、GCP及现行有关法律法规。监查员由申办者任命并对申办者负责的具备相关知识的人员（护士、医师、药师或相关专业的人员），是申办者与研究者之间的主要联系人，其主要任务是监查和报告试验的进行情况，核实试验数据。其人数取决于临床试验的复杂程度和参与试验的医疗机构的数目。监查员可以是申办者的内部雇员，也可以是合同研究组织委派的人员。

监查员的职责详见第三章第五节，监查员的工作内容详见第二十九章第一节。

第三节　稽查

GCP规定药物临床试验的申办者应当委托其质量保证部门（quality assurance unit，QAU）或聘请第三方对委托的药物临床试验机构和项目进行稽查。稽查是指由不直接涉及试验的人员对临床试验相关行为和文件所进行的系统而独立的检查，以评价临床试验的运行及其数据的收集、记录、分析和报告是否遵循试验方案、SOP、GCP和相关法规要求，报告的数据是否与试验机构内的记录一致，即病例报告表内报告或记录的数据是否与病历和其他原始记录一致。

稽查内容包括研究项目（检查试验方案和病例记录表、申办者按GCP保存的文件、临床试验中心等）、试验设备、数据库、统计系统等。临床试验的稽查必须由申办者的QAU或独立的稽查机构进行，并形成一项经常性和制度性的程序。

（一）稽查员的资格

稽查员一般应当具有如下条件。

（1）是独立于临床试验之外的人员。

（2）熟悉GCP和有关法规。

（3）了解各项SOP。

（4）了解试验药物的情况和研究资料。

（5）了解试验方案。

（6）具有评估文档资料的能力和经验。

（7）具有和研究者、监查员及项目负责人交流的能力。

（8）具有有效评估和解决实际问题的能力。

（9）可制订有效的稽查计划。

（10）了解试验的全面情况。

（11）具有团队合作精神和能力等。

（二）稽查员的职责

稽查员的职责包括如下内容。

（1）审核临床试验的原始资料和报告。

（2）内部稽查（医学部）及外部稽查（临床试验承担机构、CRO等）。

（3）起草并向公司管理层报告稽查结果。

（4）保存有关文件。

（5）向研究者、监查员或公司的临床试验人员提供建议和培训等。

稽查的类别和工作内容详见第二十九章第二节。

第四节　检查/视察

检查或视察是药品监督管理部门对从事药品临床试验的单位对GCP和有关法规的依从性进行的监督管理手段，是对开展药物临床试验的机构、人员、设施、文件、记录和其他方面进行的现场考核。接受药物临床试验检查的对象一般包括参加临床试验的研究者、申办者、合同研究组织以及其他承担临床试验有关工作的机构，例如承担试验检验工作的实验室、承担数据统计工作的机构等。

（一）检查的类型和目的

1.监督检查　随着新修订《中华人民共和国药品管理法》（2020年版）的颁布实施，药物临床试验机构由资质认定改为备案管理，不再对临床试验机构进行资格认定或复核检查。国家药品监督管理局会同国家卫生健康委建立药物临床试验机构国家检查员库，根据监管和审评需要，依据职责对药物临床试验机构进行监督检查。省级药品监督管理部门、省级卫生健康主管部门根据药物临床试验机构自我评估情况、开展药物临床试验情况、既往监督检查情况等，依据职责组织对本行政区域内药物临床试验机构开展日常监督检查。

2.有因检查 有因检查是药品监督管理部门针对药品审评过程中发现的问题、药品注册相关的举报问题以及药品监督管理部门认为需进行核查的其他情形而进行的检查。国家药品监督管理局负责组织对药品审评过程中发现的问题和涉及药品注册重大案件的有因核查；省、自治区、直辖市药品监督管理部门负责本行政区域内的有因核查。

3.药品注册现场核查 药品注册现场核查是指药品监督管理部门依据《药品注册现场核查管理规定》，对所受理药品注册申请的药物临床试验项目进行实地确证、对原始记录进行审查、确认申报资料真实性、准确性和完整性的过程，是一种溯源性检查。

根据国外惯例、WHO及ICH GCP的要求，GCP现场检查根据检查的目的不同可以分为两大类。其一是针对研究机构的，即机构检查。其二是针对申报新药注册的临床研究项目的，即研究检查。

（1）机构检查 机构检查既包括以药物临床试验机构资格认定为目的的现场检查，也包括对获得药物临床试验机构认定资格后的医疗机构的跟踪检查和定期复查工作，还包括对研究机构开展临床试验规范化程度的常规监督检查。机构检查一般是对药物临床研究机构的软硬件是否符合GCP及有关法规要求的全面评估。

（2）研究检查 研究检查的目的是对正在进行或已经完成的药物临床试验实施的现场检查，以确定一项或多项药物临床试验的实施过程，包括实施的条件和人员、受试者的入选、试验的开展、数据的记录、分析、报告是否符合GCP及其他法规（如《药品注册管理办法》等）的要求，是否遵循经NMPA和伦理委员会批准的试验方案及研究机构的各项SOP。根据需要，研究检查可以在试验单位、申办者或合同研究组织所在地进行。

（二）检查的内容

1.机构检查的主要内容 以药物临床试验机构资格认定为目的的检查，主要是对药物临床研究机构的下列方面进行检查。①组织机构、人员组成及培训情况；②伦理委员会的组成及工作开展情况；③临床试验机构办公室情况；④临床试验专业组情况；⑤试验设施、仪器设备及受试者急救、保护设施；⑥管理制度、SOP制订和实施情况；⑦研究工作的开展情况；⑧试验用药保存条件及记录；⑨资料记录和档案管理情况等。

2.研究检查的内容 研究检查的内容原则上讲与机构检查没有本质的区别，大部分内容两者是类同的，但是在侧重点上应有所区别。机构检查注重的是质量保证体系的检查，研究检查更注重临床试验数据的检查。研究检查内容主要包括以下几个方面。

（1）临床试验项目的开展条件，包括试验设施、急救设备和实验室的条件及管理制度。还要检查试验仪器设备使用、维护的SOP及相关记录。参加试验的有关人员是否具备从事有关工作的资格，是否接受过GCP、有关法规的培训，是否熟知该临床试验有关文件，例如SOP及试验方案、CRF的填写和修改的要求。

（2）是否按规定保存了临床试验项目的有关文件和记录，特别是这些文件的准确性、完整性和一致性。

（3）受试者是否得到了真正的保护，知情同意书内容是否完整，是否经伦理委员会审查，签署过程是否符合规定，是否每个受试者均签署了知情同意书。

（4）确认研究者是否严格遵循试验方案、标准操作规程（SOP）、GCP和其他有关法规开展临床试验。

（5）核实数据库数据、试验总结报告中的数据和原始数据的一致性、准确性和完整性。

（6）不良事件的处理、记录和严重不良事件报告情况。

（7）数据处理和统计分析过程的质量控制措施。

（8）试验用药的计数和管理情况等。

（9）检查研究者、申办者委派的监查员和稽查员是否真正发挥了其在质量控制和保证方面的作用。

第二部分

机构管理篇

第十四章 临床试验机构备案管理

根据最新修订《中华人民共和国药品管理法》的规定，药物临床试验机构由资格认定改为备案管理。国家药品监督管理局会同国家卫生健康委员会制定《药物临床试验机构管理规定》，临床试验机构备案管理自2019年12月1日起施行。

第一节 临床试验机构备案管理的背景

我国药物临床试验的管理法规经历了从无到有，从欠缺到规范的过程。开展药物临床试验的机构也同样经历了这样的过程，并且在不停地实践探索中日趋规范和成熟。随着20世纪90年代全球经济时代的到来和跨国制药工业的蓬勃发展，很多国际制药公司和合同研究组织纷纷进入中国市场，成立合资或独资企业，并按照国际惯例和标准进行新药的临床试验或验证。药物研发最重要的一个环节就是临床试验，而临床试验机构资源相对紧缺是制约我国药品创新发展的一个深层次问题。2019年12月1日以前，我国二级以上的医疗机构已经超过1万家，三级以上的医疗机构有2000多家，通过资格认定的药物临床试验的机构有900家左右，能够承担Ⅰ期临床试验的机构近400家。从某种程度上来说，临床试验机构数量的不足，是影响我国医药创新的瓶颈。将临床试验机构资格认定改为备案制是临床试验改革的一项重要内容，这一举措有利于释放临床试验资源，更好地满足药物研发对药物临床试验的需求，对鼓励药物创新、促进产业健康发展具有重要意义。

第二节 临床试验机构备案管理的意义

药物临床试验是新药上市前在人体进行的安全性和有效性的科学评价过程。为了保证药物临床试验过程的科学规范，数据准确可靠，并保证受试者的安全和权益，必须严格遵循《药物临床试验质量管理规范》(2020年)。临床试验机构由审批改为备案。一是体现了监管理念的变化，强调由事前的认定改为事中、事后全过程监管。二是调整了监管模式，将针对机构的认定改为围绕试验药物全过程检查，使临床试验监管的针对性更加明确、清晰，“将监管的重心由认定机构的形式转为监督检查机构开展临床试验能力的形式，唯能力而不唯机构”。此外，通过鼓励社会力量投资设立临床试验机构等措施，切实拓展临床试验机构的数量，提高临床试验研究者的积极性，有效的缓解医疗和科研的矛盾。

第三节 我国临床试验机构备案管理发展历程

卫生部于1983年指定了第一批具有优良科研条件和雄厚临床实力的医院作为新药临床药理基地，1986年与1990年又陆续指定了第二、三批临床药理基地及相关专业。为了加强临床药理基地的管理和便于临床药理基地的建设，1995年2月国家卫生部颁布了《卫生部临床药理基地指导原则》。为了保障新药临床研究的质量、规范临床药理基地的工作，卫生部于1996年开始对指定的临床药理基地进行验收，根据各基地既往的工作情况、实施药物临床试验的质量来评估基地是否有资格继续开展临床试验，同时开始受理新基地的申请。1998年我国国家药品监督管理局组建，执法主体也随之转移。1999年，国家药品监督管理局对国家卫生部既往认定的临床药理基地进行了再确认，并将其更名为“国家药品临床研究基地”。2001年2月依据新公布的《药品管理法》第二十九条，又将“国家药品临床研究基地”更名为“药物临床试验机构”，并沿用至今。

2004年2月国家药品监督管理局与卫生部联合发布了《药物临床试验机构资格认定办法（试行）》（以下简称《办法》）。该《办法》规定：自2004年3月1日起拟申请资格认定的医疗机构或原国家药品临床研究基地拟增补新的药物临床试验专业，应根据《办法》中申请资格认定的医疗机构应具备的条件，参照《药物临床试验机构资格认定标准》进行自查、提出资格认定的申请；自2004年8月1日起对原国家药品临床研究基地进行复核检查；自2005年3月1日起，未提出资格认定申请和检查不合格的国家药品临床研究基地，将不再具有承担药物临床试验的资格。

2019年12月1日，国家药监局和国家卫生健康委联合发布了《药物临床试验机构管理规定》，规定在中华人民共和国境内开展经国家药品监督管理局批准的药物临床试验（包括备案后开展的生物等效性试验），应当在药物临床试验机构中进行。药物临床试验机构应当符合本规定条件，实行备案管理。仅开展与药物临床试验相关的生物样本等分析的机构，无需备案。药物临床试验机构自此由资质认定改为备案管理。

第四节　自评或第三方评估

《药物临床试验机构管理规定》第七条规定：药物临床试验机构应当自行或者聘请第三方对其临床试验机构及专业的技术水平、设施条件及特点进行评估，药物临床试验机构评估符合规定要求后，按照备案平台要求填写组织管理架构、设备设施、研究人员、临床试验专业、伦理委员会、标准操作规程等备案信息，上传评估报告，备案平台将自动生成备案号。增加临床试验专业，应形成新增专业评估报告，填录相关信息并上传评估报告。

自评或第三方评估可参考国家局提供的模板撰写，评估内容至少包括以下几个方面的内容：病源病种情况、设施设备情况、管理制度及SOP制定情况、研究人员资质、技能和培训情况（其中主要研究者应当提供高级职称和参加过3个以上药物临床试验相关证明材料）。

社会第三方评估具有独立性、自愿性，非行政许可。评估工作完成，第三方将给出评估意见。开展社会第三方评估工作，将依法依规秉持公平、公开、公正原则，坚持实事求是的道德底线，全面为行业相关部门服务。第三方评估将对申请机构的相关人员综合素质、药物临床试验技术水平、设施条件及专业特点进行评估，形成评估报告。

第五节　我国药物临床机构建设

截至1998年，卫生部批准的临床药理基地数达到165个，其中中西医125个，中医40个，涵盖西医475个专业，中医176个专业。

自2004年3月1日，国家食品药品监督管理总局和卫生部共同颁布《药物临床试验机构资格认定办法（试行）》，该办法的实施被业内认为是我国药物临床试验史上的第一座里程碑，机构自此正式诞生，我国药物临床试验机构的管理走向规范化、法制化的道路，极大地推进了临床试验机构的建设和专业人才的成长，有助于缩小我国药物临床试验水平与欧美发达国家的差距，我国药物临床试验行业走向飞速发展的道路。

但是，在一段时间内，由于国家药监机构一些人员的严重失职造成了药物临床试验的管理混乱无序，给人民群众用药带来了隐患。2006年7月30日国务院办公厅颁发了关于全国整顿和规范药品市场秩序专项行动方案的通知。药品注册现场核查工作被列为专项整治行动的重中之重。国家局和各省局对这项工作高度重视，周密部署，密切配合，严格按照工作方案和要求，采取分批推进、分类展开、分级负责的方法，抽调精兵强将，组织整合各方力量，对上万个品种进行了核查，注销了一批药品批准文号，申报单位撤回了一批真实性存在问题的药品注册申请。有力遏制了不规范和弄虚作假行为，一批不具备资格和能力的研究机构退出了行业，消除了安全隐患，树立了正气。

2009年5月，原国家食品药品监督管理总局和卫生部共同下发了《关于开展药物临床试验机构资格认定复核检查工作的通知》，启动机构资格认定复核检查工作，随后颁发了《药物临床试验资格认定复核检查标准》，并于2011年6月对首批完成了复核检查标准的134家机构进行集中会审，对符合复核检查标准的机构进行换证和公告，对不符合符合审查标准的机构发文责令整改，整改期间，该机构不得承接新的药物临床试验项目。自此，机构认识到不断地完善自身管理、适应发展形势要求是其生存的唯一出路。

2011年12月6日，由原卫生部和国家食品药品监督管理总局共同主办的“全国药物临床试验质量管理工作会议”（简称“GCP大会”）在京召开，会议指出，为了提高我国药物临床试验质量，一方面要努力打造一支充满创新意识、熟悉国际发展动态、掌握国内外规范要求的高水平的研究者团队，强化制度建设，强化临床试验机构硬件建设，大力扶植和促进民族医药创新；另一方面，要创新监管机制，全面提高监管水平。为此，国家药品监督管理局出台三项具体措施来规范药物临床试验：一是实施分类管理，尤其是Ⅰ期临床试验的分类管理，即按照风险管理的原则，使一批条件较好的机构承担起创新药物研究的责任，形成以探索性研究的临床试验机构为引领，以验证性研究的临床试验机构为基础的专业化、网络化的新格局；二是以信息化为载体建立药物临床试验监管信息系统，以有效规范临床试验研究行为，确保药物临床试验研究数据的真实可靠和全程可追溯，为监管部门的动态监管和相关部门信息共享奠定基础；三是改进现场检查的方式方法，将建立品种检查与机构检查相结合，技术审评与现场检查相结合的工作模式，发挥现场检查的最大效能。对于机构存在的问题，国家药品监督管理局将加大处理力度，对于严重违反《药物临床试验质量管理规范》（2020年）甚至弄虚作假的行为，不再给予整改机会，直接取消临床试验机构资格并予以曝光。国家药品监督管理局乘GCP大会之东风，在其召开的前后陆续出台并在今后即将出台一系列关于药物临床试验机构管理的规范和指南，包括：《药物Ⅰ期临床试验管理指导原则（试行）》、《药物临床试验生物样本分析实验室管理指南（试行）》、《关于加强新药首次人体试验风险管理的指导意见》、《药物临床试验严重不良事件报告程序与要求》、《药物临床试验申办者管理指导原则》、《药物临床试验管理指南》等，以提高药物临床试验的质量和规范机构的管理。GCP大会的圆满召开被业内认为是我国药物临床试验史上的第二座里程碑，大会后国家将出台一系列促进我国创新药物临床试验发展的政策，各机构更加重视和规范本机构的GCP建设，这标志着我国药物临床试验和机构的发展将步入更加规范的快车道。由于，我国药物临床试验机构正朝着法制化，科技化，国际化的方向高速发展。

随着我国在医药创新领域取得明显突破，临床研究资源的短缺问题日益凸显。2017年10月，中共中央办公厅、国务院办公厅印发《关于深化审评审批制度改革鼓励药品医疗器械创新的意见》，提出了临床试验机构资格认定实行备案管理的改革要求。2018年1月，医疗器械临床试验机构备案管理开始实施。2019年12月1日，药物临床试验机构备案管理开始实施。备案管理简化了监管流程，但并不意味降低了临床试验的要求，而是更强调对临床试验项目质量进行全过程监管，体现了“宽进严出”的监管理念。备案管理制度被业内认为是我国药物临床试验史上的第三座里程碑，我国医药发展迎来了新的春天。

第六节　我国药物临床试验机构概况

截至2019年10月31日的最新一次公告，我国药物临床试验资格认定机构897家（含港台8家、部分医院合并或分拆的情况），其中部分机构/专业三年有效期已到，但受理了复核申请，承接资格继续有效。药物临床试验资格认定机构分布如图14-6-1，对药物临床试验资格认定机构按照专业统计，如图14-6-2。

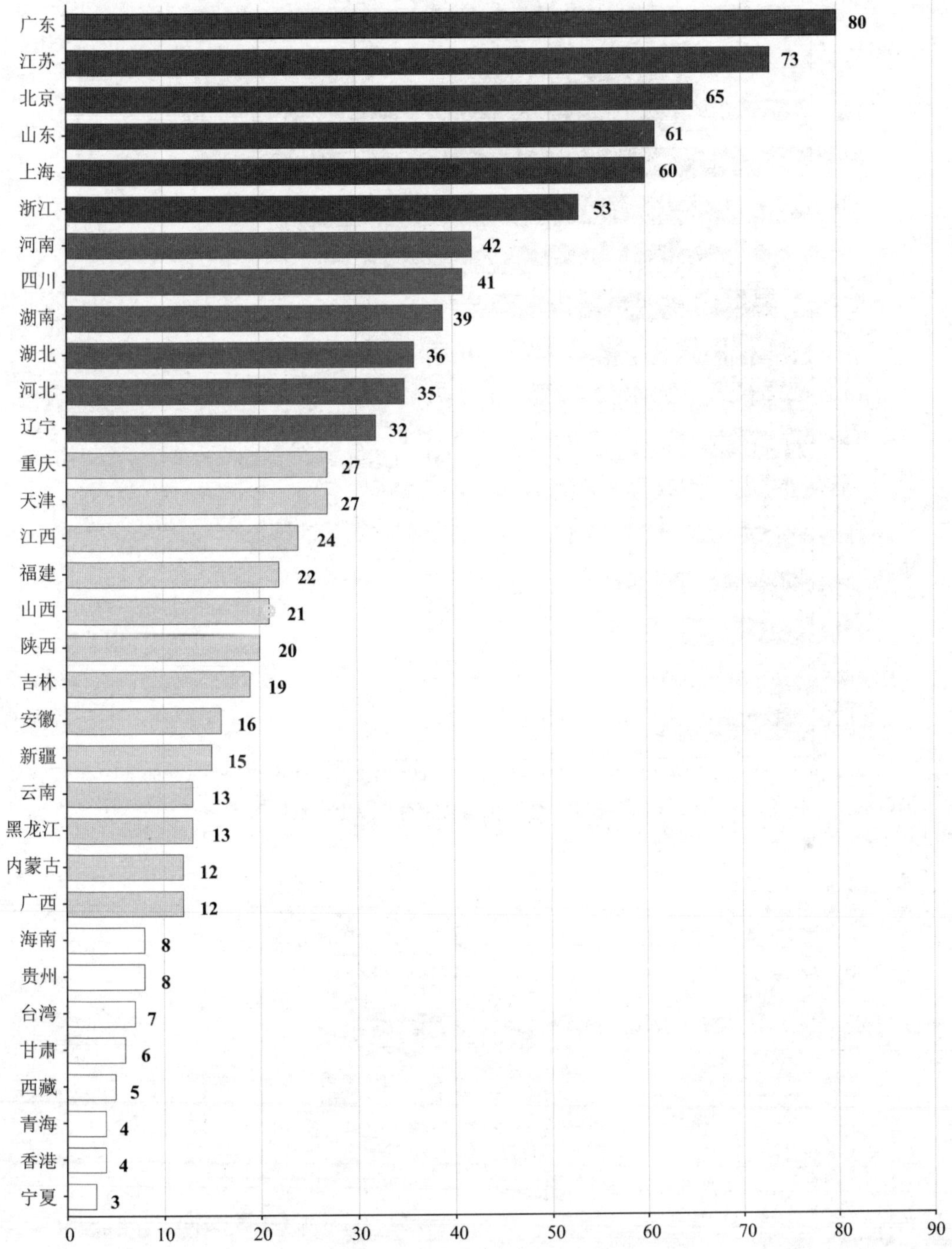

图14-6-1　全国各省药物临床试验资格机构数

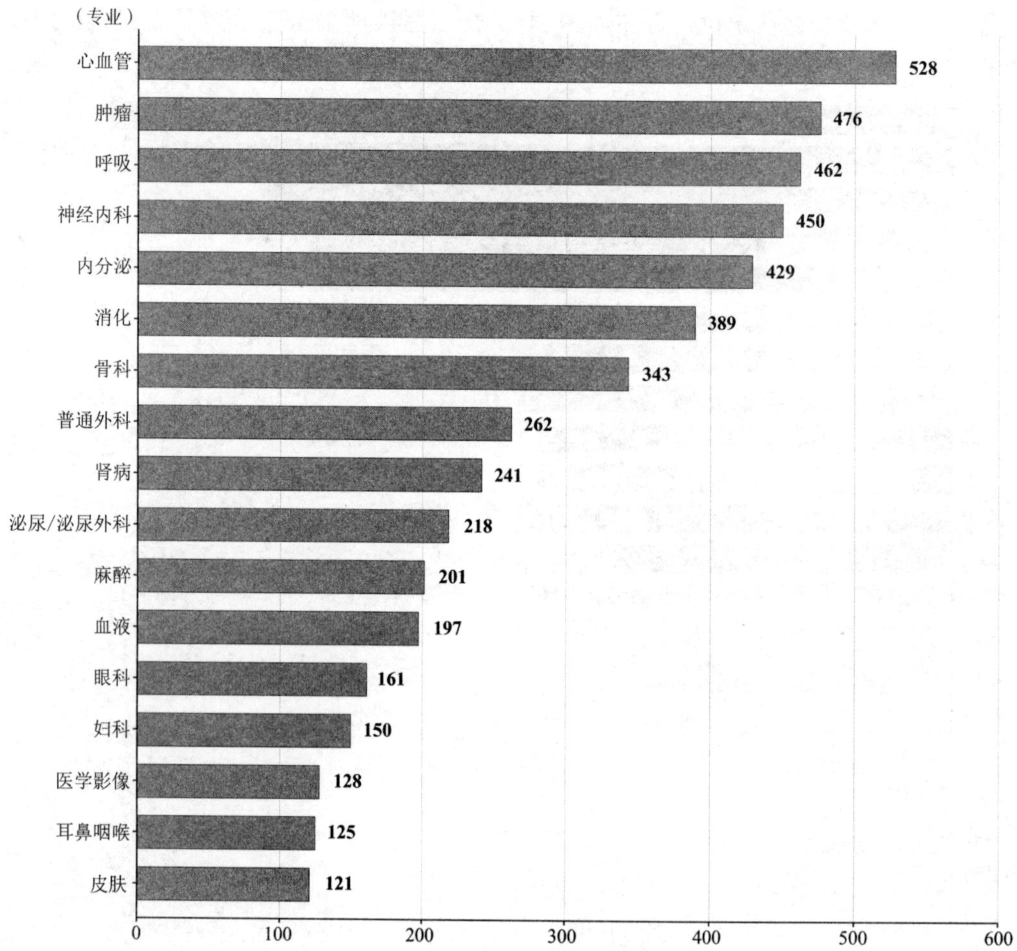

图 14-6-2　全国机构认定百个以上专业

第十五章　临床试验机构的组成

药物临床试验机构作为药物临床试验实施的主体，须具备完整的组织结构和必需的设备设施，尽管不同机构的设备设施水平参差不齐，但都必须达到应具备的基本条件。

第一节　药物临床试验机构应当具备的基本条件

2019年12月1日发布《药物临床试验机构管理规定》，承接药物临床试验的药物临床试验机构应该具备以下条件。

（1）具有医疗机构执业许可证，具有二级甲等以上资质，试验场地应当符合所在区域卫生健康主管部门对院区（场地）管理规定。开展以患者为受试者的药物临床试验的专业应当与医疗机构执业许可的诊疗科目相一致。开展健康受试者的Ⅰ期药物临床试验、生物等效性试验应当为Ⅰ期临床试验研究室专业。

（2）具有与开展药物临床试验相适应的诊疗技术能力。

（3）具有与药物临床试验相适应的独立的工作场所、独立的临床试验用药房、独立的资料室，以及必要的设备设施。

（4）具有掌握药物临床试验技术与相关法规，能承担药物临床试验的研究人员；其中主要研究者应当具有高级职称并参加过3个以上药物临床试验。

（5）开展药物临床试验的专业具有与承担药物临床试验相适应的床位数、门急诊量。

（6）具有急危重病症抢救的设施设备、人员与处置能力。

（7）具有承担药物临床试验组织管理的专门部门。

（8）具有与开展药物临床试验相适应的医技科室，委托医学检测的承担机构应当具备相应资质。

（9）具有负责药物临床试验伦理审查的伦理委员会。

（10）具有药物临床试验管理制度和标准操作规程。

（11）具有防范和处理药物临床试验中突发事件的管理机制与措施。

（12）卫生健康主管部门规定的医务人员管理、财务管理等其他条件。

药物临床试验机构为疾病预防控制机构的，应当为省级以上疾病预防控制机构，不要求本条前款第一项、第五项、第六项条件。

第二节　临床试验机构的职责

（1）熟悉并严格执行《赫尔辛基宣言》、GCP以及我国药物临床试验其他相关法律法规。

（2）建立药物临床试验管理的组织架构，建立相应的管理体系并配备相关人员、设施设备、对机构承担的药物临床试验进行协调管理。

（3）承担国家药品监督管理局批准的药物临床试验任务。

（4）统筹药物临床试验的立项管理、试验用药管理、资料管理、临床研究协调员管理以及质量管理的相关规定。

（5）制定较为完善的药物临床试验管理制度和标准操作规程。

（6）对机构内各专业、辅助科室进行组织协调、技术指导、人员培训。

（7）开展临床研究咨询及信息交流。

（8）积极配合申办方、CRO的监查和稽查工作。

（9）承担对上市后药品进行临床再评价工作。

（10）负责向所在地省级药品监督管理部门及卫生行政部门报告年度药物临床试验管理情况。

（11）积极配合科技部办公厅关于开展全国人类遗传资源行政许可管理专项检查有关工作和人类遗传资源管理自查工作。

（12）承担卫生部和国家药品监督管理局下达的其他任务并接受其视察。

第三节　临床试验机构的组织结构

药物临床试验机构是由国家药品监督管理局核准、具备实施和管理药物临床试验职能的单位。我国的药物临床试验机构绝大多数是医疗单位，开展的工作不同于医院的常规诊疗工作，承担着本单位药物临床试验工作运行的监督管理任务，机构须执行国家药品监督管理局颁布的有关药物临床试验管理的法律法规。药物临床试验机构的管理架构应满足组织实施药物临床试验和保证试验质量的基本要求。通常，药物临床试验机构是由机构领导小组、机构办公室、认定的临床专业科室（包括Ⅰ期临床试验研究室）、试验相关辅诊科室、临床试验用档案室、试验药房、质控小组等组成，医疗单位还应具备独立监督审查药物临床试验工作的伦理委员会。为了加强对药物临床试验工作的技术指导和质量监管，可成立药物临床试验专家委员会和药物临床试验质量管理委员会。

第四节　临床试验机构的人员组成

根据国家《药物临床试验机构管理规定》的要求，结合各医疗单位的自身情况，药物临床试验机构一般设主任1名，实行主任负责制，负责机构工作的日常管理和具体运行。必要时设副主任1～2名，在主任因故无法履行职责时，由副主任替代行使其职能。机构办公室根据业务量设置相关人员，至少达到以下要求：主任1名，秘书1～2名，质量管理人员若干，药物管理人员至少2名（AB角），档案管理1名。

第五节　临床试验机构的设备设施

（一）机构办公室设备设施

机构办公室作为药物临床试验机构日常行政管理和后勤保障的核心部门，应配备与其工作职责相适应的设备、设施，包括专用办公室、资料档案室、药品储藏室、足够数量的带锁文件柜、传真机、直拨电话、联网计算机、打印机、复印机等自动化办公设备。

（二）Ⅰ期临床试验研究室的设备设施

具体可见第十六章药物临床试验病房建设。

（三）专业科室设备设施

作为具体承担试验的临床专业科室，除了要保证专科门诊及病房月均诊疗人数均能满足临床试验的要求、保证本专业病种能够满足临床试验的要求条件外，还应具备一定的硬件条件：承担本专业临床试验要求的床位数、各专科病房应具有本专业必需的设备（如呼吸专业的支气管镜，消化专业的胃镜、肠镜等）、必要的抢救设备（心电图机、呼吸机、吸引器等），有些专业还可以根据条件设置专科重症监护病房。专业科室的门诊或病房应有独立的受试者专用接待室、带锁的试验用药物和物品储藏室或储藏柜、药物储藏冰箱以及带锁的试验资料储藏柜，临床研究协调员办公场地等。

第十六章　Ⅰ期药物临床试验病房建设

Ⅰ期临床试验是初步的临床药理学及人体安全性评价试验，主要是观察人体对于新药的耐受程度和药动学影响，为制定给药方案提供依据[18]。Ⅰ期药物临床试验病房是将试验用药物主要用于健康受试者的试验场所。Ⅰ期病房建设首先必须符合医疗机构普通病房的基本要求，同时作为Ⅰ期药物临床试验的场所，须保持相对的独立性、配备专职的医护人员、完善的医疗设施设备，科学规范的标准操作规程和制度，以便更好地安排受试者的饮食、给药、作息，利于研究者观察药物疗效及药物临床试验过程中发生的不良事件等。有效保障受试者的安全与权益，保证试验有序高效的进行。

第一节　Ⅰ期药物临床试验病房环境管理

Ⅰ期药物临床试验病房应设置门禁管理系统，人员出入必须登记。受试者在试验期间无特殊原因不得离开病区。每张病床需配备床头柜、床头呼叫器、供氧等系统确保受试者安全，并在操作时使用遮隔帘保护受试者隐私。为提高受试者的舒适度和依从性，可在病区内放置小型绿色植物，如绿萝等；将相关药物的科普资料等放置在走廊报刊处或张贴在橱窗内，方便受试者阅览；并在活动区域内设置如电视机、书刊、无线网络等娱乐设备，从而营造一个温馨、安全、舒适的环境。各个功能区需张贴标识，路面墙面要有指引，符合消防要求，并有紧急通道指引等[19]。

我国2011年颁布的《药物Ⅰ期临床试验管理指导原则（试行）》规定Ⅰ期试验研究室应有满足Ⅰ期试验需要的场所和设施。Ⅰ期试验的病房需达到如下要求并不断完善，为受试者、工作人员和申办者提供良好的试验条件。

（一）试验场所

试验病房应具有开展Ⅰ期试验所需的空间，应具有相对独立的、安全性良好的病房区域，保障受试者的安全性及私密性。应设有受试者接待室、更衣室（男更衣室与女更衣室）、档案室、药物储存和准备室、配餐室、监查员办公室。除医护人员工作区以外，还应设有专门的活动室、寄物柜。试验区、办公区、餐饮区和活动区应各自独立。应具有安全良好的网络和通信设施。

（二）抢救要求

试验病房应具有原地抢救以及迅速转诊的能力，配备抢救室，具有必要的抢救、监护仪器设备和常用的急救药品、紧急呼叫系统等，医护人员具备急救技能，确保受试者得到及时抢救。

第二节　Ⅰ期药物临床试验病房人员管理

（一）研究者管理

《药物Ⅰ期临床试验管理指导原则（试行）》规定Ⅰ期试验研究室应配备研究室负责人、主要研究者、研究医生、药师、研究护士及其他工作人员。所有人员应具备与承担工作相适应的专业特长、资质和能力。

1.研究室负责人　研究室负责人总体负责Ⅰ期试验的管理工作，保障受试者的权益与安全。研究室负责人应具备医学或药学本科以上学历并具有高级职称，具有5年以上药物临床试验实践和管理经验，组织过多项Ⅰ期试验。

2.主要研究者 研究室负责人和主要研究者可以是同一人。主要研究者负责Ⅰ期试验的全过程管理，熟悉与临床试验有关的资料与文献，确保试验顺利进行。主要研究者应具备医学或药学本科或以上学历、高级技术职称，具有系统的临床药理专业知识、至少5年以上药物临床试验经验，有负责过多项Ⅰ期试验的经历。

3.研究医生 研究医生协助主要研究者进行医学观察和不良事件的监测与处置。研究医生应具备执业医师资格，具有医学本科或以上学历、有参与药物临床试验的经历，具备急诊和急救等方面的能力。

4.药师 药师负责临床试验用药物的管理等工作。药师应具备药学本科或以上学历，具有临床药理学相关专业知识和技能。

5.研究护士 研究护士负责Ⅰ期试验中的护理工作，进行不良事件的监测。研究护士应具备执业护士资格，具有相关的临床试验能力和经验。试验病房至少有一名具有重症护理或急救护理经历的专职护士。

6.其他人员 主要包括项目管理人员、数据管理人员、统计人员、质控人员、研究助理等，均应具备相应的资质和能力。

（二）受试者管理

1.筛选期管理

（1）受试者招募过程中，研究者须详细告知临床试验研究的内容及流程、获益及可能存在的风险等事宜，不得威逼利诱受试者参加临床试验，受试者可充分考虑后自主选择是否参加，待完全理解并认可后签署并保存一份与研究者共同签署的知情同意书。

（2）受试者须提供本人真实有效的身份证件信息和受试者本人开户的国内银行储蓄卡信息，研究人员确认信息无误后，询问/查询受试者，对其既往病史、用药史等信息进行初步筛查。

（3）受试者需认真配合研究人员进行方案规定的筛选期检查。

（4）筛选失败的受试者有权了解筛选失败原因，并尊重研究者决定。

2.入院观察期管理

（1）受试者需根据方案要求在规定时间内登记入住Ⅰ期病房，进入Ⅰ期病房时需登记信息，将随身携带的试验违禁品（如烟、酒、饮料、食物、药品、打火机、火柴等）和贵重物品交予研究人员保管或锁于储物柜中，出院时领取。试验期间，受试者需更换由研究者准备的Ⅰ期病房病服。

（2）试验过程中，受试者需避免剧烈运动和长时间卧床休息，遵从方案要求进食、进水、进食高脂餐等。

（3）受试者需严格配合研究者按照方案的给药方法使用研究药物，给药完成后要配合研究者检查确认，确保药物的正确使用，一旦发生非预期情况需及时告知研究者。

（4）受试者在入院期间如发生任何身体不适需及时告知研究者，并配合研究者进行处理。

（5）受试者需配合研究人员顺利进行采血等操作。

（6）受试者在试验期间需遵从研究者医嘱及病房管理，未经研究者允许，不得擅自离开Ⅰ期病房，如若有特殊紧急情况需请假离院的，必须经研究者判断并同意后，签署请假条及请假登记表后方可离开，返院时需再次签署登记表并写明返回日期。

3.出组管理

（1）试验观察期结束后，受试者需按方案要求配合研究者进行出组体检。

（2）受试者需配合研究者如实填写出院日志并签名。

（3）受试者在随访期内的检查结果如需复测，应配合研究者返院完成复测检查项目。

第三节　Ⅰ期药物临床试验病房设施设备管理

Ⅰ期试验研究室应根据工作需要配备相应的仪器设备，并进行有效的管理，确保仪器设备准确可靠。

试验病房应配备具有生命体征监测与支持功能的设备，如心电监护仪、心电图机、除颤仪和呼吸机等，并具有供氧和负压吸引装置。具有可移动抢救车，且配有抢救药品和简易抢救设备，确保抢救设备状态良好，能备应急使用。

仪器设备管理。仪器设备管理应由专人负责；仪器设备操作者应具有适当资质并经过操作培训，应根据相应用途使用设备；仪器设备应有清晰的标签标明其生产日期和运行状态，并进行维护、检测和校准；仪器设备具有可操作的标准操作规程，并保留所有使用和维护的记录文档；确保专人适时对试验设施设备进行质量控制检查，对仪器资料进行归档管理；确保试验病房的仪器设备符合国家的相关要求。

临床试验开始之前，研究护士应当再次核实、确认仪器是否能够正常工作，并将所需用到的仪器放置于方便使用之处，确保临床试验能够顺利进行。

第四节　Ⅰ期药物临床试验病房分区管理

Ⅰ期药物临床试验病房应该是具有能保护受试者安全隐私及保证试验顺利进行的特定试验场所，需设有受试者接待室、更衣室、储物区/储物柜、档案室、药物准备与储存室、医护人员办公室、监查员办公室、会议室、观察室、采血室、活动室、配餐室、抢救室、生物样本处理与储存室、监控室、紧急出口等，每个分区都应配备有相应的专用设施设备。所有独立场所应设置门禁系统，研究人员需使用门禁卡开门。

（一）受试者接待室

（1）受试者接待室是受试者完成群体知情后进行单独知情的独立场所，受试者可询问研究者试验相关问题。

（2）受试者进行知情同意后与研究者共同签署并保存一份知情同意书，房间内应内置监控系统和录音录像设备记录知情同意过程，摄像头应清晰记录显示GPS时钟的时间。

（二）更衣/储物区

（1）入选的合格受试者登记入住试验病房后，受试者进入更衣室更换研究人员统一分发的服装。

（2）储物区应设置带锁储物柜，每个受试者需将携带的违禁品与住院期间不用的贵重物品存放于储物柜中。储物柜一般为双锁双钥匙，研究护士和受试者各持一把钥匙，待受试者出院时可与研究护士一同打开储物柜。

（三）活动室、配餐室和就餐室

（1）受试者活动室可配备计算机、书籍、报刊、棋牌等娱乐设施设备，供受试者休闲娱乐。

（2）配餐室是为受试者配备特殊饮食（如高脂餐）的场所，应设立门禁系统，受试者不可未经许可随意出入。

（3）就餐室是受试者进食进水的场所，应配备电子秤用于剩余食物的称重。

（四）观察室

（1）观察室应放置两张以上的病床，便于受试者的相互监督与沟通，病床之间应设置床帘，以保护受试者的隐私。

（2）床位应有足够的空间进行床旁抢救和转移，病床为升降病床，床头可进行0 ~ 80°调节，足部进行0 ~ 30°的调节。

（3）每张病床应配备餐桌、床头柜、GPS时钟和监控系统，监控摄像头位置应能观测到观察室的所有病床，并能清晰观测到GPS时钟。

（4）病房内应保持整洁，不得堆放杂物，应保持抢救通道通畅。

（五）采血室

（1）具备至少两组操作人员进行采血操作的足够空间。

（2）配备有GPS时钟，便于研究护士采血操作后进行时间观察和记录。

（3）配备监控系统，可清晰记录GPS时钟同步时间下护士进行的采血操作过程。

（六）生物样本处理及储存室

（1）提供受试者生物样本处理及储存的场所，至少配备2台离心机、天平、-20℃冰箱等进行样本处理和暂存。

（2）提供至少2台-80℃冰箱，所有冰箱都需具备温湿度监控与记录，并能方便温湿度数据的储存和导出。

（七）抢救室

（1）抢救室应设置至少一张以上的抢救病床，配备可移动的监护仪，监测血压、血氧。

（2）设有专门的医护人员管理急救受试者。

（3）配备监护除颤仪、急救车等设备和急救药品。

（八）办公室/会议室

（1）办公室是研究者、药师、CRC工作的场所，受试者或监查员等未预约人员不得随便入内。

（2）会议室可为研究团队培训、开会、讨论等提供场所。

（九）监控室

（1）监控室是对Ⅰ期病房各个功能室监控的场所，由专人负责，无关人员未经许可不得入内。

（2）进行监控记录查询前需提前预约申请，经PI审核批准后方可进入监控室根据时间点查询并进行记录。

（十）档案室

（1）档案室宜分为在研项目阅览区和完成项目档案存放区，档案室应由专人专锁专柜管理，无关人员进入档案室前需提前预约并登记后方可进入。

（2）应具备防火、防水、防潮、防高温、防盗、防虫、防鼠、防强光等要求。

（3）应配备温湿度仪、空调、除湿机等设备，保证文件资料处于安全的温、湿度条件下。

（十一）药物准备及储存室

（1）提供特殊药物配备前的准备和药物储存的场所。

（2）药品需能24小时自动监控温湿度记录的冰箱，保证药品储存在适当的温、湿度条件下。

（3）药物准备及储存室应由专人管理，需记录药品储存全过程温、湿度记录。

（十二）监查室

专供监查或稽查人员查阅资料使用的场所，试验资料不得带出监查室。

（十三）紧急疏散通道/出口

Ⅰ期病房必须配备紧急疏散通道/出口，便于发生突发事件（如火灾等）时可紧急撤离。受试者在入院时，研究人员须告知受试者疏散通道/出口位置。

第十七章　临床试验用药物管理

试验用药品（investigational product）是指用于临床试验中的试验药物、对照药品。临床试验用药物的制备、使用和管理是药物临床试验的重要环节。一方面，试验用药的质量与稳定性直接决定着临床试验结果的可靠性；另一方面，与上市销售的药品相比，临床试验用药物给受试者带来的潜在风险更大。GCP明确规定，临床试验用药物的制备、包装、标签、运送和销毁是申办者的重要职责。而在试验过程中，试验用药的存储、发放、使用、计数管理则是研究者或研究机构的重要职责。

为了保证受试者的安全，防止因生产方面的问题导致安全、质量或疗效方面的缺陷影响临床试验的结果，确保用于同一或不同临床试验中的同种试验用药物批次之间的一致性，我国《药品注册管理办法》（2020年）要求：药品应当符合国家药品标准和经国家药品监督管理局核准的药品质量标准。经国家药品监督管理局核准的药品质量标准，为药品注册标准。药品注册标准应当符合《中华人民共和国药典》（2015年）通用技术要求，不得低于《中华人民共和国药典》（2015年）的规定。申报注册品种的检测项目或者指标不适用《中华人民共和国药典》（2015年）的，申请人应当提供充分的支持性数据。

第一节　临床试验用药的管理原则

临床试验用药物的生产、使用和管理应遵循下列基本原则。

（1）按照GMP条件生产，保证试验用药的质量和稳定性，避免生产过程中的交叉污染。

（2）确保试验用药物在运输、分发、储存、使用过程中，不变质、不受污染，过期药物要及时更换。

（3）必须严格按照要求进行包装和标识，明显与上市药物相区分，避免误用。

（4）包装和标识符合盲法、随机等试验设计的要求。

（5）仅用于参加试验的受试者，不得买卖或赠送其他人员。

（6）在试验过程中要严格遵循试验方案规定的给药方案分发和用药。

（7）建立试验用药物的接收、分发、使用、回收、销毁记录和计数制度并做好记录。

第二节　机构对临床试验用药的具体要求

研究机构的试验用药的计数与管理是研究者或研究机构的职责。研究者或研究机构可指派一名合格药师或其他合格人员，在研究者或研究机构的监督下负责试验单位试验用药物的保管、使用、计数和记录。

（一）试验用药物的接收

研究机构从申办者处接收试验用药物时，应委派专人对试验药物进行清点检查并做好相应记录。接受时应特别注意试验用药物数量、试验用药品性质稳定性、试验用药物是否均在有效期内、是否附有检验合格报告、包装标签是否完整、盲法试验的盲底信封是否密封和完整等。

试验用药的记录应当包括但不限于下列内容。

（1）试验用药物名称。

（2）接收时间。
（3）接收数量。
（4）剂型及规格。
（5）批号及有效期。
（6）运输过程温度记录。
（7）保存条件及注意事项。
（8）破盲信封及破盲原则。
（9）接收人签字及日期等。

（二）试验用药物的保存

研究机构应在符合现行管理法规的要求下按申办者所指明的药物保存条件储存试验用药物。一般来讲，试验用药物应保存在专用储藏室或储存柜中。在我国，许多试验机构建立了专用试验药物储藏室，但也有部分研究机构将试验用药物保存在医院的药房中。如果是后一种情况，则必须将试验用药物严格与普通药品分区保存并做好标识，避免混淆或误用。

（三）试验用药物的分发与使用

研究机构应保证试验用药物只能按照已批准的试验方案使用于受试者。不得将试验药物提供给任何除受试者之外的人员。研究者或由其指派的人员应向每一位受试者解释试验用药物的正确用法，并在试验期间定期检查每一位受试者是否按要求正确使用，药物临床试验实施过程中应保留试验用药物分发、使用及回收的详细记录，包括但不限于以下几个方面。

（1）受试者的姓名缩写及代码。
（2）分发药物的名称、数量、包装编号及日期。
（3）受试者用药开始、停止的日期。
（4）试验用药物用法用量。
（5）回收受试者用药后的空包装和未用包装数量，在回收的药物（包装）数量与发放数量不一致时，要解释说明并记录原因（如受试者试验用药的丢失、散落、误用等）。
（6）上述记录必须由药物管理员签署姓名和日期。

（四）剩余药物的退回或处置

试验结束时，药物的空包装、剩余药物以及未开封的库存药物等应一并交申办者处理。如果申办者预先同意，也可由具有销毁资质的研究机构就地销毁。

（五）试验用药物的计数和记录

试验用药物的计数（account）是其管理的重要内容。总的原则是试验用药物的收、发、余、退在数量上要保持平衡。如果不一致时，应及时查找、分析原因并记录原因。研究者（机构）或其指定的药师或其他合格人员应妥善保存有关试验用药物的接收记录、试验用药物分发、保管记录、每一受试者使用记录以及未用药物返还申办者或其处置方法的记录。

第十八章　临床试验的记录与文档管理

第一节　临床试验必须保存的文件及要求

临床试验必须保存的文件是指可单独或综合地对试验的执行情况及产生的数据质量进行评估的文件。在ICH GCP指导原则的附录中详细列出了研究者和申办者必须保存的最少文件的清单。我国GCP（2020年）的附录中也列出了类似必备文件。详细内容可以参考这两个规范的附录部分。

（一）原始文件

源文件，指临床试验中产生的原始记录、文件和数据，如：医院病历、医学图像、实验室记录、备忘录、受试者日记或者评估表、发药记录、仪器自动记录的数据、缩微胶片、照相底片、磁介质、X光片、受试者文件，药房、实验室和医技部门保存的临床试验相关的文件和记录，包括核证副本等。源文件包括了源数据，可以以纸质或者电子等形式的载体存在。这些记录需要签名并注明日期后才可以作为原始文件。原始文件是证明临床试验数据的真实、准确、可靠的证据，也是所有临床试验报告数据的源文件。原始文件一般由完成该研究、观察或检查的人员填写。文件的每一页上均应有受试者的姓名拼音缩写和试验编号，任何更正均应由更正人签名并注明日期。

受试者的病历档案应包括但不限于如下信息。

（1）签署知情同意书过程记录、入组临床试验的时间。

（2）确定诊断和符合入选标准的筛选检查资料。

（3）既往病史。

（4）疾病的进展情况。

（5）合并治疗情况，包括任何可能的合并用药或治疗。

（6）主要疗效观察结果。

（7）所有不良事件及安全措施。

（8）试验过程中所有受试者随访等（日期、检查、受试者反映的任何问题或情况、下一次随访的安排等）。

应当强调，并非所有病历中的数据都是原始数据。在提供受试者日记（subject diary）的试验项目中，受试者日记也是重要的原始文件。受试者日记不仅可以记录受试者临床试验研究用药情况，还能记录受试者其他联合用药情况、受试者用药后的感受以及不良事件情况。因此，为了保证受试者耐心、认真填写，受试者日记的内容应当简便明确。而且，在开始试验前，就应仔细向受试者及其家属介绍受试者日记的重要性及如何填写。每次访视时，要检查受试者日记并与受试者进行确认，一方面了解记录的内容，另一方面检查受试者是否按照方案的要求进行。对那些重要而不可复得的原始文件，应当留下副本，以免原始文件的遗失或损害。在转录时必须忠实于原件，不得做任何修改。研究者必须签字并标注日期证明其准确可靠。如有可能，原始文件应当和病例报告表一起保存，以方便监查员监查时核对数据。

（二）病例报告表

病例报告表（case report form，CRF）是临床试验中研究人员收集、记录及报告数据的主要文件之一。CRF一般由申办者设计、印刷并提供。在设计CRF时就必须充分考虑收集信息的全面性、术语和描述的准确性以及填写的简便、明确性。CRF的填写要预先建立标准操作规程，并严格执行，以保证不同研究人员填写格式的一致性、准确性和完整性。而且CRF中填写的数据必须可溯源，与原始文件中的数据保持一致。原始数据的核对是监查员每次访视临床试验承担机构的重要内容之一。

纸质CRF一般采用无碳复写的方式，一次可生成3份或4份，每份可采用不同颜色的纸张印刷，除交申办者、数据分析中心各一份外，研究者必须保留一份。CRF容易丢失，因此应当保存得当。为了避免混淆，要注意将不同研究项目的资料分开保存。对无碳复写的CRF保存时还应注意褪色的可能性。电子CRF在保存时更要制订并实施安全防范措施，一般应在异地存储备份，必要时应打印纸质文件进行保存。为了避免CRF的丢失，在任何情况下都不要将唯一的一份CRF通过邮局或信使寄送。

（三）研究者手册

研究者手册（investigator brochure，IB）指与开展临床试验相关的试验用药品的临床研究资料汇编。研究者手册应包含但不限于以下内容。

（1）试验药品的物理、化学和药理性质。

（2）动物实验及已经进行的临床试验资料。

（3）试验的可能的风险、不良反应。

（4）特殊的试验方法、观察方法、注意事项。

（5）过量使用时，可能出现的后果及治疗方法等。

通过研究者手册，研究者可以清晰地理解该试验及试验药品的全貌。在评价不良事件与试验药品的因果关系时，研究者手册尤显重要。在出现任何重要的有关药品的信息时，申办者应当补充或更新研究者手册并及时提供给研究者。研究者手册及其更新版本应保存一份在研究档案中。

（四）试验方案

开始试验前必须制订临床试验方案（clinical trial protocol，CTP）。现行法规允许试验方案由申办者和研究者共同协商制订。无论试验方案是申办者制订的还是同研究者一起制订的，最后的版本必须各方代表人员签名并标注日期，以示同意并将严格遵循。所有的试验方案应当在封面上注明定稿日期及版本。所有版本的试验方案都应该保存在研究者档案中，并向伦理委员会提交。应该严格按照经药品监督管理部门和伦理委员会批准的试验方案进行临床试验。按照GCP的要求，对试验方案的偏离和修改均要认真记录在案。试验方案进行的任何修改，都必须提交伦理委员会，经其再次批准后才能实施。描述试验方案变更修改的书面文件必须经研究者和申办者签署并注明日期。申办者递交的伦理委员会的请求信副本和伦理委员会的批准函原件应当保存在研究档案中。

（五）知情同意书

知情同意书的制订应当包括GCP（2020年）所要求的全部内容，并经伦理委员会批准后在临床试验开始前经受试者书面签署。

知情同意书必须标注日期和版本。在研究者档案中要保留所有的既有受试者又有研究者或其他执行知情同意的人签名并注明日期的知情同意书原件，还要保留一份空白的经伦理委员会批准的知情同意书。

（六）伦理委员会和药品监督管理部门批文

任何伦理委员会的批准或同意必须以书面的形式，并包括必要的信息。该文件必须由研究者保存在研究档案中。此外，研究者最好保留一份伦理委员会的委员名单，并确保法定要求的最少人数的伦理委员会委员参加了审批会议。

在研究过程中，与伦理委员会的所有通信及材料（包括试验方案或知情同意的修改、SAE的报告等）都应当记录和保存。在试验结束或中止时，应当通知伦理委员会，该信件的副本保存在研究档案中。

法规要求进行药物临床研究必须得到监督管理部门的书面批准。除了申办者保留该文件的正本外，伦理委员会及研究者都应当在其档案中保留一份副本。

（七）研究者名单及简历

研究者必须保存一份参加临床试验人员（包括任何进行临床评价、填写CRF、执行知情同意、文件管理、试验用药的管理人员等）的名单以及每个研究人员的最新的经本人签字和标明日期的简历。此外，执行知情同意和填写CRF的人员还应当在该文件留下签名及姓名缩写样本，以保证只有授权的人才能承担这两项工作。

研究人员的履历表至少包括下列内容：姓名、学历、学位、职称、行业培训、工作经历和其他表明其在本领域研究水平的信息，例如出版的文章或著作、过去参与的研究项目等。此外，还要注明是否熟悉GCP、是否参加过的GCP培训或研讨会等。履历表的作用是证明每个研究人员是否适合或是否具备从事临床试验中相应工作的能力和资格。

（八）实验室记录

需要实验室参与测定与评价的研究必须保留两类文件。①室间质评证书及实验室值标准参考范围，研究者一般应当保留1份该文件副本；②实验室操作规程。法规规定进行临床检验的实验室需要经过GLP认证，证明文件一般不需要研究者保存，但是实验室应当保存这些文件并准备接受监查员、稽查员或检查员的检查。

（九）试验用药物记录

研究者应当保存试验用药物的接收、保存、分发、使用、剩余药物回收和退回申办者或按照双方协议进行销毁的记录。

试验药物计数管理的基本原则是做到收、用、存、回收平衡。如有不符，就要寻找并记录原因。

试验用药的记录不合格是临床研究中检查发现的主要问题之一，另外，试验用药的管理和计数也是主要的薄弱环节之一。临床试验实施过程中应当强化有关人员对试验用药计数及记录的认识。

（十）试验监查报告

在临床试验启动之前、试验开展过程之中及试验结束之时，监查员均应对研究机构进行访视和监查，以确定研究条件及人员是否准备就绪、试验是否严格按照研究方案、GCP及SOP进行、受试者是否得到了保护、所有CRF中填写的数据与原始数据是否一致并完整、所有的不良事件是否被记录、严重不良事件是否被及时报告、试验用药是否符合规定并计数准确、试验是否按照合同的进度开展等等。监察监查员每次访视后将向申办者提交1份监查报告。研究者应当保留1份该报告的副本。

（十一）受试者筛选表、入选表及代码表

在某些试验项目中，首先可能需要对大量的病人进行筛选以确定其中符合入选条件的病人，研究者应当保留每个被筛选病人的记录（subject screening log）。该记录一般采用预先制订的表格，为每个参加筛选的病人填写一份，在筛选结束后由研究者装订归档。

受试者入选表（subject enrolment log）是记录受试者按入选时间顺序进行试验编号的文件。受试者鉴别认代码表（subject identification code list）是临床试验中分配给受试者以辩识其身份的唯一代码。研究者在报告受试者出现的不良事件和其他与试验有关的数据时，用该代码代替受试者姓名以保护其隐私。以便在需要时，研究人员能够及时根据其代码识别受试者。这两个文件是研究者必须保存的重要文件，必须认真归档保存，不得丢失或破坏。

（十二）数据质疑和更正表

申办方或其他数据统计方，可能会向研究者返回数据质疑表（data query form，DQF）或数据更正表（data clarification form，DCF），DCF中列出了试验过程中需要进一步核实的数据或问题等。一般举例如下。

（1）数据缺失。例如，未填开始或结束日期。

（2）数据不符合逻辑。例如，结束日期早于开始日期，服药时间在签署知情同意书前等。

（3）严重异常或不合理数据。例如，受试者身高172mm等。

（4）字迹不清楚，不能识别填写的数据。

（5）编码问题。例如记录的不良事件或伴随疾病未用医学术语，则这些数据无法在数据库中进行编码。

研究者在收到数据质疑（或更正）表后，要逐项核实并填写核准结果，签名并注明日期后及时返回申办者，以便其对数据记录更正或录入数据库。研究者应保存数据质疑表和更正表的复印件。

（十三）不良事件及报告的记录

按照GCP的要求，无论不良事件是否与试验用药有因果关系，研究者均应在原始记录中记录并填写至CRF。不良事件记录应包括但不限于以下内容。

（1）不良事件描述。

（2）发生时间。

（3）结束时间。

（4）严重程度及发生频率（包括发病频率的改变及严重程度的增加）。

（5）给予的治疗和效果的记录。

（6）研究者对不良事件与试验药物的因果关系的分析。

（7）不良事件的跟踪情况等。

有关不良事件的所有医学文件都应当记录在原始文件中，包括化验单、心电图、检查结果报告等。发生严重不良事件时要及时向申办者、药品监督管理部门、伦理委员会及其他合作研究者报告。所有这些情况都要记录在案并保存。

（十四）试验报告

在研究结束后，生物统计人员将对所得到的数据进行处理和分析，得到统计结果。然后据此结果，由申办者与研究者一起撰写试验报告（final report）。

研究者必须签署试验报告以示对其中内容的认可。在签署同意意见时，研究者应当认真阅读和斟酌其各项内容，对该报告做最终的确认，该报告需准确、真实、完整地反映试验项目的开展过程，并对试验数据进行客观、合理的解释和分析，试验结果必须是科学、可靠的。现行法规规定，提交给药品监督管理部门的临床试验报告除需要研究者和申办者签署外，还需要研究者所在研究机构签署的意见和印章。

试验报告由申办者向药品监督管理部门提交。研究者也有必要向伦理委员会提交1份副本，并在自己的研究档案中保留1份副本。

（十五）其他文件

所有与监查员、申办者及其他研究者或机构的往来通信都应当保存在研究档案中。每次参加研究项目的人员间的会议、电话、传真或其他方式的通讯等的备忘录也应当存放在研究档案中。

在研究进行过程中可能会发生一些变化，例如研究人员的变更、试验方案的补正、CRF的变化、知情同意书的更新、测定值范围的变化等等。所有这些变化都应当记录在研究档案中。对需要伦理委员会同意才能实施的更改，还应当保存伦理委员会的批文。

第二节　GCP对药物临床试验记录的基本要求

GCP要求每项工作、每项操作、每个数据等都应被及时、准确地做好书面记录。临床试验总结报告中的各种数据均来自于这些原始的数据采集记录，如果存在记录不真实、记录不完整、记录不详细、记录文件丢失的情况，都将对试验结果的真实性、科学性、可信性产生极大影响。因为无论试验结果如何，只有实事求是地记录才能得出真实的结果，也只有真实记录的存在才能证明相关行为的发生，才能做到有据可循、有源可溯、才能成为试验结束后能够还原真实情况的唯一证据。所以，为了规范临床试验资料的管理，以确保临床试验资料的完整性、真实性，须制定相关制度。

（一）各专业设专人负责管理文件和档案，配备专用带锁文件柜。试验结束后，项目负责人要将该项目各种资料（研究者文件夹、研究病例历、知情同意书、住院病历和病例报告表等）交机构办公室，办公室工作人员按档案管理的要求整理、编目、立卷、归档保存，住院病人病历经院内核查完后退回病案室。

（二）机构办公室设专人进行文件管理，要将各项资料避光、干燥、防湿、防潮、防腐、加锁保存。

（三）临床试验文件资料归档：为便于管理和查阅，可以将每项临床试验的文件资料进行分类管理，主要类别如下。

（1）试验方案及修正案、批文。

（2）研究者手册及更新件。

（3）知情同意书及相关资料。

（4）病例报告表（样表及已填写的病例报告表）。

（5）标准操作规程及更新版本。

（6）标准操作规程培训及分发、领用记录。

（7）与药物品监督管理部门的沟通文件。

（8）与伦理委员会的沟通文件。

（9）与申办者、监察监查员的沟通文件。

（10）试验用药物管理文件。

（11）受试者招募、筛选及入选资料。

（12）不良事件记录及报告文件。

（13）研究人员名单、履历表及研究者分工授权表。

（14）临床试验原始资料。

（15）其他临床试验相关文件资料。

（四）根据《药物临床试验质量管理规范》（2020年）的规定，用于申请药品注册的临床试验，必备文件应当至少保存至试验药物被批准上市后5年；未用于申请药品注册的临床试验必备文件应当至少保存至临床试验终止后5年。如果某项临床试验在合同中申办方对保存时间有特殊要求，则按合同约定时间保存在机构档案室。到期资料，机构有权按照SOP销毁。

（五）原始记录不得外借，不得让无关人员抄写复印。

（六）在必要借用时，按机构“药物临床试验资料查借阅制度”，到机构办公室办理相关手续。

（七）临床试验作为药物研究开发阶段的重要环节，其数据和资料的收集和管理也必须遵循相关要求。

1.原始性 所有的原始记录都必须具备原始性（aboriginality）。研究记录的原始性是指一旦在试验的观察地点即地、即时记录下某种发现或数据，记录文件的内容和格式应当严格保持试验现场记录的原貌，无论在文件的内涵，还是外在风格上均不能再做任何改变。

2.真实性 真实性是指对试验资料的内容、数据和背景信息在进行核准、核查后，确认其与原始文件中记录的数据完全一致。真实性是保证试验结果、科学可靠的必备前提。任何情况下，都不得伪造、编造数据，也不得随意删除、修改或增减数据。确需更正数据时，不得涂改、涂黑，或重新抄写，可采取“杠改”的方式，在需更改的数据上划一条斜线，保持更改前的记录可辨认，然后在右上方写上正确的数据，由更改人签字和注明更改时间及原因。

为保证研究记录的真实性，每次试验结束后，均应由试验负责人和记录人在记录后签名，课题负责人或上一级研究人员要定期检查研究记录，并签署检查意见。必要时还应增加复核环节。原始数据核准（source data verification）是保证试验数据真实性的重要手段。《药物非临床研究质量管理规范》（GLP）和《药物临床试验质量管理规范》（2020年）（GCP）中均增加了第三方对试验资料的复核环节。GCP规定：临床试验的研究资料均应经过监查员的核查。

3.及时性　对试验过程中的各项行为、发现和观察都应当及时做好记录。及时性（in situ and in time）是准确性、完整性的保证。

4.完整性　研究记录的完整性包括两方面的含义：一方面是指所有的记录必须如实记录，既不夸大也不缩小，更不能为了顺利通过新药审评，有意地隐瞒那些虽不利但却是客观存在的发现；另一方面的意思是记录的信息要尽可能全面。

一项单独的试验记录应当包括但不限于以下几个方面。

（1）试验名称　每项试验开始前应首先注明课题名称和试验名称，需保密的课题可用代号。

（2）试验设计或方案　试验设计或方案是试验研究的实施依据。各项研究记录的前面应有一份详细的试验设计或方案，并由设计者和（或）审批者签名。

（3）试验时间　每次试验须按日期顺序准确记录试验日期和时间，试验时间应准确到分钟。

（4）试验材料　例如受试样品（血样、尿样等）和对照品的来源、批号及效期；其他试验材料的来源和编号或批号；试验仪器设备名称、型号；主要试剂的名称、生产厂家、规格、批号及效期；自制试剂的配制方法、配制时间和保存条件等。试验材料如有变化，应在相应的研究记录中加以说明。

（5）试验环境　根据试验的具体要求，对环境条件敏感的，应记录当天的天气情况和试验的环境条件，例如光照度、通风情况、洁净度、温度及湿度等。

（6）试验方法　常规试验方法应在首次研究记录时注明方法来源，并简述主要步骤。改进、创新的实验方法应详细记录实验步骤和操作细节。

（7）试验过程　应详细记录研究过程中的操作、观察到的现象、异常现象的处理及其产生原因、影响因素的分析等。

（8）试验结果　准确记录计量观察指标的试验数据和定性观察指标的实验变化。

（9）结果分析　每次或每项试验结果应做必要的数据处理和分析，并有明确的文字小结。

（10）试验人员　应记录所有参加试验的人员，试验人员应在记录上签字并署时间。

第十九章　制度与SOP的制定原则

药物临床试验质量管理规范（2020年）（GCP）要求申办者及研究者均应履行各自职责，并严格遵循临床试验方案，采用标准操作规程，以保证临床试验的质量控制和质量保证系统的实施。

制度是指研究者共同遵守的办事规程或行动准则，临床试验标准操作规程（SOP）是为了有效实施和完成临床试验具体操作而制定的标准和详细的书面规程，制度与SOP的核心是将细节进行量化，减少临床试验中每项工作不必要的差错，从而保证临床试验的质量。

在研究过程中，试验方案规定了研究者应当做什么，而制度与SOP详细地规定了具体如何做。制度与SOP的制定应基于GCP原则，但比GCP更具体，更具可操作性。

第一节　制度与SOP制定的意义

制订SOP最根本的目的就是保证临床试验按照GCP规范地实施，有助于严格控制在临床试验中存在的或出现的各种影响试验结果的主、客观因素，尽可能地降低误差或偏差，确保得到真实可靠的研究资料、提高临床试验各项结果的评价质量。按照SOP进行标准化操作，既有利于专家判断现行方法是否可靠，也有利于实验室自身查找分析误差的原因，以保证研究过程中数据的准确性。制订SOP的重要意义体现在以下几个方面。

（一）统一标准

用SOP统一新药临床试验的标准，使不同研究部门或实验室的研究方法、同种试验操作和管理制度规范化，使研究人员、试验人员、管理人员的工作有据可依，以规范操作者的行为。尽量减少操作方法上的差异性或随意性造成的误差，提高不同单位、部门或人员以及不同时期研究工作间的可比性。

（二）明确职责

用SOP明确规定各个不同部门及各类不同人员的职责，使其各尽其责，互相衔接，默契配合，循规蹈距，防止差错，确保临床研究工作的有序开展，提高新药研究资料的可信性。

（三）保障条件

用SOP保证各项研究或试验的设施、仪器设备符合要求，确保各项人员、后勤和技术保障系统达到了GCP和试验方案的要求。

（四）保证质量

用SOP指导临床试验方案的制订和实施、数据的收集和处理、结果的分析和总结、资料的撰写和归档，以及质量保证各环节有效地运行，确保试验数据和结果的准确性和可靠性。

第二节　制度与SOP基本内容

SOP是以人为工作对象，对实施和完成临床试验中的每项工作或操作而制定的标准详细的书面规程，它的建立需要充分依据药物及临床特点，清晰而准确。药物临床试验质量有赖于药物临床试验各个层面和各个环节条理、规范、严格的管理。一般来说制度主要包括以下内容：工作制度、运行管理制度、药物管理制度、人员培训制度、合同管理制度、档案管理制度、仪器设备管理制度、财务管理制度、保密管理制度等。

SOP应当覆盖临床研究所有操作环节。所有有关人员包括研究者、研究助理、药品及资料保管人员、统计人员、监查员、稽查员、监督管理人员、伦理委员会等都应当存在并遵循各自的SOP。

一般来说，按照GCP的要求，临床试验的SOP应当包括但不限于以下内容。

（1）临床试验各有关人员的职责、工作程序和制度。

（2）研究者的选择。

（3）试验方案的设计规范。

（4）各种试验资料的起草、修订和批准。

（5）试验用药的准备。

（6）研究者手册的撰写。

（7）伦理委员会的工作程序。

（8）知情同意书和知情同意过程。

（9）受试者的入选程序。

（10）临床试验操作程序。

（11）各项试验指标的测定条件、仪器设备、操作者资格、操作程序、结果判断、极端值的分析和核查。

（12）实验室质控，仪器设备的维护、保养和校准。

（13）药品接受、保存、分发、清点和回收。

（14）CRF的填写和修改。

（15）不良事件的记录和报告。

（16）设盲和破盲程序。

（17）数据处理和复查。

（18）数据统计。

（19）研究报告的撰写。

（20）资料保存和档案管理。

（21）监查、稽查和检查规程。

（22）工作人员的再教育和培训制度。

（23）质量保证部门的工作规程。

（24）CRC管理制度。

（25）HIS/LIS/PACS工作规程。

（26）SOP的制订、修改和实施等。

第三节　制度与SOP制定的方法

在SOP文件开始制订前，应成立专门的SOP编写小组，负责协调工作。由质量保证部负责人或临床试验课题负责人担任组长，其成员由具有临床试验工作经验的各专业业务骨干组成。其职责是根据GCP要求，结合各部门已有文件，确立SOP文件总目录、文件编码及格式，确定各部门参与协调的人员，以及负责SOP文件的定期审查。由编写小组组织实施SOP的制订和协调工作，避免SOP的重复和遗漏。

（一）SOP的基本格式

包括名称、编号和版本、拟订人、审核人、批准人（签名和日期）、颁发和生效日期、适用范围、规程及参考文献等。

（二）SOP的编码

SOP文件应有便于识别其文本类别的系统编码，以便于识别、查找和管理。文件编码是一个系统工程，十分重要，文件编码系统一旦确定，文件系统架构也就基本确定。应慎重地建立编码系统。在建立编码系统时，建议考虑以下原则。

1. 系统性 编码系统应能反映文件信息，体现文件的分类方法及分类层次。统一分类、编码并指定专人负责给定编码，同时进行记录。

2. 准确性 文件与编码一一对应，一旦某一文件终止使用，此文件编码即告作废，并不得再次启用。

3. 可追踪性 根据编码系统规定，可随时查询SOP的变更历史。

4. 稳定性 编码系统一旦规定，一般情况下不得随意变动，应保持系统的稳定性，以防止文件管理的混乱。

5. 相关一致性 一旦经过修订，必须给定修订号，同时对其相关文件中出现的该编号进行修正。

（三）SOP的起草

1. 起草人 由SOP主要使用科室起草，结合本单位本部门的具体情况，以保证内容的全面性、准确性和可操作性。

2. 会稿 起草后的SOP文件由批准部门组织会稿，会稿部门和人员应包括SOP相关使用人员及管理人员，以保证SOP的可操作性。

3. SOP内容要求 标题、类型应有清楚的陈述，内容准确不得模棱两可，可操作性强，条理清楚，容易理解，便于使用，记录表格应有足够的空间。

（四）SOP的审批和发放

由起草人根据会稿意见进行修订，所有SOP的审核人与批准人必须预先规定，以保证文件的准确性和权威性，应有起草、审核、批准人签字并注明日期。SOP一旦批准，应在执行之日前发放至相关科室或人员，对发放的SOP必须进行记录，而且新SOP执行之日必须收回并销毁过期SOP。

（五）SOP的变更

（1）任何SOP未经批准不得进行更改。

（2）变更的提出 使用者或管理人员有权提出。

（3）变更的审批 由批准人评价变更的可行性并批准变更，履行变更手续。

（4）变更的执行 按变更审批意见执行变更。

第四节 制度与SOP制定注意事项

制定SOP时首要遵循的是医学伦理原则、药物临床试验质量管理规范（2020年）以及现行法律法规等。在确定SOP流程时应重点考虑实施的可操作性，体现当前条件下可以实现的最优化的操作程序，同时“没有记录就没有发生”重视证明SOP执行的附件的制定。流程简单明确，描述详细准确，不使用含糊的语句，避免产生歧义。

（一）依据充分

内容应符合我国GCP、其他有关法律法规及药物研究技术指导原则的要求，符合国际通用的准则和指导原则。

（二）简明准确

简繁程度以便于执行者能够准确无误地了解和遵循为度，既要避免含糊笼统使人无所适从，也要避免太过繁琐令人不知所云。文体要简单，采取描述性的语言，而不是回顾性的、评论性的或前瞻性的，原则是“写所要做的，做所已写的”。

（三）可操作性强

应当成为实际工作的指南，所写的内容应当使经过适当培训的人员能够按照其内容进行操作。避免完全搬抄GCP的内容。起草时可参考有关参考书、手册或仪器说明书的内容并按照实际情况进行适当的修改。

（四）避免差错

涉及的关键词、专业术语、计量单位和符号、有效数字等应当按照国家有关标准或国际通用原则书写，避免使用已废弃的或不规范的术语、计量单位、符号和汉字等。

（五）格式一致

法律法规对格式并无特殊要求，但同一企业或研究机构的所有制度与SOP在编制和印刷形式上应尽可能地保持一致，以利于查阅、检索和管理。每页的页头和页脚处，均应注明该份文件的有关信息。如页头注明单位名称、某某SOP、统一的分类和编号，页脚注明制订者、审定者、批准者的签名及批准日期，并在每份文件的封面页注明起草和修订的信息等。例如，修改次数或版本、起草和修改日期、制定或修改人、审定人和批准人的签名和日期、生效日期、印制份数等。所有以往的和现行版本的文件及制定情况应当完整归档，废弃的或过时的文件除了保留一份归档外，其余的均应及时销毁。

制度与SOP的制定是一项工作量巨大的系统工程，需要经过从无到有、从粗到精、不断修订完善的过程。一旦建立临床试验的SOP文件系统需严格按照标准化管理及认真执行，提高工作效率，保证临床试验各项行为的规范性，保证临床试验数据与结果的可溯源性，确保临床试验的顺利进行。

第五节　制度与SOP的实施

制度与SOP一经生效必须严格执行，参加临床试验的所有人员都必须阅读、熟悉与工作职责有关的标准操作规程，并在各自的具体工作中严格遵守，因此在制定并生效后要对有关人员进行培训。所有新调入或更换工作岗位的人员必须经有关制度与SOP的培训才能上岗，文档的放置地点要方便有关人员随时查阅参考。任何偏离行为都要经机构负责人和质量保证部门的批准，并在原始资料中记录。制度与SOP的制订、修改、生效日期及分发、销毁情况应当记录并存档备查。SOP的制订并不是一劳永逸，需要在工作中不断补充 、修改和完善，对偏离的记录要及时修订，将试验研究过程中的质量控制好，差错事故控制到最小。从而保证药物临床试验过程规范，结果科学可靠，保护受试者的权益并保障其安全。

第二十章　临床试验相关管理制度

药物临床试验质量的好坏、研究水平的高低都有赖于药物临床试验各个层面和各个环节、严格、规范的管理。其中，机构、认定专业科室、试验项目组、相关辅诊科室的整体组织、协调调度以及细节管理都至关重要、缺一不可。

第一节　临床试验机构工作制度

临床试验机构工作制度是为了规范临床试验机构的相关工作，保证机构顺利进行而制定的。国家药物临床试验机构的工作以《中华人民共和国药品管理法》、《中华人民共和国药品管理法实施条例》、《药品注册管理办法》（2020年）、《药物非临床研究质量管理规范》、《药物临床试验质量管理规范》（2020年）、《药品研究实验记录暂行规定》（2020年）、《药物临床研究的若干规定》、《药品不良反应报告和监测管理办法》为工作指南，工作内容包括但不限于以下内容。

（1）药物临床试验机构受医院的领导，负责管理全院的新药临床研究、保管临床试验档案资料、协调多中心临床试验、协调临床试验中研究者各方工作；组织召开临床试验协调会、落实试验方案，接受国家药品监督管理部门的监督和指导。

（2）临床试验机构办公室与临床试验专业科室负责人协商，共同与申办单位或者CRO签订临床研究协议。项目的主要研究者应依照新药临床研究技术指导原则拟定新药临床试验方案，在获得伦理委员会的批准后，主要研究者组织相关人员实施试验研究，临床试验结束后负责撰写总结报告交临床试验申办单位并呈报国家药品监督管理部门。

（3）临床试验机构对所属临床专业科室的临床研究工作进行规范化管理，安排临床研究人员参加临床试验GCP培训，使药物临床试验在科学性、伦理学、质量保证方面符合GCP标准。

（4）临床试验机构积极开展药品上市后的监测工作，发现药物新的适应证和不良反应。对疗效不明确、不良反应大的药物，进行药物流行病学的研究。对研究资料进行分析和整理，做出科学结论，将信息提供给临床，并向有关部门提供评价意见。

（5）药物临床试验机构办公室与临床试验专业科室保持密切联系，监督检查临床试验的进度和各项操作规程的实施情况，纠正研究者对方案的偏离操作，协助研究者解决研究中的疑难问题。

（6）药物临床试验机构办公室在收到临床试验中严重不良事件报告后，应立即向伦理委员会、申办者和当地药政管理部门报告，协助伦理委员会做相关调查，督促研究者做好受试者的医疗工作，督促申办者落实受试者损伤补偿，并作好资料记录文档工作。

（7）药物临床试验机构办公室负责接待临床试验监查员的访视，了解监查员对临床试验的评估，协调解决试验存在的问题，并配合监查员做好监查记录。

（8）药物临床试验机构办公室指定专人负责管理好各项临床试验的药品，临床试验用药物应按照其保管要求贮存，防止在保存过程中发生变质和受损，管理人员应做好试验药品的发放记录。试验结束后，做好药品回收和移交记录，保证试验药品仅用于受试者。

（9）药物临床试验机构办公室在一项临床试验结束后应做好所有临床试验资料归档管理工作，药物临床试验的档案资料应按规定保存，档案室有专人负责管理，档案资料室有保密制度，除申办方有特殊保存期限要求时，按合同约定期限保存。

（10）药物临床试验机构办公室应根据国家药品监督管理局对新药注册的要求和相关法规规定，制定相应的管理制度和标准操作规程，并督促临床试验专业科室在临床试验中落实。

（11）临床试验机构办公室应大力宣传《药品管理法》、《药物临床试验质量管理规范》（2020年）等法规，宣传药品临床研究的意义和相关知识，配合做好GCP培训工作，落实相关临床专业科室的培训计划。

（12）临床试验机构办公室依照国家药品监督管理局的要求，协助申办者完成新药临床申报资料的准备，并每年向国家药品监督管理局汇报本临床试验机构临床试验的工作情况，接受国家药品监督管理局的监管。

（13）召开临床试验机构工作会议，总结临床试验机构药物临床研究工作情况，填报《国家药物临床试验机构年度工作总结表》。

第二节　临床试验运行管理制度

为了加强药物临床试验机构的管理，确保机构承担的国家药物临床试验过程规范，结果真实可靠，保证受试者和申办者合法权益，根据国家药品监督管理局相关法律、法规和文件规定，制定药物临床试验运行管理制度，其主要内容包括但不限于以下几个方面。

（一）组织管理要求

新药临床试验以人为研究对象，政策性强、技术要求高，因此在组织管理上具有更高的要求。新药临床试验作为一项科学研究，由机构办公室进行组织管理并按照科研项目管理的手段和方法实施研究过程的全程管理，重点抓好方案制定、中期进展及研究总结的管理。指定专人负责，处理好新药临床试验与其他科学研究及正常临床工作之间的关系，加强与申办者及其他共同参与的临床试验单位间的协调，以保证研究的顺利实施和研究的高效进行，从而保证新药安全性、有效性的正确评价。

1.管理者应具备的素质　鉴于新药临床试验的特点和要求，管理者应具备一定的素质和知识。

（1）法律法制观念和伦理学知识　药物临床试验涉及人体的生物学研究，必须熟悉和遵循国家新药临床试验的有关政策、法规、法令和道德规范。

（2）临床医学、临床药理学、医学统计等基本知识和研究技能　管理人员必须熟悉与新药临床试验有关的医学知识，才能进行有效的管理；掌握一些医学统计学的知识，更有利于管理人员从研究设计、数据收集、整理、分析到研究总结的过程中协助研究者把好质量关。

2.研究者应具备的条件　管理人员在选择研究者时应注意把握条件，研究者和临床试验机构应当具有完成临床试验所需的必要条件。

（1）研究者在临床试验约定的期限内有按照试验方案入组足够数量受试者的能力。

（2）研究者在临床试验约定的期限内有足够的时间实施和完成临床试验。

（3）研究者在临床试验期间有权支配参与临床试验的人员，具有使用临床试验所需医疗设施的权限，正确、安全地实施临床试验。

（4）研究者在临床试验期间确保所有参加临床试验的人员充分了解试验方案及试验用药品，明确各自在试验中的分工和职责，确保临床试验数据的真实、完整和准确。

（5）研究者监管所有研究人员执行试验方案，并采取措施实施临床试验的质量管理。

（6）临床试验机构应当设立相应的内部管理部门，承担临床试验的管理工作。

3.组织管理要求

（1）要具备有效地组织形式　组成精干的临床试验协作小组或专家组，指定牵头人，负责组织、计划并领导整个研究的过程。专家组可包括主要研究者、医学专家和统计学专家。

（2）要做好各参加单位间的协调工作　牵头单位与申办者一起组织各参加单位共同制定研究方案，在研究过程中参加研究的各单位经常保持联系，互相交流经验教训。监查员要充分发挥其作用。必要时牵头单位与申办者也可以组织质量检查。

（3）要严格统一标准实施多中心研究的质量控制　研究的每一步骤、方法均应按照统一的标准进行。

（4）统一组织对研究结果的整理、分析和讨论　基于一定的规范，撰写临床试验的总结报告或各试验单位的小结报告，得出科学的、可靠的、一致的意见和结论。

（二）临床试验的前期管理

1.研究任务的接受

（1）药物临床试验必须有充分的科学依据，受试者和公众健康预期的获益大于风险时，方可实施或者继续临床试验。临床试验方法必须符合科学和伦理学要求。

（2）申办者必须提供试验药物的临床前研究资料，包括处方组成、制造工艺、国家药品监督管理局同意进行该项药物临床试验的批文以及试验药物的质量检验报告书。所提供的临床前资料必须符合进行相应各期临床试验的要求，同时还应该提供试验药物已完成和其他地区正在进行与临床试验有关的有效性和安全性资料。临床试验用药物的制备，应符合《药品生产质量管理规范》。

2.临床试验方案的签署　临床试验方案是临床试验实施的最根本依据，参与临床试验的不同单位的各级医护人员应执行研究的共同标准，所有试验期间的质量检查、督促也均以此为依据。临床试验方案的好坏直接决定了研究的成败，制定好临床试验方案是新药临床试验迈向成功的第一步，也是关键的一步。

（1）临床试验的多中心协作组成立后，被确定的临床试验单位应了解和熟悉试验用药物的性质、作用、疗效和安全性，与申办者按GCP要求一同签署临床试验方案并严格按照临床试验方案进行研究。研究开始前由牵头单位召集各方人员召开协调会，目的是讨论、修改、学习研究方案、训练各单位主要研究人员等，以保证研究的科学性、客观性、合理性、可行性和研究计划的统一实施。临床试验方案的讨论和统一是协作组协调会的核心内容和议题。

（2）在召开协作组协调会前，申办者应向临床试验牵头单位提供全面、客观的临床前研究资料，以及有关该药的未发表或已发表的文献资料。临床试验方案一般先由牵头单位与申办者一起，在认真阅读复习全部临床前研究资料及充分了解有关文献的基础上起草，然后提交参与研究的各临床单位共同讨论修订。参加会议的人员包括申办者人员、各临床单位的新药研究管理人员及各临床单位具有资格的主要研究者、药品检验部门以及不可缺少的专业统计人员等，必要时应邀请药品监督管理部门人员参加。

（3）协作组协调讨论会由临床试验牵头单位主持，一般先介绍审批临床试验的情况，再由临床前研究人员简要介绍实验室研究情况，包括新药的药理、毒理、疗效、不良反应和对临床试验的要求等，申办者补充介绍与新药有关的其他一些情况。会议目的以使参加的各单位能充分的发表意见，使方案达到科学、统一、可行。对有关研究费用、计划进度、例数分配等内容也需共同讨论并签订协议书。讨论会前除要求申办者将有关资料提供给临床试验单位外，还应将临床试验方案的讨论稿分别送参与临床试验的各家单位，以便各家单位能事先参阅，在方案讨论会上有充分的准备发言，使方案在讨论中切实做到集思广益，更趋合理和完善。应注意防止申办者主观意愿的掺入。

（4）参加协调会的人员应为实施研究的骨干力量，会议应提供会议人员通讯录，提供参会人员的通信地址和联系电话等内容。

（5）研究方案一经定稿，由临床试验单位与申办者共同签署，经伦理委员会批准后以文件形式发给各有关单位和人员，研究过程中不可以随意变更方案的标准和要求。为了保证每个参加试验的研究者更好的执行研究方案，需制定出与该试验方案相适应的一系列标准操作规程（SOP）。

3.签署临床试验协议　新药临床试验实施前，除了拟定研究的方案外，申办者与临床试验单位双方应起草并签订临床试验协议，以明确各自的责任、权利和义务。协议书由参加新药临床试验的研究中心与申办者共同商定，协议双方多为申办者和临床试验单位，也可多方共同签订一份协议书。无论何种形式，均要求公开、公正、统一并能保证研究方案的实施和服从总体安排。临床试验协议书的主要内容可见第三十章第二节。

（三）临床试验中期管理

（1）机构管理人员应对本单位的研究人员、保障条件、人际关系等较为熟悉，了解执行同一研究方案中可能存在的问题，牵头单位与协作组各单位的管理人员要紧密联系，对发现问题和解决办法及时通报协作组研究成员，以使研究按统一预定方案进行。

（2）申办者与临床试验单位应保持密切联系，通过与临床专家的接触，增长对新药的开发研究相关知识。

（3）与上级主管部门应保持联系，药品监督管理部门管理者不仅熟悉政策，还具有丰富的管理知识和经验。

（4）掌握研究进度，解决存在的问题。申办者需派监查员，各研究单位应配合监查员的工作，提高单位自身的研究质量。

（5）一般在各单位研究例数完成一定量后进行中期研究协调会，目的是交流经验。阶段性小结，提出解决临床试验中存在的问题，保证研究的质量和科学性。会议进行前，牵头单位发出通知，对各单位所进行的研究工作进行小结。中期协调会应根据新药研究周期的长短由牵头单位与有关参加单位、申办者协商确定，一般研究周期1年以上者至少召开一次。

（四）临床试验的后期管理

1.总结申报及管理　在新药临床试验计划完成时，机构管理者要组织好研究者与有关人员一起做好以下总结申报及管理工作。

（1）核准资料，统计分析，撰写总结报告。

（2）除监查员对原始资料核对外，临床试验单位要按照研究方案的要求复查原始研究报告表，进一步逐例核准各项数据，以保证提供给统计分析用的数据真实可靠，保证新药安全有效性的正确评价。数据核准确认后建立计算机数据库进行分析报告。机构管理人员要协助主要研究者在此审核原始资料并进行研究的总结。无论是单位的小结，还是多中心协作组的整体研究总结报告均要符合新药临床试验撰写规范。

（3）召开总结协调会，完成上报资料的修改定稿。

（4）牵头单位机构办公室与申办者一起组织总结协调会。会议主要是由各单位报告研究总结，并进一步共同审查研究资料的客观性、科学性、研究结果的可靠性，提出对各单位总结及整体总结进一步修改的意见。总结协调会后，单位科研管理人员协助和督促研究者根据讨论的意见尽快完成总结的修改定稿工作，及时交申办者作为申报资料之一上报评审。

（5）履行协议，资料归档。

（6）总结定稿后，申办者与临床试验机构共同履行原定协议或合同中内容。机构办公室要将各自的原始研究资料、总结或（和）整体总结等资料一同归档。

（7）资料上报后，牵头单位的研究者要参加新药审评会，进行报告和答辩，评审后临床单位要对专家提出的问题和意见进行书面解答，并给予完善、补充、修正等。

2.档案管理

（1）档案管理是医学科研管理不可或缺的一部分。新药临床试验的所有资料均应按照科研资料档案管理的要求检查、验收、整理、保管。

（2）新药临床试验的档案资料在GCP中给予了详细的规定，一般应包括药政管理部门的批文、临床试验方案、伦理委员会批件、协议书、受试者编码目录、原始病历报告表（包括知情同意书、各种检验报告单、数据磁盘等）、统计分析报告、临床试验总结报告、要务处理记录等。

（3）档案的编目及排列可根据资料的形成过程确定先后顺序。档案应配有封面，并进行装订，新药临床试验档案应保存至临床试验结束后五年。

（4）接受新药临床试验的一开始即应该注意档案资料的收集，分类存放，资料形成的过程中要注意核查以确保档案的真实、准确、完整。

（5）药物临床试验档案由药物临床试验机构统一归档、存放在档案资料室并由专人管理。

第三节　临床试验机构人员培训制度

为不断提高研究者的研究水平和临床试验相关法规政策水平，确保药物临床试验质量和研究水平不断提高，需制定临床试验机构相关人员培训管理制度。适用于在临床试验机构临床试验中参加工作的所有研究人员。任何人员在未经过相关的培训前不得从事任何临床试验研究工作。由于合作关系在本临床试验机构短期工作的外单位人员，也应在进行相关的培训合格后才能开始从事临床研究工作。其主要内容包括但不限于以下几个方面。

（一）GCP的学习

以国家最新版本的GCP为依据，每个岗前人员均应认真学习所有的条款，保留学习记录。每个参加学习和培训的工作人员或相关人员应认真填写GCP学习记录登记表格，此表格交与专人保存、归档。研究中心内研究人员在适当的时候组织参加国家各级GCP培训学习班，并应获得相关的培训、学习证书。获得的证书须留档保存。

（二）机构内部和项目SOP条款的学习

严格遵守和执行机构和专业科室的SOP条款是研究室各项研究工作顺利开展的基础。对所有专业科室相关SOP条款的熟悉和了解是严格遵守和执行SOP的保障。专业科室的SOP条款在经过了相当一段时间的积累应日臻完善。目前的SOP条款众多，需要研究人员不断地熟悉、了解。因此本规定应要求所有的实验室研究人员定期地、有计划地学习及复习相关的SOP条款。SOP条款的学习方式可以分为以下3种。

1.药物临床试验机构和专业科室组织的集体学习　按计划每年组织若干次，全体人员均应到场。有详细的学习计划和安排，并组织相关条款的讨论。学习的范围为本中心SOP的所有条款，详细记录学习的过程，并将学习记录归档保存。

2.个人有目的的、分章节的自学　SOP条款所涉及的范围广泛，包括了实验室和临床研究的方方面面。而研究人员的工作职责往往会相对局限一些。所以本规定允许研究人员根据自身的工作特点和需求着重学习SOP条款的某些特定章节。研究人员应妥善保存自己的相关学习记录，以备QA进行检查。

3.药物临床研究机构内组织的SOP卷面考试　新进的工作人员或其他研究人员须经过系统的SOP学习后，接受SOP的卷面考试，考试合格后方可进一步开展研究工作。

（三）专业知识的学习和培训

要求所有人员都应有积极、上进的工作和学习态度，掌握相关的专业知识和专业技能，以满足实际临床研究分析工作的需要。本规定对研究人员专业知识方面的要求如下。

（1）有计划、有目的的学习相关的专业知识，努力做到在工作中知其然并知其所以然。有专业知识学习记录，记录认真。

（2）在实习和接受相关专业知识培训期间，认真听取培训人员的讲解，认真作笔记，有不懂或不会的地方及时提问，找到答案。在自己独立工作过程中也要认真作好研究的总结工作。

（3）在工作允许时，尽量参加相关的研究单位或公司组织的专业知识培训和讲座。认真做笔记，积极思考，结合实际工作动脑筋提问题，争取在有效的时间内有最大的收获。

（4）进行药物临床试验机构内的专业知识讲座和业务学习。定期安排专业知识讲座和业务学习，具体的时间根据具体情况而定，原则上每两周一次，形式为专人报告或问题讨论，内容为涉及专业知识的所有领域，要求全体研究人员参加，未参加人员须有合理的理由并经主管领导的批准。作好个人的学习记录，学习结束后由指定人员填写相关的业务学习记录表，留档保存。

第四节　临床试验合同管理制度

在获得伦理委员会准许开展临床试验的审批批件后，药物临床试验机构须与申办者签订临床试验合同，以明确双方各自的责任、权利与义务，保障临床试验的顺利进行。为了规范药物临床试验合同的管理，应制定临床试验合同管理制度。

新药临床试验合同应严格按照合同法的规定签署，签订协议时由药物临床试验机构负责人或临床试验机构办公室负责人与临床试验专业科室负责人和临床试验申办单位有关人员三方同时协商的前提下签署，协议签署后，需加盖机构及申办者公章，并登记注册以备日后核查，协议盖章后生效。盖章生效后的临床试验协议的内容，任何人不得擅自修改。机构办公室对合同进行保密编号后归档并作为纠纷处理依据。

第五节　临床试验文件档案管理制度

临床试验文件资料通常包括试验工作的规范性文件和临床试验的记录性文件。规范性文件是临床试验工作中需要参照执行的一类文件，比如试验协议、试验方案、标准操作规程及研究者手册等。记录性文件则包括更多内容，包括试验实施过程中将所产生的各种数据和信息文件，如伦理委员会审批件、受试者签署的知情同意书、受试者筛选入组登记表、受试者病例报告表、化验检查结果、药物使用登记、不良事件及严重不良事件记录报告表、监查、稽查记录和报告等。具体要求和操作可见第十八章第二节GCP对药物临床试验记录的基本要求。

第六节　临床试验仪器设备管理制度

为确保临床试验质量，规范药物临床试验所使用仪器设备的管理，满足药物临床试验的需要，应制定有关试验仪器设备的管理制度，主要内容应包括但不限于以下几个方面。

（1）建立相关的使用标准操作规程及管理要求，操作者应爱护和保养仪器。

（2）仪器室内应保持清洁、干燥，室内不得大声喧哗，禁止在室内吸烟或吃东西。

（3）贵重精密仪器均需建卡存档，备有仪器使用登记本，贵重仪器需持证上岗，由持有“仪器使用人员技术合格证”的专人使用和管理。定期进行检查、清洁保养、维护、测试和校验，不得随意搬动，确保仪器设备的性能稳定可靠。

（4）仪器设备的购置　进口仪器设备由专业组提出计划，院内负责采购业务的设备处办理购置业务，仪器设备到达后由设备处组织验收，合格后签字，办理入账登记手续。

（5）非本室人员未经许可不得使用或借用仪器，本室人员须经主管人员同意，方可使用。实习、进修人员应在带教老师指导下使用仪器，不得擅自操作。

（6）设备使用前实行岗前培训，使用者必须熟悉仪器设备的性能和使用操作方法。严格遵守标准操作规程及实验室的管理规章制度。使用前应检查仪器性能，如发现问题不得使用，并立即报告。

（7）加强仪器设备的维护和保养工作，发生故障时应立即停止使用，报告有关人员，请专人维修。仪器发生故障进行的检查、维护、测试、校正和（或）标准化工作的书面记录都要保留。由于仪器故障而进行的非常规记录也应当保存，需将故障性质、发现的时间和原因以及相应的措施记录在相应的记录本上，与仪器设置在一起并随仪器一起移动。补救措施应包括审核发现故障之前产生的数据的有效性。

（8）除仪器正常损耗外，其他非正常人为损坏，按该仪器价格和所造成的后果，酌情赔偿处理。

（9）仪器使用结束后，应按规定关闭、切断电源，盖好仪器罩，确保安全，并进行登记。

（10）计量仪器必须定期（通常为一年）接受计量部门检验，检验合格后方可使用。

（11）报废仪器设备按规定填写报废单，经设备处确定签字后，方可视为该仪器设备为报废仪器设备。

第七节　临床试验财务管理制度

药物临床试验开展前，申办者应向药物临床试验机构支付一定的费用，而机构内部以及研究者之间也应有固定且合理的酬劳分配规定。为了规范药物临床试验机构的财务管理，保证试验经费的合理使用，需要制定药物临床试验机构财务管理制度。

（1）签订试验项目实施合同时，合同中必须明确申办者提供的临床研究经费数额。

（2）申办者提供的临床研究经费根据合同中协议的方式汇入研究单位指定账户，实行专账管理。

（3）药物临床试验的项目经费使用必须严格按合同的规定执行，其费用主要包括机构管理运行费用、试验观察费（含受试者检查费、受试者交通补助、受试者补贴费）、试验劳务费（含专业科室建设费、参与试验人员劳务费）。

（4）机构管理运行费用由机构财务部门列出专项，实行专款专用。其中用于机构的管理运行费用包括机构建设、试验管理或协调费用，需经机构领导审批同意后方可从专项经费中列支。

（5）试验观察费中受试者交通补助、受试者补贴费及试验劳务费由机构办公室统一申请，并按机构经费审批程序和权限，经财务部门审核并由机构主任或常务副主任审批，在试验经费到账后通常由财务管理部门直接将费用发放给相关研究人员和受试者。

（6）所有财务的票据，包括受试者交通补助、受试者补偿费领取登记、研究者劳务费发放记录等均应保存完整，留待财务审计。

第八节　其他相关管理制度

（一）药物临床试验项目负责人管理制度

（1）药物临床试验项目负责人必须认真学习GCP标准和国家药品监督管理局《新药临床指导原则》，熟悉新药临床评价的技术标准和方法，有严谨的科学作风和良好的医学道德。

（2）药物临床试验项目负责人必须认真阅读新药临床前的研究资料，了解药物的药效学毒性学研究情况，阅读临床研究方案并对方案提出修改意见，组织研究人员共同学习方案，召开项目启动会布置研究任务。

（3）药物临床试验项目负责人应该认真履行《药物临床试验质量管理规范》（2020年）中研究者的职责：临床试验前做好立项试验前的准备，起草SOP，培训相关人员，试验中要求所有参加试验的研究者执行方案和实施SOP，接收监查员的访视，协调试验中的问题，及时与机构办公室联系，试验结束后审核全部的病例报告表，签字后收集全部完整的相关资料，交机构办公室资料档案室。

（4）药物临床试验项目负责人应熟悉掌握试验病房的各种抢救设备的操作规程，一旦有严重不良事件发生，立即组织抢救，并逐级上报。

（二）药物临床试验保密管理制度

（1）所有药物临床试验内容涉及申办者的利益，机构有责任为申办者严守商业秘密。所有试验参加人员未经允许不得泄露药物临床试验相关信息。

（2）在国内外学术交往中未经允许不得向他人泄露本机构各项临床试验的信息资料。

（3）药物临床试验研究者未经允许不得发表与该临床试验相关的学术论文或进行学术交流。

（4）所有存档资料文件均放置在可以上锁的文件柜中，由机构办公室专人或专业组负责指派的管理人员负责保管。

（5）负责药物临床试验项目的研究者在机构办公室的同意下，才能借阅相关的药物临床试验研究资料。

（三）受试者权益保障制度

（1）各专业的药物临床试验由药物临床试验机构负责组织实施，未经机构办公室同意进行的临床试验，一概不能进行。

（2）药物临床试验的全过程，均在伦理委员会的监督和指导下进行。

（3）知情同意书的签署。知情同意书的语言和文字必须是受试者的母语，应深入浅出、通俗易懂，尽量少用专业术语，知情同意书的签署原则上由受试者本人签字，无能力表达或阅读者，由法定代理人签字或见证人签字，研究者也须签名，并注明日期，知情同意书一式2份，双方各保留一份。

第二十一章　临床试验相关文件设计规范

第一节　新药临床试验方案设计规范

科学的、周密的临床试验方案是临床试验的重要文件，也是保证临床研究获得成功的关键，研究者应依照国家新药临床研究的有关规定，起草临床试验方案，规范设计方案。

临床试验方案主标题应简单明了，应包含药物名称、类别、治疗病症、试验分期、副标题应包含研究的设计。

1. 首页是试验方案纲要信息的来源，包括但不限于

（1）试验方案标题、编号、版本号和日期。

（2）申办者授权签署、修改试验方案的人员姓名、职务和单位。

（3）申办者的医学专家姓名、职务、所在单位地址和电话。

（4）研究者姓名、职称、职务，临床试验机构的地址和电话。

（5）参与临床试验的单位及相关部门名称、地址。

2. 摘要扼要记述新药研制背景，包括但不限于

（1）试验用药品名称与介绍。

（2）试验药物在非临床研究和临床研究中与临床试验相关、具有潜在临床意义的发现。

（3）对受试人群的已知和潜在的风险和获益。

（4）试验用药品的剂型、剂量、给药途径、给药剂量、给药方法及治疗时程的描述，并说明理由

（5）强调临床试验需要按照试验方案、本规范及相关法律法规实施。

（6）临床试验的目标人群。

（7）临床试验相关的研究背景资料、参考文献和数据来源。

3. 简要说明临床试验需解决的问题，如评价新药对特定的病种治疗有效性和安全性。

4. 方案中应明确规定研究病种的诊断标准，中药临床研究还应确立试验的具体中医病名、中医证候，注意如果要以中医理论为指导，则同时也应有相应的西医诊断。

5. 参照临床试验指导原则确定受试者入选和排除标准，确定合格受试者的标准。包括中医或西医的诊断标准，依照《药品注册管理办法》（2020年）和统计学要求规定治疗组与对照组的总病例数和比例。包括：①受试者的入选标准；②受试者的排除标准；③受试者剔除或退出试验的标准。

6. 试验方法设计

（1）试验设计采用的方法（单盲或双盲、平行或交叉、随机化方法、安慰剂－对照、对比设计等）。

（2）试验设计的流程图、步骤与规程。

（3）减少或避免偏差采取措施，如随机、双盲等。

（4）试验药品及对照药品的剂量、剂型、包装、标签。

（5）终止和停止临床试验的标准、结束临床试验的规定。

（6）设盲的建立与保存、破盲规定等。

7. 详细说明试验药、对照药的给药途径、给药剂量、给药时间（疗程）和的注意事项，给药的疗程应保持一致，疗程如有特殊的要求，应说明疗程统计方法，以保持疗效可比性。

8. 规定合并用药或合并其他治疗方法的限制性要求。

9. 确定疗效评估指标，疗效评估应采用现行公认的疗效评定分级标准，采用新药临床研究指导原则中规定的疗效判定标准，特殊情况需自行制定时，应在多中心协调会上由专家共同确定。

10. 确定终止试验的标准。

11. 不良事件的观察和记录，确定不良事件的判定因素，发生严重不良事件的处理和上报规定，不良事件的记录应包括不良事件发生的时间、持续时间、严重程度、处理措施及转归情况。不良事件与试验药物的因果分析按“肯定有关、可能有关、肯定无关、可能无关、无法评定”五级进行评定。

12. 方案中应确定临床试验数据的处理及统计分析的方法，详细说明不同类型数据所采用的不同的统计分析方法，应给出所用的统计分析的软件名称。

13. 确定多中心临床试验中病例的分配方案，临床试验方案应由研制单位和临床试验多中心负责单位共同协商，必要时可征求药品监督管理部门或有关专家意见，经过充分讨论达成共识并签字后方可作为正式的临床研究方案。

第二节　Ⅰ期临床试验方案设计规范

Ⅰ期临床试验是在大量的实验室研究（试管实验与动物实验）之后，受试者为人的、初步的安全性评价试验，用以研究人体对新药的反应和耐受性及药代动力学，探索安全有效的剂量，提出合理的给药方案和注意事项，为Ⅱ期临床试验的给药方案提供依据。受试对象一般为健康志愿者，在特殊情况下也选择患者作为受试对象，一般受试例数为20～30例。简单说，目的是为了满足实际需要，确立疾病治疗的安全剂量水平，并为随后的Ⅱ期试验提供建议剂量（RD）。因此，Ⅰ期临床试验分为人体耐受性试验和人体药代动力学试验两部分。

一、人体耐受性试验方案设计规范

（一）试验设计要点

1. 一般采用无对照开放试验设计。

2. 确定最大剂量及最小剂量，确定剂量组。

3. 确定试验的观察指标和观察要点，应注意符合药品审评审批要求（包括国际及国内）。

4. 方案设计时需对试验药物可能出现的不良反应有充分的估计和认识，方案应包括处理意外的条件和措施。

5. 设计方案的同时应同时设计好流程图。

（二）试验设计内容

1. 首页　国家药品监督管理局批文号、试验项目标题、申办单位、试验单位、日期、试验研究组名单等。

2. 目录

3. 试验流程图

4. 试验正文内容

（1）第一部分　标题、立题依据、试验背景、试验目的等。

（2）第二部分　试验设计。

5. 药品和试剂　药品和试剂名称、结构特征、结构式、理化性质、剂型、给药剂量、给药途径、生产厂家名称、批号、失（有）效期。

6. 仪器　所有试验所用仪器设备的详细名称、型号。

7. 实验室检查及特殊检查　应由具有检验方面经验的专业单位负责。

8. 受试者选择及健康检查 试验前查体、肝肾功能及试验相关各项检查检测正常，对试验目的充分了解，对试验药物的主要药理特征及可能发生的反应也基本了解，志愿签署知情同意书，不符合入选标准者不得入组。

9. 给药方法

（1）单次给药 设计最小起始剂量：①有同样药临床耐受性试验参考（国外文献），取其起始量1/2作为起始剂量。②有同类药临床耐受性试验参考，取其起始量1/4作为起始剂量。③无参考时，根据临床前动物实验结果，推算起始量。一类药可参考改良的Blach well方法计算初始剂量，用敏感动物LD_{50}的1/600，用敏感动物亚急性毒性试验中毒性出现的剂量的1/60。可按体表面积计算大动物（狗）最大耐受剂量的1/3 ~ 1/5。可用同类药物临床治疗量的1/10，以上四个剂量中取最低剂量作为最小的起始剂量。

预计最大剂量：临床应用同类药（或结构接近的药）单次最大剂量；动物在长期毒性实验中引起症状或脏器可逆性损害的1/10，或动物最大耐受量的1/5 ~ 1/2。最大剂量范围内应包括预期的有效剂量。

爬坡试验剂量确定（改良Fibonacci法）：以起始剂量为基础，开始递增快，以后按+1/3递增，即+100%，+67%，+50%，+30% ~ 35%，以后均按30% ~ 35%递增，直至该剂量使50%受试者WHO Ⅱ级毒副反应，或≤20%受试者发生WHO Ⅲ级毒性反应时终止试验。

试验分组及剂量递增：把受试对象分为若干组，从起始剂量开始，组间剂量距离视药物毒性大小和试验者的经验而定，一般早期剂量递增较快，剂距较大，逐步剂距缩小，以避免出现严重不良反应。在起始剂量至最大剂量一般设4 ~ 6个剂量组为宜。试验时，剂量由小到大，逐组进行，不得在同一受试者中进行剂量递增的连续耐受性试验。各组受试人数，在低剂量时，每组可仅试验2 ~ 3人，接近治疗量时，每组6 ~ 8人。

终止试验标准：剂量递增过程中出现严重不良反应（影响正常工作，学习，生活等）；半数受试者（如3/6，4/8）出现轻度不良反应；在达到最大剂量时，虽未出现不良反应，亦应终止试验。

（2）多次给药 可预做2个剂量组，12~16人，每组6~8人，男女各半；按单次给药耐受性试验未出现不良反应的次大耐受量进行；如试验中出现明显不良反应，则下降一个剂量进行另一组试验；如试验中不出现不良反应，则上升一个剂量进行一组试验。一般情况下每天单次给药，体积过大可多次用药。一般用药时间为5~10天。

10. 观察指标与观察时间

（1）观察指标 一般情况、心率、呼吸、血压、心电图、肝肾功能、血常规（包括血小板计数）、尿常规以及药品性能有关的特殊观察指标。

特殊指标：动物试验时出现的靶器官，可能出现或已经出现毒性反应的器官，同类药物的毒性靶器官。

（2）观察时间 ①单次给药：试验前作上述全部指标。②静脉给药：给药后即刻、1小时、8小时、24小时各一次。即刻观察的项目包括一般情况、心率、呼吸、血压、心电图、后三次观察全部指标。③肌注或口服给药：给药后1小时观察一般情况、心率、呼吸、血压、心电图，给药后24小时、72小时观察全部指标。④多次给药：试验前作上述全部指标。给药后每天观察一般情况，给药后第3天或第4天，停药后一天观察全部指标。

给药途径应与Ⅱ期临床试验一致。

11. 耐受性试验评价中的问题

（1）安慰剂的设置问题 有心理暗示作用的药物可增设；怀疑不良反应为心理作用时，另外增加双盲安慰剂对照试验，用于鉴别；安慰剂应为可选用药用辅料或不影响观察的其他药物，且检验合格。

（2）统计学分析应与临床实际相结合 检测数据变动和差异是否仍在正常范围内；进行组间比较，注意有无剂量依赖关系，如果检测数据仍在正常值范围内，仍未见该变异有剂量依赖关系，则可以认为这些变化可能无临床上意义；要重视个例的检测数值异常；耐受性试验周期及分组在保证安全的前提下尽可能缩短周期及减少受试者人数。

（三）总结过程

1.数据处理　每一受试者的原始试验数据应整理、保存良好。研究者自行查对志愿者登记表的数据。登记表复核验收完毕，不得再修改。数据输入电脑进行统计处理。

计算每一剂量组检验指标的平均值及标准差，每一剂量组给药前后检验指标结果之间分别进行*t*检验。

必须给出的材料包括：研究方法，所用软件的名称；受试者身体状况表；受试者给药前后一般情况、心率、呼吸、血压、心电图观察记录表；每一剂量组检验指标的平均值、标准差及给药前后检验指标结果之间*t*检验。

2.试验结果及分析　各剂量组各项观察指标结果可比性分析，受试者一般情况、体检给药前后是否有变化，给药前后各项临床检验指标及特殊指标是否存在显著性差异。毒性反应情况的原因分析。

（四）结论

1.Ⅰ期临床试验的安全剂量。

2.推荐Ⅱ期临床研究的剂量和理由。

3.发生不良反应的剂量。

4.不良反应分析　列出详表，逐一分析。受试人数较少，个例的结果应结合具体药物具体分析等。

5.总结过程中需注意的问题

（1）使用法定计量单位和书写方法。

（2）按照科研论文的格式书写正文。

（3）按照科研论文的格式制做图表等。

（五）医学伦理设计部分

1.预计不良反应及处理措施

2.试验质量控制措施

（1）Ⅰ期病房内抢救设备齐全，无故障。

（2）抢救药品齐全。

（3）人员资格　医师、护师、检验师、药师的培训。

（4）标准餐，饮水。

（5）血压测定　卧位。

（6）活动限定　轻微运动，不出汗为宜。

（7）实验室　质控。

（8）药品管理　保存、发放与服用时间、试验后处理。

（9）数据记录与管理　真实、准确、完整。

（六）试验伦理原则

（七）其他

试验计划预期完成日期、参考文献等。

二、人体药代动力学试验方案设计规范

新药的临床药代动力学研究旨在阐明药物在人体内的吸收、分布、代谢和排泄的规律。Ⅰ期临床试验中对健康受试者的药代动力学研究包括单次给药的药代动力学研究、多次给药的药代动力学研究、进食对口服制剂药物吸收影响的研究等。

（一）试验设计内容

1.首页　国家药品监督管理局批文号、试验项目标题、申办单位、试验单位、日期、试验研究组名单等。

2.目录。

3.试验流程图。

4.试验正文内容

（1）第一部分　标题，立题依据，试验背景，试验目的等。

（2）第二部分　生物样品定量分析方法及质控标准。

（3）第三部分　受试者选择标准。

（4）第四部分　试验设计。

（二）单次给药的药代动力学试验设计

（1）受试者例数　8 ~ 12例。

（2）药物剂量　一般选用低、中、高3种剂量。剂量的确定主要根据Ⅰ期临床耐受性试验的结果，以及经讨论后确定的Ⅱ期临床试验时采用的治疗剂量，高剂量组必须小于人最大耐受的剂量。

（3）研究步骤　受试者在试验日前一日进入Ⅰ期临床病房，晚上进统一清淡饮食，然后禁食10小时，不禁水过夜。次日早上空腹（注射给药时不需空腹）口服药物，用200 ~ 250ml温水送服（如需收集尿样，则在服药期排空膀胱），服药1小时后可适量饮水，2 ~ 4小时后进统一清淡饮食。按试验方案在服药前、后不同时间采取血样或尿样（如需收集尿样，应记录总量后留取所需量）。试验期间受试者均应在Ⅰ期临床病房内，避免剧烈运动，禁服茶、咖啡及其他含咖啡和醇类饮料。

（4）采样点的确定　采样点的确定对药代动力学研究结果具有重大的影响。服药前采空白血样品，一个完整的血药浓度-时间曲线，应包括药物各时相的采样点，一般在血药浓度-时间曲线的吸收相内至少取3 ~ 4个点，分布和消除相取6或6个以上的点，一般共为11 ~ 13个采样点。即至少有3 ~ 5个消除半衰期的时间，或采样持续到血药浓度为C_{max}的1/10 ~ 1/20。

（5）如果同时采取尿样时，则应采取服药前尿样及服药后不同时间段的尿样。

（6）为保证最佳的采样点，建议在正式试验前，进行预试验工作，然后根据预试验的结果，审核并修正原设计的采样点。

（7）药代动力学参数的估算　试验中测得的各受试者的血药浓度-时间的数据一般可用模型法或非房室模型分析，进行药代动力学参数的估算，求得新药的主要药代动力学参数，包括Ka、T_{max}（实测值）、C_{max}（实测值）、AUC、Vd、Kel、$t_{1/2}$和CL等。从尿药浓度估算药物经肾排泄的速率和总量。

（8）新药申报时应提供的数据　①各个受试者的血药浓度-时间数据及曲线图和其平均值 ± SD。②提供各受试者的主要药代动力学参数和其平均值 ± SD。③对新药单剂量给药临床药代动力学的规律和特点进行扼要的讨论和小结。

（三）多次给药的药代动力学试验设计

当新药在临床上将连续多次应用或消除较长时，应考虑该药多次给药可能引起体内蓄积或改变药代动力学规律，故需对该药进行多次药代动力学研究，旨在考察新药多次给药后的稳态西药浓度（Css）、达稳态浓度的速率和程度、药物谷、峰浓度之间的波动系数（DF）和药代动力学规律是否发生改变、是否存在药物蓄积作用及Css和临床药理效应（药效和不良反应）的关系。如果不进行，在多次给药试验时应加以说明。

（1）受试者的选择和要求，试验药物的要求和受试者的例数　均同单次给药。

（2）试验药物剂量　采用Ⅱ期临床试验拟订的一种治疗剂量。并根据单次给药药代动力学参数中的消除半衰期和Ⅱ期临床试验给药方案中制定的服药间歇和给药日数，确定总服药次数和总剂量。

（3）研究步骤　受试者在试验期间应在Ⅰ期临床病房内进行服药、采集样本和活动。受试者早、中、晚三餐均进统一饮食。

（4）采样点的确定　根据单剂量药代动力学求得的消除半衰期，估算新药可能达到稳态浓度的时间，但在达稳态之时，应连续测定3天的谷浓度（给药前）以确定已达到稳态浓度。一般采样点最好安排在不同天的早上空腹给药前，以排除饮食、时辰以及其他因素的干扰。当确定应达稳态浓度后，在最后一次给药后，采取一系列血样，包括各时相（同单次给药），以测定稳态血药浓度–时间曲线。

（5）药代动力学参数的估算　根据试验中测定的3次谷浓度及稳态血药浓度–时间曲线数据，求得相应的药代动力学参数；峰时间（T_{max}）、峰浓度（C_{max}）、消除半衰期（$t_{1/2}$）、清除率、平均稳态血药浓度（Css）、稳态血药浓度–时间曲线下面积及DF（波动系数）等药代动力学参数。

（6）新药申报时提供的数据　①各受试者的3次谷浓度数据。②各受试者最后一次服药后的稳态血药浓度–时间的数据和曲线图及其平均数据 ± *SD*和曲线图。③各受试者最后一次用药后的有关吸收、分布及消除的主要药代动力学参数及其平均值 ± *SD*。④各受试者的Css、DF的数据和其平均值 ± *SD*。⑤对多次给药的药代动力学的规律和特点及与单次给药药代动力学进行比较，并作扼要讨论和小结。

（四）进食对口服药物制剂药代动力学影响的试验设计

旨在观察口服药物在饮食前和饮食后服药对药物药代动力学，特别对药物的吸收过程的影响。

本试验应采用随机双周期交叉设计。

（1）受试者例数　20 ~ 24例。

（2）药物剂量及给药途径　同单次口服Ⅱ期临床试验治疗剂量。

（3）试验步骤　受试者随机分2组。一组在试验前禁食10小时左右，于次日早晨空腹口服药物，用200 ~ 250ml温水送服。服药后，4小时进统一饮食，并严格控制进餐量；另一组进食（高脂、高能量）30min后服药，其余步骤均同上。两组清洗期为1周或2周或更长。

（4）采样点的确定，主要药代动力学参数（C_{max}、T_{max}、AUC）的估算，新药申报时应提供的数据等方面均同单次给药药代动力学研究。

（5）最后对进食是否影响该药吸收及其药代动力学规律进行分析和小结。

（五）试验总结

1.数据录入与处理。

2.试验中测得的各受试者的血药浓度–时间的数据由数据录入者输入计算机，进行药代动力学参数的估算，求得该药的主要药代动力学参数，包括Ka、T_{max}（实测值）、C_{max}（实测值）、AUC、Vd、Kel、$t_{1/2}$等。并对数据进行统计学处理，求其平均值及标准差（*SD*）。

3.试验结果及分析。

4.根据专用软件处理的试验结果分析该药的临床药代动力学的规律和特点。

5.结果报告。

6.其他　试验计划预计完成日期、参考文献等。

第三节　Ⅱ ~ Ⅲ期临床试验方案设计规范

（一）方案首页的设计

首页的目的是让研究者对本次临床试验有一个初步的印象。首页内容包括但不限于以下几个方面。

（1）申办者试验方案编码（或国家药品监督管理局批准临床试验的证明文件）。

（2）临床试验项目的题目，题目能体现该临床试验的试验药和对照药名称、治疗病症、设计类型和研究目的，如“× × 药与 × × 药对照治疗 × ×（病症）评价其有效性和安全性的随机、双盲、多中心临床研究”。

（3）申办者单位名称、本次临床研究的负责单位、试验方案的设计者、以及方案制定和修正时间。

（4）如果是多中心研究，还可增加一页列出参加临床试验的医院名称、各中心主要研究者等。

（二）方案摘要的内容

为了方便研究者对方案的快速了解，建议设立试验方案摘要页。

摘要页内容有试验药物名称、研究题目、试验目的、有效性评价指标（包括主要、次要指标）、安全性评价指标、受试者数量、给药方案和试验进度安排等。

（三）研究背景资料（前言）

扼要地叙述药物的研制背景、药物的组方、适应病症、临床前药理和毒理简况、国内外临床研究现状、已知对人体可能的药物不良反应、风险和受益情况等。

（四）试验目的

通过临床试验来验证某一事先提出的假设，常常是有对照的验证性临床试验，其次是通过本次试验还可得到一些探索性的结论，所以应该明确本次临床试验的主要目的和次要目的分别是什么。

在试验目的中，应明确提出能说明主要目的的主要指标，以及还能说明其他目的的次要指标。主要指标应选择易于量化、客观性强的指标，并在相关研究领域已有公认的准则和标准。主要指标数量应严加控制。次要指标是指与试验主要目的有关的附加支持指标，也可以是与试验次要目的有关的指标，在设计时也应明确说明与定义。

如果从与试验目的有关的多个指标中难以确定单一的主要指标时，可以将多个指标组合起来构成一个复合指标，作为主要研究指标。如临床上常采用的量表就是由多个指标组成的，其总分就是一个复合指标。

有时临床上需将客观指标和研究者对病人病情及其改变总印象综合起来，设定疗效综合指标（全局评价指标）。此时，该类指标往往有一定的主观成分，作为主要指标时应慎重。

（五）试验总体设计

由于试验设计的具体内容将贯穿于试验方案的各个方面，所以，此处的试验设计只需明确该设计方案的类型（平行组设计、交叉设计、析因设计、成组序贯设计等），随机化分组方法（完全随机化分组、分层随机分组、配对或配伍随机分组等）、盲法的形式（单盲、双盲等）、是多中心还是单一中心试验。另外，需简述所治疗的病症、各组受试者例数、疗程、给药途径及方法等。

（六）受试者的选择

1. 入选标准　用清单的方式列出拟参加入选本次临床试验合格受试者的标准，包括疾病的诊断标准（尽可能有定量检测指标的上、下限），入选前患者相关的病史、病程和治疗情况要求，其他相关的标准，如年龄、性别等。应注意的是，为了保障受试者的合法权益，患者签署知情同意书亦应作为入选的标准之一。

2. 排除标准　列出影响研究药物疗效和安全性评估的情况，如与入选标准相反的其他治疗、合并疾病和妊娠等。

（七）治疗方案

1. 研究药物的名称和规格　分别叙述试验药和对照药的名称（商品名和化学名，成分组成）、剂量规格、剂型、生产单位和批号。如果对照药是安慰剂，应符合安慰剂制备要求，所有试验用药品均有药检部门的检验报告。

2. 药品的包装　药品包装的材料（瓶装或塑铝卡包装），每个包装中所含药品的数量，如果采用双盲双模拟技术，还应交代其两组药物的组成，每个药品包装上所附有标签的内容应包括药物编码、药物名称、数量、用法、贮存条件，并写有“仅供临床研究用”的字样和药物供应单位。

3.药品的随机编盲　药品的随机编盲是新药临床试验的一个重要环节，一般先由生物统计学专业人员用统计软件模拟产生随机数字和相应的药品编码，然后按此编码将试验药和对照药进行分配包装，并准备相应的编码应急信件，随机数的产生应具有的重现性，最后将产生的随机数的计算机程序和药品编码作为盲底保存。

4.药品分配　符合入选标准的受试者将按就诊先后顺序随机分入试验组和对照组。试验期间观察医生应按受试者编号及药品编号发放药品，该药品编号将在整个试验过程中保持不变。

每位患者就诊只能得到足够一个治疗阶段服用的药品，此处应交代每个阶段患者将获药品的数量，每次随访发药时，药品管理人员应及时填写药品发放登记表。

5.服药方法　即给药途径、剂量、给药次数、疗程。

6.药品清点　每次随访时，药品管理人员应详实记录患者接收、服用和归还的药品数量。

7.药品保存　研究用药由研究单位统一保存，分批分次发放给受试者，药品保存应完善温湿度等环境要求。

8.合并用药　明确该项临床试验中可以使用的药品和禁忌使用的药品名称。

（八）临床试验步骤

确定研究周期和研究活动安排，可以帮助参加临床试验的研究者做到心中有数，有计划、有步骤地安排临床试验工作。

一般临床试验的研究周期分为洗脱筛选期、入选治疗期和最后一次给药结束后的随访期。不同临床试验各阶段长短不一，各阶段所安排的研究活动内容也不同。所以，方案设计需具体地列出随访期、研究者所需填写CRF的内容、必要的检查、药品发放等。对随访时间窗也需作出规定。建议附有临床试验工作流程图来说明不同时期诸如采集基本情况、有效性观察、安全性观察和其他工作等研究活动的安排。

（九）不良事件的观察

1.试验用药品的常见不良事件　根据申办者提供的资料，列举该试验药品在国内外临床研究中所出现不良事件的种类和比率。

2.不良事件的记录　在设计方案中对不良事件应作出明确的定义，并要求研究者如实填写不良事件登记表，记录不良事件的发生时间、严重程度、持续时间、采取的措施和转归。说明不良事件严重程度的判断标准，判断不良事件与试验药物关系的5级分类标准（肯定有关、可能有关、可能无关、无关和无法判定）。

3.严重不良事件的处理　发生在临床试验期间的任何严重不良事件，申办者应当按照要求和时限报告给所有参加临床试验的研究者及临床试验机构、伦理委员会；申办方应当向药品监督管理部门和卫生健康主管部门报告可疑且非预期严重不良反应。

4.应急信件的拆阅与处理　随药品下发的应急信件只有在该名患者发生严重不良事件并需立即查明所服药品的种类时，由研究单位的主要研究者拆阅，即称为紧急揭盲。一旦揭盲，该患者将被中止试验，并作为脱落病例处理，同时将处理结果通知临床监查员。研究人员还应在CRF中详细记录揭盲的理由、日期并签字。

5.随访未完结的不良事件　所有不良事件都应当追踪，直到得到妥善解决或病情稳定。

（十）病例中途撤出（脱落）

1.脱落的定义　所有填写了知情同意书并筛选合格进入试验的患者，均有权利随时退出临床试验，无论何时何因退出，只要没有完成方案所规定观察周期的受试者，即为脱落病例。

2.脱落病例的处理　当患者脱落后，研究者应尽可能与患者联系，完成所能完成的评估项目，并填写试验结论表，尽可能记录最后一次服药时间。对因不良反应而脱落者，经随访至不良事件完结。

3.脱落原因 对于任何脱落病例，研究者必须在CRF表中填写脱落原因，一般情况下有6种，即不良事件、缺乏疗效、违背试验方案（包括依从性差者）、失访（包括患者自行退出）、剔除和其他。

（十一）临床试验的评估

1.临床有效性评估 包括主要疗效指标和次要疗效指标。

2.临床安全性评估 包括实验室检查的异常和不良事件的评估。

（十二）统计分析

1.样本量估计 样本量应根据试验的主要目的来确定。样本量的确定与以下因素有关，即：主要指标的性质（定性指标或定量指标）、临床上认为有意义的差值、检验统计量、检验假设、Ⅰ型或Ⅱ型错误概率等。当根据统计公式估算的样本量低于《药品注册管理办法》中所要求的样本含量时，以《药品注册管理办法》为准。

2.统计分析数据集的选择 具体可见第十二章第四节。

3.统计分析计划 统计分析方法应根据研究目的、研究设计方案和观察资料的性质等特点加以选择。应明确统计检验的单双侧性、统计学意义的显著性水平、不同性质资料的统计描述和假设检验方法，以及将采用的统计分析软件名称等。

主要分析内容应包括病例脱落分析、基线值的同性质分析、有效性分析和安全性分析这几个方面。

（十三）试验的质量控制和保证

临床试验过程中将由临床监查员定期进行研究医院现场监查访问，以保证研究方案的所有内容都得到严格遵守，并对原始资料进行检查以确保与CRF上的内容一致。

设计方案中应包括有具体的质量控制措施。如多中心临床试验中，参加人员应统一培训，当主要指标可能受主观影响时，需进行一致性检验，当各中心实验室的检验结果有较大差异或正常参考值范围不同时，应采取一些有效措施进行校正，如统一由中心实验室检验，或进行检验方法和步骤的统一培训、一致性测定等。

（十四）伦理学要求

临床试验必须遵守《赫尔辛基宣言》和相关临床试验研究规范、法规。由临床研究负责单位的伦理委员会批准该试验方案后方可实施临床试验。

每一位受试者入选本研究前，研究者有责任以书面文字形式，向其或其指定代表完整、全面地介绍本研究的目的、程序和可能的风险。应让受试者知道他们有权随时退出本研究。入选前必须给每位受试者一份书面知情同意书（以附录形式包括于方案中），知情同意书应作为临床试验文档保留备查。

（十五）数据管理

如果设计的CRF是一式三份（无碳复写），则应将CRF的第一页交由参加本临床试验的数据管理人员统一建立数据库。每个试验中心应在完成至少5份CRF后，通过临床监查员及时送交数据管理员，以便建立相应的数据库，所有数据将采用计算机软件编制数据录入程序进行双份录入。在此期间，将“临床试验数据疑问表”通过临床监查员转交研究者进行数据审核，研究者应尽快回答并返回。在盲态审核认为所建立的数据库正确后，将由主要研究者、申办者、统计分析人员对数据进行锁定。锁定的数据文件不允许再作变动，数据库将交统计分析人员按统计计划书要求进行数据分析。

如果是双盲临床试验，将采用两次揭盲的方法进行揭盲。第一次揭盲在数据库锁定后，交统计分析人员进行统计分析时。第二次揭盲在完成统计分析后，并由统计分析人员写出统计分析报告时进行。经揭盲后的统计分析报告交本试验的主要研究者写出研究报告。

（十六）资料保存

按照法律法规要求保存。

（十七）主要研究者签名和日期

各参加单位主要研究者签名和日期。

（十八）附录

与本临床试验有关的文件，如CRF、知情同意书等，并附相关参考文献。

第四节　Ⅳ期临床试验方案设计规范

药物Ⅳ期临床试验指新药上市后由药品研制单位申请进行的应用性临床研究。旨在考察新药在广泛使用的条件下的疗效和不良反应，评价新药在普通或特殊人群如老人、儿童、孕妇、肝肾功能不全者中使用的利益与风险关系、寻求最佳用药剂量以及观测临床药物相互作用等。Ⅳ期临床试验要求受试病例多、参加试验单位多并注重对特殊人群用药情况的研究。根据研究目的的不同，可分别采用观察性研究、分析性等非试验性流行病学研究或试验性研究方法，以确定该药不良反应发生率及有效率。实行Ⅳ期临床试验在药品监督管理部门备案制度，并遵循GCP规范。Ⅳ期临床试验为上市后应用性临床研究，一般不设对照组，但不排除根据研究目的和试验设计需要，对某些适应证进行小样本的随机对照试验。

广义而言，药品上市后不良反应监测，发现并评价上市新药安全风险信号，亦应属此期研究内容。

新药用于新适应证的有效性、安全性评价，不属于Ⅳ期临床试验内容。制药企业不应将新药上市后Ⅳ期临床试验作为向医师宣传新药、竞争药品市场的手段。

第五节　生物等效性试验方案设计规范

制药企业常利用人体生物利用度和生物等效性来评价新的剂型处方和不同制备工艺以及食物和其他共用药物对新药的影响。生物等效性试验是基于这样一条原理，即受试药品与参比药品之间类似的药物代谢动力学性质意味着治疗上的等效。所有生物等效性可定义为在一个经适当设计的试验中，当受试药品和参比药品在相同的试验条件下，给受试者相同摩尔剂量药时，其药物活性成分或分子达到作用部位的速度与程度，不显示明显的不同。

在药品的初期及后期研发中，企业常常进行生物等效性试验，其试验结果和报告必须列于研究新药（investigational new drug，IND）、新药申请（new drug application，NDA）或生物药生产许可申请（biologic license application，BLA）报批材料中，前者是在完成临床前及动物实验后向NMPA提交进行人体试验的申请，而后者是在完成临床疗效、安全试验，向NMPA提交上市销售的申请。

在仿制药品的申请（abbreviated new drug application，ANDA）中，生物等效性试验的结果是最关键的内容，加上相应的制剂学内容包括处方、制备工艺、体外释药特性和物理化学性质，才能使药品监督管理部门认可一种仿制药品与参比药品具有相应的治疗效果，从而获得仿制产品的上市许可。

生物利用度试验方案包括以下内容。

1. 试验用药品及制剂名称。

2. 试验目的及文献综述。

3. 药物不良反应及可能出现的风险。

4. 试验制剂的名称、提供单位、合格证、批号、规格、标准参比制剂的名称、提供单位、批准文号、批号、规格。

5.受试者选择依据及标准(包括但不限于)。

(1)性别。

(2)年龄。

(3)体重 BMI标准体重 ±10%。

(4)不吸烟者。

(5)不嗜酒者。

(6)身体健康,无心、肝、肾、消化道、代谢异常等病史,并进行健康体检(心电图、血常规、血压,肝、肾、肺功能等)。

(7)无药物过敏史和神经系统疾病史。

(8)无直立性低血压史,心率在60 ~ 90次/分。

(9)两周前至试验期间不服用其他药物。

(10)无影响药物吸收、分布、排泄和代谢等因素。

(11)3个月内未用过已知对某脏器有损害的药物。

(12)签订知情同意书等。

(13)不符合上述要求之一者,不得作为受试者的入选。

6.中止试验条件

(1)受试者出现严重不良事件。

(2)试验期间生病,需要接受治疗。

(3)受试者要求中止试验。

(4)其他原因,如受试者不按试验方案要求等。

7.试验设计 双交叉试验设计,三交叉试验设计等。交叉试验间隔(wash-out)周期至少间隔7 ~ 10个半衰期。

8.单剂量试验

(1)受试者人数 至少18 ~ 24人,按体重配对后随机交叉服用两种制剂。

(2)服药时间 受试者禁食过夜(至少10小时),早晨用200 ~ 250ml温开水送服,服药后2小时内不能饮水,3小时后进食统一食物。

(3)采血样时间 至少9 ~ 12个时间点,取点分布要能充分反映药代动力学行为。

(4)采血方法 用一次性注射器或留置针由肘静脉取血(ml),取血后立即分析或冷藏保存再分析(依药物特性而定)。

(5)临床观察 临床观察内容应包括可能出现的不良反应及意外,以及一旦出现不良反应或意外时,所采取的急救措施。

9.血药浓度测定方法 提供的分析方法,应包括特异性、灵敏度、精密度及标准曲线,主要仪器、条件等。

10.药代动力学分析

(1)房室模型识别 将所得血药浓度-时间数据用相应的程序分别按一房室和二房室模型和适当的药代动力学程序进行曲线拟合。

(2)房室模型参数估算方法 参数求算,先分别对各个体进行曲线拟合,求算参数,再取均值±s。

(3)非房室模型依赖性参数估算方法 曲线下面积(AUC)、平均驻留时间(MRT)、清除率分别按下列各式估算:

$AUC^{tn}=\sum(C_i+C_{i-1})(t_i-t_{i-1})/2$

$AUC=AUC^{tn}+C_{tn}/\lambda_z$

$AUMC^{tn}=\sum(C_it_i+C_{i-1}t_{i-1})(t_i-t_{i-1})/2$

$AUMC=AUMC^{tn}+C_{tn}(t_n/\lambda_z-1/\lambda_z^2)$

MRT=AUMC/AUC

Cl/F=D/AUC

式中C_{tn}为服药后t_n小时的血药浓度，λ_z为末端相消除速率常数。

（4）生物利用度估算方法　相对生物利用度计算公式如下。

F=［AUC_T/AUC_S］×100% 或 F=［（$AUC_T \cdot D_S$/（$AUC_S \cdot D_T$）×100%

T为供试制剂，S为标准参比制剂。

（5）统计学分析　所得参数用交叉试验设计的方差分析，其中AUC、C_{max}等先进行对数转换，再进行分析，并用双单侧t检验和（1-2α）置信区间法进行生物等效性评价。

11.提供资料

（1）受试者各个体的血药浓度-时间数据、血药浓度-时间曲线。

（2）受试者各个体药动学参数及均数（±s）、AUC、T_{max}、C_{max}、$t_{1/2}$、生物利用度等。

（3）生物等效性评价　方差分析、双单侧t检验及90%可信区间结果及结论。

（4）临床观察结果　不良反应发生情况和耐受性以及一般症状。

12.计划书制订人的简介　包括工作单位，职称，临床药理学试验经历。

13.研究成员介绍　包括工作单位、职称、临床药理学研究经历、参加培训情况以及合格证，具体分工等。

第六节　临床试验病例报告表设计规范

病例报告表（case report form，CRF）是用于收集每一名受试者在试验过程中的原始的试验数据的，用于统计分析的原始的记录表格数据。病例报告表是临床试验中临床资料的记录，由申办方单位与临床试验组长单位共同设计的，受试者的背景情况及经验中的等有关资料均应记录在病例报告表中，研究者应确保将任何观察与发现均正确而完整地记录在病例报告表上，将临床试验中各种试验数据均记录或原始报告粘贴在病例报告表上。因此病例报告表应该充分体现方案所提出的要求，又要便于试验结束后数据的统计分析。临床试验病例报告表的拟定是保证临床试验质量的重要环节。

（一）病例报告表的设计要点

1.根据多中心研究单位集体制定的临床研究方案设计病例报告表。病例报告表的内容应与药物临床试验方案的内容要求相一致。

2.病历作为临床试验的原始文件，病例报告表的数据来源于原始文件并于原始文件一致。病例报告表必须充分注意保护受试者隐私，尤其不得填写受试者的真实姓名，研究者应按受试者的编码确认其身份并记录。

3.临床试验中的任何观察、检查结果均应及时、准确、完整、规范、真实地记录于病历和正确地填写在病例报告表中。

4.设计病例报告表应收集临床试验方案要求的用于评价安全性和有效性的数据，而不应收集与临床试验方案和（或）研究无关或多余的数据，否则应加以说明。

5.设计病例报告表应预先考虑便于计算机的数据录入和分析。

6.设计病例报告表应用临床试验流程图表示进行观察、检测和记录的顺序。

7.病例报告表设计

（1）设计病例报告表的格式要简单明了，简洁易行，不要过于烦琐和复杂。

（2）设计病例报告表，文字叙述要准确，避免含糊其辞。

（3）病例报告表在形式上应采用表格形式设计，用于统计分析的项目宜采用便于将数据输入计算机的填充式或选择式记录。填充式记录的内容应事先统一规定，同一结果要用相同的文字表达；选择式记录常用易于识别和交换的符号，数字的填写可用方框等形式。

（4）设计病例报告表，最好预先设计印刷出所有的计量单位。定量检测指标应注明所采用的单位名称，采用国际计量单位。分类指标应事先进行规定或必要的量化，给出量化标准。

8.实验室检查应填写用药前后的具体检测值，并注明正常还是异常，若为异常还应注明高于还是低于正常限，规定变化多大的幅度或超过限值几倍作为不良事件处理，并注明事件的发生与试验药物的关系。

9.临床试验中各种实验室数据均应记录并将原始报告复印粘贴在病例报告表专页上。

10.为保护受试者隐私，病例报告表上不应出现受试者的姓名，而以其姓名拼音缩写代码确认其身份并记录。

11.设计病例报告表应规定填写的要求说明和有关病例报告表数据更正的标准操作规程。

12.设计病例报告表每一页均必须设计统一的标注，如中心代码、纳入顺序号、药物序号、受试者姓名拼音缩写、医师签名、随访日期、页码编号等。

13.病例报告表应有中心（专业）负责人签名的审核声明。

14.病例报告表的印制应做到无碳复写，一式3份。

15.病例报告表记录的指标 研究的医院、研究的医师、病人一般情况、病人编号、随机分组记录、组别、治疗药物编码、反应指标记录、实验室检查记录、不良事件记录、不良反应记录。

16.将所有不良反应在报告表中列出。

17.评价有效性和安全性的项目应有用药前和用药后不同时间点的记录，以体现出动态观测。

18. CRF表应有可供识别受试者及资料核查用的项目，如医院、受试者基本情况、受试者编号、治疗药物编码或名称等，对某些易产生误解及易发生掌握标准不一的项目应加以详细说明。

19.应根据研究所需记录内容的多少在报告表中留有足够的空间填写，各内容的排列先后最好顺从试验观测和随访的过程，便于研究者按试验进程逐页向后记录。

（二）病例报告表的主要内容（包括但不限于）

1.封面 标题、批件号、中心代码、研究者姓名、试验开始时间、试验结束时间、申办单位。

2.填写说明。

3.试验流程。

4.受试者纳排纳入选择表（纳入标准、排除标准）。

5.是否签署知情同意书。

6.病例信息登记纳入登录表（一般包括人口学资料、现病史、过去史、一般生命指征、临床主要症状体征、临床诊断及分型、分期、病例纳入前主要疾病史及治疗情况等）。

7.病情、病程记录、治疗及依从性记录表。

8.相关实验室检查记录表（治疗前、治疗后）。

9.不良事件记录评价表。

10.试验完成情况总结表。

11.临床试验疗效评价表。

12.治疗前实验室检查结果（复印件）粘贴页。

13.治疗后实验室检查结果（复印件）粘贴页。

14.中心（专业）负责人审核声明。

15.严重不良事件报告表。

第七节　临床试验受试者知情同意书设计规范

知情同意书是每位受试者表示自愿参加某一试验的文件证明。研究者需向受试者说明试验性质、试验目的、可能的受益和风险、可供使用的其他治疗方法以及符合《赫尔辛基宣言》规定的受试者权利与义务等，使受试者充分了解后表达其同意。准备知情同意书和执行知情同意书是研究者的职责，知情同意书应该是研究者和受试者谈话内容的书面描述，为规范知情同意书设计特制定此规定。知情同意书的设计包含以下内容。

1. 知情同意书是告知一项临床试验各方面情况的文件，应采用通俗易懂的语言，进口药品必须翻译成中文，多民族参加的试验，应翻译成民族语言，减少难懂的专业术语，总之应以受试者能懂的语言写成知情同意书书面文件。

2. 知情同意书应包含了两大部分。一部分是受试者须知，应详细地告知受试者有关的信息，如新药的研究背景、研究的目的、研究的方法、试验药物对受试者疾病的预期效果、参加试验的条件和人数、需要研究的时间、研究者的资质等尽可能说明让受试者了解；一部分是受试者的知情同意，应在受试者完全理解须知的情况下，由受试者本人或其代表签署知情同意书。

3. 知情同意书中还应该告之受试者参加试验可能获得的利益和可能会出现无效的情况。

4. 知情同意书中还应该告之受试者参加试验应承担的风险，包括了可预见的药物的不良反作用和非预期的不良风险。同时应告之受试者发生不良事件时应及时就医，将研究者联系方式告知受试者。

5. 方案中如有规定使受试者在试验期间的用药、饮食、活动受到限制时，知情同意书中应明确说明这些限制条文，请受试者明确并能够配合试验。

6. 详细告之受试者参加试验必须定期参加随访，随访的内容、时间都应让受试者明白并同意遵循。

7. 强调参加试验应完全自愿，不会受到任何压力，并有随时退出试验的权利。

8. 强调研究者会保护受试者的个人隐私，不将有关资料公开发布。仅用于国家药品监督管理局的科学审查等。

9. 对无行为能力的受试者，如果伦理委员会原则上同意、研究者认为受试者参加试验符合其本身利益时，这些受试者病人也可以进入试验，同时应经其法定监护人同意并签名及注明日期。

10. 儿童作为受试者，必须征得其法定监护人的知情同意并签署知情同意书，当儿童能做出同意参加研究的决定时，必须征得其本人同意。

11. 如发现涉及试验药物的重要新资料，则必须将知情同意书做书面修改送伦理委员会批准后，再次取得受试者同意。

12. 知情同意书的设计除以上内容外，一般还包括以下项目。

（1）临床试验概况。

（2）试验目的。

（3）试验治疗和随机分配至各组的可能性。

（4）受试者需要遵守的试验步骤，包括创伤性医疗操作。

（5）受试者的义务。

（6）临床试验所涉及试验性的内容。

（7）试验可能致受试者的风险或者不便，尤其是存在影响胚胎、胎儿或者哺乳婴儿的风险时。

（8）试验预期的获益，以及不能获益的可能性。

（9）其他可选的药物和治疗方法，及其重要的潜在获益和风险。

（10）受试者发生与试验相关的损害时，可获得补偿以及治疗。

（11）受试者参加临床试验可能获得的补偿。

（12）受试者参加临床试验预期的花费。

（13）受试者参加试验是自愿的，可以拒绝参加或者有权在试验任何阶段随时退出试验而不会遭到歧视或者报复，其医疗待遇与权益不会受到影响。

（14）在不违反保密原则和相关法规的情况下，监查员、稽查员、伦理委员会和药品监督管理部门检查人员可以查阅受试者的原始医学记录，以核实临床试验的过程和数据。

（15）受试者相关身份鉴别记录的保密事宜，不公开使用。如果发布临床试验结果，受试者的身份信息仍保密。

（16）有新的可能影响受试者继续参加试验的信息时，将及时告知受试者或者其监护人。

（17）当存在有关试验信息和受试者权益的问题，以及发生试验相关损害时，受试者可联系的研究者和伦理委员会及其联系方式。

（18）受试者可能被终止试验的情况以及理由。

（19）受试者参加试验的预期持续时间。

（20）参加该试验的预计受试者人数。

13. 知情同意书设计的注意事项

（1）知情同意书不能出现使受试者放弃合法权益的语言，也不允许含有为申办方或研究中开脱过失、责任的语言。

（2）知情同意书的设计应采用受试者或其法定代理人能够理解的语言和文字，一般使用受试者的母语，文字要通俗易懂，要尽量避免使用过多、过深奥的专业术语。

（3）知情同意书在使用之前，必须经伦理委员会的正式书面批准，申办者和研究者无权修改已经经伦理委员会审核批准的知情同意书。

（4）若发现了试验药物的新资料，需要对知情同意书作必要修改时，应将修改后的知情同意书送交伦理委员会审核批准。对尚未完成该项临床试验的受试者，均应以修改后的知情同意书再次获得知情同意。

（5）知情同意书的页眉应表明制订版的日期和修改版的日期，以便确认使用的知情同意书是正确的版本。

（6）研究者应当将所有受试者的知情同意书作为试验资料归档保存。

第八节　研究者手册设计规范

研究者手册是在药物发展过程中所需的非常重要的文件。它必须包含到某一时间为止对受试药物的所有研究资料，通常也包括相似药物的材料。临床研究资料手册主要给研究负责人提供有关试验药物的信息及研究结果。

研究者手册的内容通常包括如下内容。

（1）目录条目　保密性说明、签字页、目录、摘要、前言、试验药物的物理学、化学、药学特性和结构式、非临床研究（非临床药理学、动物体内药代动力学、毒理学）、人体内作用（人体内的药代动力学、安全性和有效性、上市使用情况）、数据概要和研究者指南、注意事项、参考资料（已发表文献、报告，在每一章节末列出）。

（2）摘要　重点说明试验药物研发过程中具重要意义的物理学、化学、药学、药理学、毒理学、药代动力学和临床等信息内容。

（3）前言　简要说明试验药物的化学名称或者已批准的通用名称、批准的商品名；试验药物的所有活性成分、药理学分类、及其在同类药品中的预期地位（如优势）；试验药物实施临床试验的立题依据；拟定的试验药物用于疾病的预防、诊断和治疗。前言中应当说明评价试验药物的常规方法。

（4）在研究者手册中应当清楚说明试验用药品的化学式、结构式，简要描述其理化和药学特性。说明试验药物的贮存方法和使用方法。试验药物的制剂信息可能影响临床试验时，应当说明辅料成分及配方理由，以便确保临床试验采取必要的安全性措施。

（5）若试验药物与其他已知药物的结构相似，应当予以说明。

（6）非临床研究介绍　简要描述试验药物非临床研究的药理学、毒理学、药代动力学研究发现的相关结果。说明这些非临床研究的方法学、研究结果，讨论这些发现对人体临床治疗意义的提示、对人体可能的不利作用和对人体非预期效应的相关性。

（7）研究者手册应当提供非临床研究中的信息　试验动物的种属、每组动物的数目和性别、给药剂量单位、给药剂量间隔、给药途径、给药持续时间、系统分布资料、暴露后随访期限。研究结果应当包括试验药物药理效应、毒性效应的特性和频度；药理效应、毒性效应的严重性或者强度；起效时间；药效的可逆性；药物作用持续时间和剂量反应。应当讨论非临床研究中最重要的发现，如量效反应、与人体可能的相关性及可能实施人体研究的多方面问题。若同一种属动物的有效剂量、非毒性剂量的结果可以进行比较研究，则该结果可用于治疗指数的讨论，并说明研究结果与拟定的人用剂量的相关性。比较研究尽可能基于血液或者器官组织水平。

（8）非临床的药理学研究介绍　应当包括试验药物的药理学方面的摘要，如可能，还应当包括试验药物在动物体内的重要代谢研究。摘要中应当包括评价试验药物潜在治疗活性（如有效性模型，受体结合和特异性）的研究，以及评价试验药物安全性的研究（如不同于评价治疗作用的评价药理学作用的专门研究）。

（9）动物的药代动力学介绍　应当包括试验药物在所研究种属动物中的药代动力学、生物转化以及分布的摘要。对发现的讨论应当说明试验药物的吸收、局部以及系统的生物利用度及其代谢，以及它们与动物种属药理学和毒理学发现的关系。

（10）毒理学介绍　在不同动物种属中相关研究所发现的毒理学作用摘要应当包括单剂量给药、重复给药、致癌性、特殊毒理研究（如刺激性和致敏性）、生殖毒性、遗传毒性（致突变性）等方面。

（11）人体内作用　应当充分讨论试验药物在人体的已知作用，包括药代动力学、药效学、剂量反应、安全性、有效性和其他药理学领域的信息。应当尽可能提供已完成的所有试验药物临床试验的摘要。还应当提供临床试验以外的试验药物的使用情况，如上市期间的经验。

（12）试验药物在人体的药代动力学信息摘要　包括药代动力学（吸收和代谢，血浆蛋白结合，分布和消除）；试验药物的一个参考剂型的生物利用度（绝对、相对生物利用度）；人群亚组（如性别、年龄和脏器功能受损）；相互作用（如药物相互作用和食物的作用）；其他药代动力学数据（如在临床试验期间完成的群体研究结果）。

（13）试验药物安全性和有效性　应当提供从前期人体试验中得到的关于试验药物（包括代谢物）的安全性、药效学、有效性和剂量反应信息的摘要并讨论。如果已经完成多项临床试验，应当将多个研究和亚组人群的安全性和有效性数据汇总。可考虑将所有临床试验的药物不良反应（包括所有被研究的适应症）以表格等形式清晰概述。应当讨论适应症或者亚组之间药物不良反应类型及发生率的重要差异。

（14）上市使用情况　应当说明试验药物已经上市或者已获批准的主要国家和地区。从上市使用中得到的重要信息（如处方、剂量、给药途径和药物不良反应）应当予以概述。应当说明试验用药品没有获得批准上市或者退出上市的主要国家和地区。

（15）数据概要和研究者指南　应当对非临床和临床数据进行全面分析讨论，就各种来源的有关试验药物不同方面的信息进行概述，帮助研究者预见到药物不良反应或者临床试验中的其他问题。

（16）研究者手册应当让研究者清楚的理解临床试验可能的风险和不良反应，以及可能需要的特殊检查、观察项目和防范措施。这种理解是基于从研究者手册获得的关于试验药物的物理、化学、药学、药理、毒理和临床资料。根据前期人体应用的经验和试验药物的药理学，也应当向研究者提供可能的过量服药和药物不良反应的识别和处理措施的指导。

（17）中药民族药研究者手册的内容参考以上要求制定。还应当注明组方理论依据、筛选信息、配伍、功能、主治、已有的人用药经验、药材基原和产地等；来源于古代经典名方的中药复方制剂，注明其出处；相关药材及处方等资料。

第九节　临床试验总结报告设计规范

临床试验结束后，牵头单位写出临床研究总结报告，报告中应系统描述新药的有效性和安全性，并与对照药作对比分析。主要研究者应对临床试验中所观察到的所有结果和发现都应加以核实，以保证原始数据的可靠性，并确保临床试验中各项结论都是从原始数据而来，做到有据可依。临床研究的总结报告是新药审评时的主要依据。

（一）首篇

1.封面　应包括受试药物通用名、研究类型、研究编号、研究开始日期、研究完成日期、主要研究者（签名）、研究单位（盖章）、统计学负责人签名及单位盖章、药品注册申请人（盖章）、注册申请人的联系人和联系方式、报告日期、原始资料保存地点。

2.目录　列出整个临床试验报告的内容目录和对应页码密码。

3.研究摘要　对所完成的研究的摘要介绍，应以重要的数据体现结果，而不能仅用文字和*P*值来叙述。如需要应附有完成的各期临床试验一览表。

4.伦理学相关资料　须申明完成的临床试验严格遵守赫尔辛基宣言的人体医学研究的伦理准则，须申明本临床试验方案及其修订申请均经过伦理委员会审核批准，须提供伦理委员会批件，须提供向受试者介绍的研究信息及受试者的知情同意书样本。

5.试验研究人员　列出临床试验主要研究人员的姓名、单位、在研究中的职责和义务简历。主要研究人员包括主要研究者及各中心主要参加人员、统计学分析的负责、临床试验报告的撰写人。

6.缩略语　临床试验报告中所用的缩略语的全称。

（二）正文

1.引言　介绍受试药物研发的背景、依据及合理性，所针对的目标适应证人群，目前治疗方法及治疗效果等，说明研究实施的合法依据及申请人和临床研究单位间的合作情况。

2.试验目的　本临床试验所要达到的目的。

3.试验管理　对试验的管理结构和实施GCP的情况进行描述。

4.试验设计

（1）试验总体设计及方案的描述。

（2）试验设计及对照组选择的考虑。

（3）研究对象的选择。

（4）试验过程。

（5）有效性和安全性指标。

（6）数据质量保证。

（7）统计处理方案及样本量确定。

（8）试验进行中方案的修改。

（9）期中分析。

5.结果

（1）研究对象　①受试者的描述、试验方案的偏离；②有效性评价。

（2）疗效/效应分析数据集　①人口学和其他基线数据；②依从性；③合并用药；④疗效/效应分析；⑤有效性小结。

6.安全性评价

（1）用药/暴露的程度。

（2）不良事件分析。

（3）与安全性有关的实验室检查、生命体征及体格检查。

（4）安全性小结。

7.讨论与结论　统计分析报告列于附件中，统计分析报告的内容应包括以下几部分。

（1）对整个临床试验中资料的收集和整理过程的简单描述。包括临床试验的目的和研究设计、随机化、盲法及盲态审核过程、主要指标和次要指标的定义、统计分析集的规定以及在资料整理过程中对缺失值和离群值的处理等内容。

（2）对统计模型进行准确而完整的描述。包括选用的统计分析软件、统计描述的内容、对检验水准的规定，以及进行假设检验和建立可信区间的统计学方法的选择及其理由。如果统计分析过程中进行了数据变换，应同时提供数据变换的理由和依据。

（3）各组病例入选时的基线特征描述及统计检验结果。

（4）疗效/效应分析应包括各组病例的各类观察指标（主要指标、次要指标等）的统计描述和假设检验结果。应给出每个观察时间点的统计描述结果。列出假设检验中的检验统计量、P值。用方差分析进行主要指标有效性分析时，应考虑治疗、中心和分析指标基线值的影响，进行协方差分析；对于交叉设计资料的分析，应包括资料顺序资料、资料顺序中受试者患者数、每个阶段开始时的基线值、洗脱期及洗脱长度、每个阶段中的脱落情况，以及用于分析治疗阶段、治疗与阶段的交互作用方差分析表。

（5）各组病例安全性评价，主要以统计描述为主，包括用药/暴露情况（用药持续时间、剂量、药物浓度）、不良事件发生率及不良事件的具体描述；实验室检测结果在实验前后的变化情况；发生异常改变及其与试验用药品的关系。

（6）多中心研究时，内容应包括各中心受试者的入选情况，试验方案的偏离、人口学等基线数据的描述性分析，主要疗效指标和次要疗效指标的统计描述，发生的不良事件的情况及处理和描述性分析。

（7）以上结果应尽可能采用统计表、统计图表示。统计分析结论应用精确地统计学术语予以阐述。所有统计计算程序应以文件形式保存以便核查。

（8）多中心临床试验各中心的小结。

8.参考文献　列出研究报告的有关参考文献，主要文献的复印件列于附件中。

第十节　数据管理及数据统计分析设计规范

（一）数据管理

（1）建立数据管理标准操作规程：针对数据收集和管理的各个环节制订较为详尽的规定和方法，明确研究者、监查员和数据管理中的职责范围，以保证数据管理每一阶段的质量水平。

（2）研究者应根据受试者的原始观察记录，将数据及时、完整、正确、清晰地载入病例报告表。

（3）监查员需监查试验的进行是否遵循试验方案，确信所有病例报告表填写正确完整，并与原始资料一致。如有错误和遗漏，及时要求研究者改正。修改时需保持原有记录清晰可见，改正处需经研究者签名并注明日期。

（4）经过监查员检查后的病例报告表，应及时送交临床试验数据管理员。

（5）数据管理员需在数据录入前再次检查，发现问题及时通知监查员，要求研究者作出回答。在原始数据保证无误后，开始数据录入。

（6）建立数据库　根据试验设计及观察表格各项目的内容及编码情况，建立数据库。数据库要求可靠性好，保密性强，运行稳定。

（7）数据库的录入　录入数据采用二次录入或双方输入方式，将原始数据录入数据库中。数据录入结束后，用软件包将两次独立录入的数据库文件进行逐项对比，及时报告，如发现不一致，录入人员对照原始资料找出原因，做出更正。

（8）原始病例报告表在按要求完成数据录入和核查，归档保存。备份数据交由指定人员妥善保管。

（二）统计分析

1.生物统计人员的职责

（1）临床试验自始至终需有生物统计人员参与，包括试验方案的制定和修订、病例报告表的设计和数据管理、负责制定统计分析计划的制定、完成的临床试验资料的统计分析、提供试验结果的统计分析报告和解释、协助主要研究者完成临床试验的总结报告等。参与研究的生物统计学专业人员必须保证临床试验方案、病例报告表、临床试验总结报告中所涉及的统计学方法、分析结果与解释以及术语的准确性。

（2）根据试验方案的设计要求，结合病例报告表的原始数据特征，在生物统计人员的指导下，确定描述性统计分析及推断性统计分析的内容，做出合理、正确的描述性结果及统计推断结论。

2.统计计划书　统计分析计划书初稿由统计人员撰写，与临床研究负责人共同商讨、修改，并经双方认可。在盲态审核后，再次审查，当数据锁定时，统计分析计划书也被确定。在第一次揭盲前以及文件形式由临床研究负责人及统计人员签名确认。认定后应严格执行，不能再作变动。特殊情况必须修改时，应以补充文件形式说明修改内容及其理由，附在原统计分析计划书之后。但不可因统计结果不符合愿望期望而改变统计方法或统计指标。

（1）统计数据集的选择　用于统计分析的数据集需在试验方案的统计部分中明确说明。对主要变量的统计分析，应分别选用全分析集和符合方案集的数据进行分析。对安全性评价的数据集选择应在方案中明确说明。

（2）确定统计分析的指标　统计人员配合临床研究人员确定主要指标，次要指标等分析内容。

（3）制定有关图表格式　统计分析应以统计表，统计图为主。

（4）确定统计方法及统计软件　根据数据性质，对可比性分析、疗效分析（各指标分析）及不良事件分析分别确定统计方法。

（三）统计分析的实施

（1）数据审核　对所有纳入的受试者资料在不分组情况下统一进行初步的分析，了解数据的统计特征，以便对统计计划书做最后的修订。入组后发现受试者不符合纳入标准或使用了方案规定的禁用药品，由于违背临床试验方案，需予剔除，但仍应进行安全性分析人群。符合纳入标准而因某种原因未完成试验的受试者，当属脱落受试者。脱落受试者在统计学分析时应结合实际情况处理。

（2）临床疗效及安全性分析　根据统计计划书的规定进行相应的统计分析

（四）统计报告书

统计报告书应严格按统计分析计划书的规定撰写。首先报告临床研究者名称、药物名称、来源、批号、研究起止时间、临床研究负责单位、负责人、各中心研究单位名称及负责人、统计人员名称、统计完成时间。具体内容可以包括受试者分配情况分析、可比性分析、临床疗效分析、不良事件分析报告等。统计报告主要由同一系列统计表组成，可有简要的文字说明。每份统计表应有：标题、各组统计参数的估计值、统计量、确切P值及统计结论。

（五）统计报告的专业分析

1.统计结论与专业结论

（1）统计结论　统计报告只对数据本身的情况进行分析，有些资料既可以计算均数及标准差，又可按一定限量计算有效率，此时应以专业规定为准。某些差异显著性检验只计算两组均数的差别是否有显著性意义，如两组数据均在生理范围内，仍可按专业规定视为正常。

（2）专业结论　作专业结论时，不仅要考虑统计结论，还应根据均数及阳性率组间差异的实际大小的临床意义作出专业判断。

2. 临床研究人员对统计结论的分析

（1）统计结论有统计意义时　当数据较集中或两组均数相差不大时，也会出现有显著性意义的结论。应分析数据是否在正常范围内，差异有无临床价值，从均数绝对值及差异大小方面考虑其临床意义。

（2）统计结论无统计意义时　当数据波动较大或例数较少时，两组均数相差号大也会出现无显著意义的统计结论，应考虑各组超出正常范围的异常值的发生率，异常程度及其临床结果。

（3）全面分析统计结论　统计结论只罗列指标的统计结果，临床研究人员应从药物的有效性、安全性及其分特点作出综合评价结论。

第二十二章　临床试验机构相关的标准操作规程

第一节　制定药物临床试验标准操作规程的标准操作规程

标准操作规程是规范、统一各项操作的程序化标准，它细化了每项工作的具体做法。在相同的临床试验中，不同的研究单位、不同的研究者遵循同一标准工作程序进行操作，能够尽可能地避免随意操作带来的不良影响。通过执行各项工作的标准操作规程以及依据标准操作规程对各项工作的实施进行核查，亦可实现对药物临床试验全过程的质量控制。而制定药物临床试验标准操作规程的标准操作规程，则是为了规范药物临床试验相关标准操作规程的制定，保证各项标准操作规程的制定科学合理、更新及时和操作规范。

（一）标准操作规程的制定程序

1.标准操作规程的起草

（1）药物临床试验机构办公室首先编写“制定标准操作规程的标准操作规程”，统一规定标准操作规程的设计要求、涵盖内容、制定程序、审核、生效、保存、修改标准操作规程、格式要求以及编码原则等，以保证所有标准操作规程的编写规范统一。

（2）相关专业科室负责人应组织有关人员确定本专业标准操作规程文件框架系统，列出所有需要编写的标准操本专业标准操作规程文件框架系统，列出所有需要编写的标准操作规程条目，并合理分配给相关人员起草。

（3）标准操作规程起草人员应熟悉本专业工作和技术要求规范，认真学习“制定标准操作规程的标准操作规程”，依据现行GCP标准，严格按照“制定标准操作规程的标准操作规程”文件要求制定标准操作规程。

2.标准操作规程的审核、生效

（1）标准操作规程起草后，各专业科室应组织专业人员对样稿进行讨论修改，确定初稿后交专业科室负责人审核。

（2）审核人应重点审核是否与现行GCP文件标准相符、是否具有可行性、用语是否简洁明确、与已生效的其他文件有无冲突等内容。

（3）审核确定后，经药物临床试验机构负责人签字批准，并注明生效日期。

3.标准操作规程的颁发和使用

（1）标准操作规程生效后，机构办公室档案管理人员将标准操作规程复印一份或若干份，分发到相关部门或科室。

（2）各部门或科室应保证现行所用标准操作规程为最新版本。

（3）标准操作规程应妥善放置在与该标准操作规程规定工作相关的地方，以便随时参照执行。试验过程中涉及的工作标准操作规程可存放于文件夹中，以便随时查阅、学习。

（4）各部门或科室接到新版标准操作规程后立即按照其内容要求进行相关操作。

4.标准操作规程的修订

（1）根据最新的法规和标准对标准操作规程进行修订，以保证所使用的标准操作规程与新法规和标准一致。

（2）部门/科室负责人组织相关人员在标准操作规程执行过程中对其适用性和有效性进行系统检查，对确认不适用的内容及时修订。

（3）修订标准操作规程应在机构办公室“药物临床试验机构管理文件更新修订记录”上登记，并按要求填写记录表，阐明修订理由和拟修改的内容等。

（4）修订后的标准操作规程审核和批准程序同前。

（5）修订标准操作规程批准后，将新版标准操作规程替换旧版本，在机构“药物临床试验文件编码登记本”上更新标准操作规程编码。

5.标准操作规程的保存

（1）各部门或科室的工作现场只保留与本部门工作相关的最新版标准操作规程，不得随意复印，更不得随意外借。

（2）机构办公室永久保存各部门或科室的各版本标准操作规程。

6.标准操作规程的废除

（1）机构档案管理人员在分发新版标准操作规程时，同时收回旧版标准操作规程，使其不得继续流通。

（2）收回的旧版标准操作规程，经机构领导逐级审批后由档案管理人员粉碎销毁，并作相关记录。

（3）档案管理人员在原存于机构办公室的旧版标准操作规程首页加盖作废章后存档。

（二）制定原则

（1）要求试验相关的每个部门、每项工作都应制定相应的标准操作规程。

（2）标准操作规程的制定应严格参照我国《药物临床试验质量管理规范》（2020版）（GCP）文件要求，符合伦理要求，结合本专业药物临床试验的实际情况，并严格遵守相关法律法规和管理制度，符合该项工作的技术规范要求。

（3）各项标准操作规程应有详细明确的操作程序，用语应简洁，尽可能使用说明书语言，无需写明操作原因，只需写明如何操作。如有必要，在某一临床试验准备阶段可按照临床试验方案和试验的特殊要求对标准操作规程进行修改和补充，制定特定的临床试验标准操作规程。

（三）标准操作规程的内容

（1）一般信息包括该标准操作规程的文件编码、制定人、制定日期、审核人、审核日期、批准人、批准日期、页数、生效日期等。

（2）制定标准操作规程的目的。

（3）适用范围。

（4）操作规程。

（5）参考文献等。

（四）标准操作规程的格式

所有标准操作规程按统一格式排版：题目用三号宋体加粗，一般信息用五号宋体，其他文字一律用小四号宋体，行距1.5倍，首行悬挂缩进2字符。

1.编码原则 系统性：将标准操作规程文件统一分类编码，编码系统应尽可能反映文件的基本信息。

专属性：文件应与编码一一对应，一文一码。一旦文件停止使用，此编码亦随之作废，并不得再次使用。

稳定性：文件编码系统一旦确定，不得随意变动。若需变动，须申明变更理由，经药物临床试验机构办公室主任批准，并随之变更所有相关文件的编码。

发展性：为文件将来的发展和管理手段的改进预留空间。

2. 编码示例 所有标准操作规程编码采用的形式为：医院名称缩写—部门代号—文件分类代号—序号—版本号。

部门代号以部门、专业或科室名称拼音首字母表示，文件分类代号原则上以能体现文件类别的关键词的拼音首字母为代号。如：神经内科为SJNK、规章制度类文件为ZD、设计规范类为GF、工作程序类为C、标准操作规程相关记录为R等。

3. 编码人员 药物临床试验的各类文件应由药物临床试验机构办公室人员负责统一编码，并制定“药物临床试验文件编码登记本”，如文件有更新，应及时编码并在编码登记本上进行更新。

第二节 临床试验准备阶段相关的标准操作规程

一、临床试验准备的标准操作规程

（一）意向性商谈

申办者向机构办公室提交新药临床试验申请表、有关试验药物资料，经机构办公室对项目初步评估，根据专业科室实际情况，确认是否有意向参加临床试验，并填写临床试验项目评估表。

（二）正式联系

申办者向机构办公室提交以下文件。

（1）国家药品监督管理局批准开展临床试验的证明文件。

（2）试验药物的临床前整套研究资料，该试验药物已完成和其他地区正在进行与临床试验有关的疗效和安全性资料（包括与此药相关的文献资料）。

（2）对照药品质量标准和临床研究文献资料。

（4）申办者所在省的省级药检所出具的本批次临床试验药物和对照药品的药检合格报告原件（若为复印件则需加盖申办者单位红章）。

（5）研究者手册，其内容包括试验用药品的化学、药学、毒理学、药理学和临床的（包括以前的和正在进行的试验）资料和数据。

（6）临床试验方案的设计方案初稿、病例报告表初稿和知情同意书初稿。

（7）企业资质证明（企业法人营业执照，药品生产企业合格证、GMP证书）复印件并加盖申办者单位红章，联系人的法人委托书原件、联系人身份证或（和）工作证复印件并加盖单位红章。

（8）上市药再评价应提交国家药品监督管理局，或医学会、中医学会批文相关文件，一般应免费供药。

（9）机构办公室与主要研究者、申办者就临床试验方案设计、数据处理、统计分析、结果报告、发表论文方式等方面的协议分工有关问题，以及临床试验费用初步达成一致。

（三）临床试验协调会准备工作

（1）受申办者委托，组长单位机构办公室负责人和临床专业组负责人修订或起草制订临床试验方案及其附属文件，必要时向学术委员会专家咨询。

（2）申办者任命监查员。监查员在试验前确认试验承担单位已具有适当的条件，包括人员配备与培训、各种与试验有关的检查、实验室设备齐全、工作情况良好、估计有足够数量的受试者，参与研究人员熟悉试验方案中的要求。

（3）申办者组织实验室质控专家进行临床试验前期质量控制检查，并签署证明文件。实验室质控证明文件包括实验室环境条件、检验人员资格、仪器设备型号、运行状态和质量控制、实验方法SOP

和质量控制、试剂的来源和管理等。确定与主要试验目的相关的临床医学评价方法、实验室标准SOP和质量控制程序。

（4）机构办公室与申办者联系确定临床试验协调会的时间、地点等有关问题。

（四）召开临床试验协调会

申办者向各研究单位发出正式会议通知。参加人员：药政部门官员、申办者、机构管理人员，研究者、监查员、统计人员、实验室人员等。

（1）申办者介绍试验药物研究概况，或前期临床试验结果。

（2）讨论修订临床试验方案。

（五）临床试验协调会后结束工作

（1）申办者撰写会议纪要，交由组长单位审定后发送各参研单位。

（2）组长单位临床试验机构和专业负责人修订临床试验方案及其附属文件，经伦理委员会审议及机构负责人审核、定稿、签发，交申办者。

（3）申办者向机构办公室提交已签名的临床试验方案。

（4）申办者按“试验用药物包装表及包装规定”准备临床试验用药物，并以密封件形式向机构办公室递交“随机化方案及编码表”。

（六）正式签订协议

机构办公室与申办者签订书面协议，内容包括试验方案、试验的监查、稽查、标准SOP、试验经费、试验中的职责分工等。申办者应在伦理委员会审议临床试验方案前支付审议费，并在临床试验开始前将试验经费按协议汇入机构财务处。

（七）召开伦理委员会审议会

伦理委员会审议临床试验方案，伦理秘书负责会议记录。

申办者负责将临床试验用药物和对照药品运送到研究者单位。机构办公室负责查验“试验用药物与试验相关物资的供货单”，检查包装是否完好，核对品名、数量、规格、批号，并核对试验药物和对照药品的批号是否与药检报告一致。

二、立项评估项目与形式审查标准操作规程

立项评估与项目形式审查是临床试验项目引入和立项前的一次总体情况的评估和审查，主要由机构办公室和专业科室负责人共同完成，通过形式审查与立项评估的项目，才予以立项和开展。

（一）立项评估

机构办公室对新接洽的项目予以立项评估，并根据药物（器械）/IVD的临床适应证推荐相应专业科室承接，并向专业科室发出项目立项评估表。科室根据自身具体情况填写项目立项评估表，并于3个工作日内将项目立项评估表交回机构办公室审核，机构办公室于3个工作日内完成立项评估表审核工作，对审核通过的项目通知申办方提交试验前准备资料，审核不通过的项目，不予于立项，该项目不能开展。

（二）资料备案与形式审查

申办方按临床试验机构的药物/医疗器械临床试验/IVD申请表列出的送审资料，装订成册提供到机构办公室备案，机构办公室资料接收人在临床试验申请表相应的接收资料栏目上签名和填写接收日期，将项目资料移交给办公室主任。办公室主任在5个工作日内完成项目资料的审查工作，在临床试验申请表相应的机构办公室审核栏目填写“形式审查综合意见”，并签名和签署日期。后递交附形式审

查综合意见的临床试验申请表给分管机构院领导主任审批。审批通过后按伦理委员会的要求准备相关伦理评审资料。

（三）审查提供资料

1.作为多中心的组长单位

（1）申办方或者申办方委托的CRO和机构办公室接洽，并提出任组长单位的要求。

（2）申办方应提供以下资料和信息：临床批件、研究者手册、初步试验方案、能按GMP要求生产试验药物的证明。

（3）申办方或申办方委托的CRO与专业、机构一起商讨初步的试验费用。

（4）专业查阅相关文献并分析以下因素：①试验药物和试验方案的风险。②本专业病源、病种能否满足需求。③本专业是否有足够的人员和时间来完成该项试验。④试验费用是否合理。

（5）专业负责人决定是否参加试验，如果同意则确定该临床试验项目负责人（PI）人选，并将意见反馈给机构办公室。

（6）机构根据专业意见进行审查，审查应包括以下方面：申办方的资质是否满足需求、申办方或CRO是否有不良记录，是否适合合作、试验药物和试验方案的风险、专业是否有能力和时间完成试验。

（7）机构如同意，专业负责人确定PI（一般为专业负责人本人），PI如不是专业负责人，要报机构管理办公室审批同意。

（8）PI组织专业人员起草试验方案，如有必要，可要求申办方先支付一笔费用。

（9）专业组织相关专业人员（包括统计人员）和申办方讨论试验方案，确定试验方案草稿（第一稿），机构负责协调。

（10）和申办方一起决定其他参与单位，协助申办方组织多中心试验方案讨论会。

（11）根据多中心讨论意见修改方案和知情同意书，将正式的材料（包括试验方案和知情同意书）报送伦理委员会审批。

（12）如伦理委员会对方案提出了修改意见，专业按要求对方案进行修改，如参与试验各方同意此修改，申办方代表、各中心PI，统计方在方案同意页上签字。

（13）获得伦理批件后，项目负责人和机构办公室秘书共同与申办方商议试验合同条款。

（14）合同的签署流程详见《合同管理制度》。

2.作为多中心的参与单位

（1）申办方或申办方委托的CRO和机构办公室接洽，并提供以下资料和信息：临床批件、研究者手册、初步试验方案、能按GMP要求生产试验药物的证明、组长单位、初步的试验费用、预计完成的病例数、预计完成的时限。

（2）专业查阅相关文献并分析以下因素如试验药物和试验方案的风险、本专业病源、病种能否满足需求、本专业是否有足够的人员和时间来完成该项试验、试验费用是否合理。

（3）专业负责人决定是否参加试验，如果同意则确定该临床试验项目负责人人选，并将意见反馈给机构办公室。

（4）机构根据专业意见进行审查，审查应包括以下方面，如申办方的资质是否满足需求、申办方或CRO是否有不良记录，是否适合合作、试验药物和试验方案的风险，专业是否有能力和时间完成试验。

（5）机构若同意，机构和专业项目负责人选派研究人员参与试验方案讨论会。

（6）组长单位、研究单位及申办方根据方案讨论意见确定试验方案和知情同意书。

（7）PI在方案同意书上签署同意意见。

（8）试验方案和知情同意书等相关材料报请组长单位伦理委员会审批。

（9）获组长单位伦理批件后，申办者协助研究者将相关资料报送伦理委员审查。

（10）获伦理批件后，项目负责人和机构办公室秘书共同与申办方商议试验合同条款。

（11）合同的签署流程详见《合同管理制度》。

第三节　临床试验进行阶段相关的标准操作规程

一、数据记录与填写的标准操作规程

为了规范药物临床试验中数据的采集与管理，保证数据的真实、完整及可溯源，保证其记录与管理符合GCP要求，在试验过程中尽量将人为误差降至最低，各临床试验研究机构应建立数据的记录与管理标准操作规程。

（一）数据记录

1.数据记录应真实、及时、准确、完整，防止漏记和随意涂改，不得伪造、编造数据。

2.按照试验方案逐项详细记录，不能留空项。

3.所有文字数据资料一律用黑色或蓝黑色钢笔、黑色圆珠笔或签字笔书写，不得用铅笔，字迹应清楚端正。如确需修改，只能画线，不能涂盖，旁注改后的数据，并说明理由、签名并注明日期。

4.对于自觉症状的描述应当客观，切勿诱导或暗示。对于所规定的客观指标，应当按方案规定的时间、间隔和方法进行观察或检测，并按检测日期先后粘贴检验原始报告单。

5.对临床可接受范围以外的数据须加以核实、剔除的病例也应保留原始记录。

（二）数据管理

1.研究者、主要研究者应逐级对原始病案数据的真实、完整、准确负责，监查员负责对此进行审核。

2.机构办公室和档案室负责对本机构完成试验病例的资料归档。

3.数据录入员与数据分析员对CRF和数据库录入的正确性负责。

4.研究者应确保任何观察与发现均正确而完整地记录于病例报告表上，记录者应在表上签名。

（三）保障措施

1.责任与态度　各类人员应分工明确，以科学求实的态度记录客观情况和反映主观感觉。资料收集者认真填写观察表格，字迹应清楚易认。

2.加强培训　培训的目的是提高资料收集者的内部观察一致性和观察者间一致性，以保证临床研究结论的可靠性，并以此为指标来评价培训的效果。

3.防止错漏　资料收集者收集前接受培训，在记录前认真了解填表说明，完成记录或填写之后进行自我复查，可以很大程度上减少错漏的机会。

4.规范更正　更正记录或填写错误时，应将错误之处画线而不是涂黑，然后在旁边写上正确的内容、理由、改正日期，并由当事者签字以便查对。

5.监督与监查　对资料收集者的工作应进行监督和监查，核对资料收集数量和质量，定期或不定期抽查已完成的观察表，发现问题应及时反馈收集者，避免同类问题再次出现。

二、病例报告表填写的标准操作规程

为便于药物临床试验中的数据统计录入，确保临床试验的质量，须建立临床试验病例报告表（CRF）填写的标准操作规程。其主要内容应包括：

试验前，研究项目组组长应和监查员一起组织培训研究者及其试验相关人员熟悉病例报告表，掌握正确的填写方法。

（1）用黑色钢笔或黑色签字笔填写，要求字迹工整、用字规范。

（2）必须按研究要求设计的格式填写，不得作任何改动。

（3）所有空格必须填写，如“没有进行”填“ND”（not done）、“不知道”填“NK”（not known）、“不适用”填“NA”（not applicable）等，或根据填写协议填上其他代号。

（4）采用事先一致同意的填写标准，如：毫升采用ml表示、时间按24h计算、日期按“日/月/年”次序填写，数字由右方格子填起，左侧空格填“0”补齐。

（5）尽量避免使用外文缩写，应写出全称，减少可能引起的混淆。

（6）做任何更正时不得改变、涂污、遮盖最初记录，只能在其上划上一横线删去，保证修改前记录能够辨认，在旁边填上更正数据、附加理由说明，由作出更改的研究者签名并注明日期。复制副本时不能对原始记录作任何改动。

（7）如有疑问或不清楚如何填写时，应留空白，与研究监查员讨论、确定后再作填写，不可编造或填上未确定或存疑的资料。

（8）为保护受试者隐私，病例报告表上不应出现受试者的姓名。各级研究者均应按受试者的入选代码确认其身份并记录。

（9）研究者应将试验中的任何观察或检查结果及时、准确、完整、真实地记录于病历中，尽快按试验方案规定的要求正确地填写至病例报告表中。病例报告表中的数据来自原始文件并与原始文件一致，不得随意更改，确因填写错误，需做更改时应规范修改。

（10）研究者应于每次随访后3天内检查病历，核对病例报告表，对填写内容进行更正、补充或提出意见，并签字确认。

（11）主要研究者应每个月至少1次检查病例报告表中的记录和病历中记录的一致性，对记录有误的数据做出更正，记录不全的数据补充完整。

（12）病历和病例报告表应接受监查员的监查，研究者要积极主动配合监查员完成对相关记录的检查核对工作。

（13）完成试验后，主要研究者应签名确认，保证病例报告表数据的真实性和完整性。

三、生物标本采集和送检的标准操作规程

1.指派专人负责生物标本的采集。

2.由研究者严格按照研究方案的要求，核对各项生物标本的化验单，同时在免费检查申请单上签字和注明时间。并在免费检查申请单上注明专业科室、项目名称、主要研究者姓名、受试者患者详细信息、检查项目，以便检验科的分类和归档。

3.生物标本的采集人接到医生的免费检查申请单后，负责生物标本的采集和送检。

4.标本送到检验科各相应检测室（生化、免疫、微生物、血常规、尿常规、脱落细胞），由检验科工作人员确认签收并注明时间，并打印出具有接受人姓名的接收清单，送标本人员核对并签字和注明时间，接收清单由检验科保存。

5.值班时间送的普通化验标本，送住院部值班室并在急诊登记本上登记，送、接双方签字，由接收人员送到各检查室并进行交接、签字。

6.各检测室保存标本签收记录5年。

7.标本采集的注意事项

（1）普通标本要求空腹8小时以上采血，对异常高血脂患者要求低脂饮食72小时以上空腹采血。

（2）生化、免疫项目检查标本，采血量应不低于4ml；血常规检查标本采血应不超过2ml，否则易产生微小凝集、影响检验结果。

（3）严禁在患者静点时同侧采血；尽量避免在病人静点脂肪乳时采血，否则将对检验结果造成严重干扰。

（4）细菌培养标本（除便、痰外），均用无菌、干燥容器送检，血培养标本应在用药前采集；检查脑膜炎双球菌、肺炎球菌、流感嗜血杆菌者，无论是涂片或培养，均应立即送检，以防微生物死亡和自溶。

（5）痰细菌培养、脱落细胞检查标本应在漱口后留取深部痰送检。

（6）尿液常规检查标本要新鲜，受试者患者要避免过量饮水、运动、大量出汗；尿液化学定量检测（如尿糖、尿离子、尿蛋白、尿肌酐、尿微量清蛋白等）需留24h尿，并可加适量防腐剂（如10%甲醛1ml），血尿定位标本应先预约并按要求留取标本。

（7）粪便常规检查标本应避免混入尿液；阿米巴原虫检查标本应注意保温并立即送检。

（8）前列腺标本应立即送检，防止干燥；精液标本置于干燥容器，半小时内送检（注意保温）。

（9）穿刺液标本采集后立即送检，对由于蛋白含量高、易凝固标本可加入适量抗凝剂后送检。

（10）对特殊检查项目应先和检验科取得联系后再送检（如厌氧菌培养等）。

四、实验室检测及质量控制的标准操作规程

（1）实验室负责人委派专人负责实验室检测的质量控制，明确各级检测人员的职责。

（2）对实验室的各项检测（包括各种常规检验、生化检验、免疫检验、微生物检查及体内药物分析等）均制定相应的标准操作规程。检测人员检测时必须按每个项目的标准操作规程操作。

（3）标准操作规程需验证，验证合格后才能实施。验证程序如下：实验室质量控制负责人负责组织操作规程的验证工作；试验者准备阳性对照、阴性对照及相关的试剂、耗材；试验者严格按标准操作规程操作；检测应包括精密度、标准曲线等方法学考察内容；质量负责人根据检测结果，进行统计分析，判断标准操作规程是否可行。

（4）建立标本接收与保存制度。标本由专人负责接收和保存，整个过程负责人要签字和注明日期。

（5）使生物标本的采集标准化。

（6）建立检验结果报告制度，使检验结果的报告标准化，便于管理。

（7）严格按照医疗废物管理制度，处理实验室的废物。

（8）建立器材与环境消毒制度，使器材与环境消毒标准化。

（9）建立试剂管理制度、库房管理制度、试剂请领制度、器材管理制度和备品管理制度，确保与实验检测相关的试剂、器材以及备品符合国家标准，以便实验正常运行。

（10）建立奖惩制度，使好的行为得到奖励和维持。

（11）建立疫情报告制度，及时防止急性传染病的扩散和蔓延。

（12）建立仪器设备采购、保养、维修与更新制度，确保仪器按照国家的标准，正常运转。

（13）建立差错事故登记报告制度，确保对差错和事故及时详细的纪录，以防下次再发生。

（14）建立四防安全管理制度，防止意外的发生。

五、生化检查的标准操作规程

（1）接收临床检验报告单或Ⅰ、Ⅱ、Ⅲ期临床试验检验报告单。检验报告单需注明检验项目，被检人姓名、年龄、性别，标本种类，临床诊断及临床症状。

（2）标本的采集要符合生化的检验要求。

（3）收到标本后，立即登记。

（4）利用生化自动分析仪对检验项目进行检测，检测时需保证仪器处于正常工作状态。

（5）应明确生化检查项目的负责人、实验人员的任务和职责。

（6）实验设备与仪器要符合设计要求，要有定期维修和校准制度，仪器的灵敏度和准确性必须达到实验的要求。

（7）要详细查阅资料，确定详尽而且准确的实验方法。实验方法一经确定，操作过程中不得任意改动，必须严格遵守，如需改动，需有充分的理论依据。

（8）实验受试样品主要有两个来源。①受试药物：受试物、对照物的成分、含量、浓度、纯度、稳定性等反映受试物特性的指标要有完整的资料档案备查。②临床样品：血、尿等应符合各自要求，由临床人员送检。

（9）实验应有严格的标准化的操作程序和要求，所有试剂和溶液应有明确的配方。全部试剂应有标签标明性质、浓度、配制时间等，变质过期的试剂不得使用。

（10）实验记录：实验数据包括与实验结果不一致的数据，都应准确记录并加以核实。一旦发现有影响实验质量和可靠性的意外情况必须立即采取相应纠正措施并作详细记录，一切标本、图片、照片、原始观察记录等要妥善保存，便于进一步查对研究。

（11）从事实验的研究人员，尤其是接触有害物质的人员，必须严格执行有关实验操作规范，必须在合乎规定要求的指定场所（如通风橱）中作业，一切实验室物品应妥善处理。

（12）实验完毕后，要清理好仪器及设备和其他实验器材，并妥善保存，以备下一次实验使用。

（13）准确填写两份检验报告单，一份存档，另一份及时发送到临床。

六、不良事件和严重不良事件处理的标准操作规程

药物临床试验过程中可能会发生这样或那样的不良事件和严重不良事件。不良事件的术语涵盖了在临床研究观察期间受试者出现的并会影响受试者健康的任何症状、综合征或疾病的出现或恶化。不良事件也许与临床参加该试验无关，它可能是新的疾病、症状或体征的恶化、伴随疾病的恶化、药物的不良作用，也可能是包括实验室检查或其他诊断过程中发现的与临床相关的情况。所以，不良事件是临床试验受试者接受一种药物后出现的不良医学事件，并不意味着与试验药物存在因果关系。严重不良事件是受试者在临床试验过程中发生需住院治疗、延长住院时间、伤残、影响工作能力、危及生命或死亡、导致先天畸形等事件。

为便于处理药物临床试验中发生的不良事件和严重不良事件，应制定不良事件和严重不良事件处理标准操作规程。其主要内容包括：

（一）仔细问诊

研究者应向受试者说明、要求受试者如实反映用药后的病情变化。每次随访时，研究者都应细致问诊，及时发现受试者自上次随访以来所发生的任何不良事件。研究者应避免诱导性提问。上次随访以来所发生的任何不良事件。

（二）合理救治

研究者根据受试者的病情明确诊断，应采取合理的诊治措施，并决定是否中止试验。受试者发生严重不良事件时，研究者应立即给予必要的救治处理，保护受试者安全。需会诊时紧急联系相关科室协助进行抢救，必要时送ICU。

（三）及时报告

发生不良事件时，研究者应及时对受试者采取适当的处理措施，并记录在案。发生严重不良事件时，由研究者决定停药或减药；申办者应当将可疑且非预期不良反应快速报告给所有参加临床试验的研究者

及临床试验机构、伦理委员会；申办者应当向药品监督管理部门和卫生健康管理部门报告可疑且非预期严重不良反应。紧急情况包括严重、特别是致死的不良事件及其他严重不良事件，应以最快的通讯方式（包括电话、传真、特快专递、Email等）报告上述部门。

发生严重不良事件，需立即查明所服药物的种类时，研究者可在得到项目主要研究者批准后，从试验药物管理人员处领取并拆封随药物下发的应急信件，查明所服药物的种类并及时抢救，在病案上述明理由、签字并注明日期。一旦破盲，该受试者即被中止试验，并作为脱落病例处理，同时将处理结果通知临床监查员。研究者还应在病例报告表中详细记录破盲的理由、日期并签字。

（四）完善记录

对试验期间出现的所有不良事件及严重不良事件，不管是否与试验用药有因果关系，研究者均应在原始记录中记录，并转抄至病例报告表中。不良事件及严重不良事件的记录应包括：事件及所有相关症状的描述、发生时间、终止时间、程度及发作频度、因事件所做的检查、是否需要治疗（如需要，记录所给予的治疗）、事件的最终结果、是否与应用试验药物有关等（研究者应将所有不良事件及严重不良事件进行药物相关性分析，判断事件是否与试验药物有关）。在原始记录中应记录报告时间、报告方式以及报告的机构。研究者要保证记录真实、准确、完整、及时、合法。研究者应填写不良事件表或严重不良事件报告表，签名并注明日期。

（五）跟踪随访

研究者应对所有不良事件及严重不良事件进行追踪调查，根据病情决定随访时间，在随访过程中给予必要的处理和治疗措施，直到妥善解决或病情稳定，若化验异常应追踪至恢复正常，以确保将受试者损害降至最低。详细记录处理经过及结果，有关不良事件或严重不良事件的医学文件均应记录在原始文件中，包括实验室检查的申请单和检查结果报告单。所有记录均应有研究者的签名和日期。追踪随访方式可以根据事件的轻重选择住院、门诊、家访、电话通讯等多种形式。

（六）后续处理

当多个受试者出现相同的不良事件或严重不良事件，而在目前的研究者手册或研究方案中没有提到其性质、严重程度和频度与试验药物有关时，研究者应尽快通过上述报告途径向申办者报告这一事件，并协助申办者一起研究有关信息，包括病史、既往治疗史、伴随疾病合并用药及变化、使用试验药物的剂量和有无过量应用等。如确诊此不良事件或严重不良事件为非预期药物不良反应，应协助申办者写出安全性报告交药品监督管理部门和医学伦理委员会，并通报所有参加同一药物试验（包括不同试验方案）的研究者，必要时修改研究者手册，使其包括新的不良反应或已知不良反应的频度和严重程度的变化。

七、监查、稽查工作的标准操作规程

临床试验机构进行的所有临床试验均应接受申办者派遣的监查员或稽查员的监查和稽查，也接受药品监督管理部门的稽查和视察，以确保临床试验的质量。

在临床试验开始前，根据试验目的和试验方案的要求，申办者与PI根据方案的复杂程度和进度来商订定临床试验的监查计划，确定监查访视的频率。在特殊情况下，可以调整监查的时间与次数。

（一）资质要求

应为医学、药学、护理等相关专业，接受过GCP等法规培训及临床试验技术规范培训并且能提供有效证书。

（二）项目启动前

1.研究现场的评估　应了解相关科室的资质、人员、设备以及过去承担临床研究的经验。

2.熟悉药物临床试验机构的运行规定、试验申请等事项。

3.协助研究团队参加研究者会议。

4.与主要研究者确定研究团队的组成人员名单，收集人员简历、GCP证书等文件。

5.确认试验相关文件已递交伦理会批准或备案，并获得批件。

6.与机构办公室联系获取检验科室间质评证书和实验室正常值范围等文件。

7.确认双方已签署临床研究协议（包括统计费用协议或其他研究相关协议）。

8.确保研究相关的文件、药物等物资已运送到位，并与研究人员做好交接。

9.参考GCP文件目录建立临床试验文件夹、药物管理文件夹，临床试验常用空白表格文件夹等。

10.与主要研究者确定项目启动会召开时间及地点，并通知研究团队人员参会等。

（三）项目启动

1.召开项目启动会

（1）布置会场，准备电脑、多媒体等仪器和试验方案、幻灯片及其他相关文件，试验用品展示（如药品、试管）等。

（2）确保方案，试验流程及相关事项均给予充分的介绍和培训。

（3）做好会议记录，对提出的意见和问题给予反馈。

（4）启动会结束，完成研究授权表、培训记录等文件的签署。

2.根据职责授权表进行专项培训 EDC、随机系统、中心实验室标本处理、病理蜡块/玻片处理、影像学光盘刻录、药物管理、SAE处理及报告、CRF及其他相关记录表的填写等。

3.确保协议签署，经费到位后方可招募受试者。

（四）项目进行中

1.培训、文件更新、协调工作

（1）对新加入的研究成员提供充足的培训，并做好授权记录。

（2）对研究团队人员进行再次培训（若方案及流程、知情同意书等更新）。

（3）研究方案及流程、知情同意书等文件修改时，需准备伦理资料上会或备案。

（4）及时获取室间质控证明和实验室正常值的更新件，可由研究护士、研究人员协助完成。

（5）确保研究者收到最新的研究者手册、方案等文件。

（6）保障试验物资的及时供应。

（7）做好各种设备的有效期检查及定期校正。

（8）督促研究者完善各种记录，督促研究者、研究护士及时填写CRF。

（9）给研究人员及时提供每次监查报告和研究简报。

（10）协助研究者完成年度报告并提交伦理委员会等。

2.方案依从性的监查

（1）核实入组病人是否符合最新方案的要求。

（2）核实研究者是否按照试验方案和研究者授权表进行相应的操作。

（3）如存在GCP等法规、方案、SOP等违背，及时与研究者沟通商定相应的措施来纠正，并提出改进意见，必要时给予适当的培训。

3.知情同意书的监查

（1）核实所有的受试者在试验前已经签署知情同意书。

（2）核实知情同意书的空白处是否已填写完整、准确。

（3）核实所签版本是否正确，是否按照要求签署各版本知情同意书。

（4）核实受试者和研究者的签字和日期。

（5）对于不能读写的受试者，确认知情过程操作是否恰当。

（6）对于特殊人群受试者，确认知情过程操作是否恰当。受试者不具备完全民事行为能力时，应当由其法定代理人签字；受试者因病无法签字时，应当由其近亲属签字，没有近亲属的，由其关系人签字。

4.原始资料和CRF的监查

（1）确保方案要求的数据在原始资料中完整准确地记录。

（2）确保CRF中的数据与原始资料一致。

（3）核对研究药物和治疗的变更在原始资料中有准确的记录。

（4）核对不良事件，伴随用药的记录。

（5）核实严重不良事件按照要求得到处理上报并备案。

（6）核实以下情况在原始资料和CRF中得到及时、准确的记录，如剂量改变、治疗变更、合并用药、伴发疾病、检查遗漏、失访、退出未完成访视的原因等，核实原始资料中记录人员变更、方案违背等。

5.研究药物的监查

（1）确保研究中心有充足的研究用药及药检报告齐全。

（2）确认研究药物只发放给符合研究方案的受试者。

（3）核对受试者用药日记，评估受试者用药依从性，确保偏差在原始资料中有准确记录。

（4）核实研究药物的运输、接收、储存、发放、使用、回收、销毁等过程符合相关SOP，并确保有完整的记录以及交接双方的签名。

6.数据管理

（1）对于本中心承担数据管理和统计分析的项目，要及时和统计师沟通试验进度信息，便于试验数据库的建立和运行。

（2）确认所有的CRF均有研究者签名，主要研究者审核并签名。

（3）回收病例报告表并签名确认。

（4）所有的CRF回收后及时和数据管理员做好交接工作，并及时协助研究者回答差异报告。

7.其他

（1）在试验的整个阶段配合稽查、视察、机构质控等工作。

（2）确保新旧监查员做好交接（若试验任何阶段更换监查员）。

（五）项目结束

1.对原始资料、CRF、知情同意书等重要文件进行最后核查。

2.按照结题签认表完成各事项（文件整理、物资回收等）。

3.确认试验完成报告、分中心小结、总结报告已交我中心机构办公室存档。

4.协助召开研究总结会。

5.协助药物临床试验机构进行满意度调查。

6.向药物临床试验机构反馈药物上市信息。

第四节　临床试验结束阶段的标准操作规程

一、临床试验结束的标准操作规程

试验药物管理员将《试验用药物登记表》、应急信封交机构办公室归档。试验药物管理员清点所有剩余试验用药，返还申办者或与申办者共同销毁，并填写《临床试验用药物销毁或退回清单》，双方共同签名，一式两份，其中一份交机构办公室归档。

1.开盲规程

（1）开盲时间　全部临床试验完成，资料收集齐全并全部上交到组长单位统计室。

（2）执行开盲人员　申办者，组长单位机构负责人，统计负责人员。

（3）开盲地点　组长单位。

（4）开盲程序　分两级开盲。数据库锁定、统计资料前进行一级开盲，只开出A、B组。统计结束进行二级开盲，开出治疗组和对照组。

2.统计

（1）进一步审核CRF表：数据管理员审核经监查员、研究者签名的CRF表，必要时填写质询表。

（2）按《临床试验数据统计处理SOP》进行数据统计处理。

（3）小结或总结。

（4）临床试验负责人写出小结或总结报告。

（5）专业科室负责人和研究者签署《研究者签名表》。

3.资料归档　临床试验负责人填写“完成试验受试者编码目录”表格，整理全部临床试验资料归档。

病例报告表在临床试验负责人签字、原始住院病例归档后，机构办公室审核病例报告表确认无误后盖章归档。

4.审核盖章　机构办公室按“临床试验总结或小结盖章SOP”，在临床试验总结或小结封面与结尾处盖章，并负责将临床试验总结或小结报告交给申办者。

二、项目结题质控的标准操作规程

临床试验结束后，专业科室研究者要将所有与试验有关的原始记录及小结报告递交机构办公室，机构办质控员将对项目实施结题检查。流程如下。

1.检查资料的完整性，如原始文件、病例报告表、试验药物、知情同意书、受试者一览表、药物发放及清点记录等。

2.核查受试者的筛选是否符合方案中注明的疾病诊断标准、入排标准及随机性。

3.检查受试者知情同意书的签署是否完整规范。包括签署的日期，签署的字迹等。

4.核查受试者每次随访是否按访视窗要求进行，有无超窗或失访。

5.检查原始资料与CRF之间、试验方案与CRF之间是否有不符之处，检查CRF的填写（如笔迹有无涂改、是否整洁、修改是否规范等），检查不良事件、严重不良事件、伴随用药、药物发放和药物清点的记录。

6.对试验数据的真实性进行溯源，通过抽调原始病历或去相应的检查科室查看检查记录。

7.核对小结报告中的试验完成例数及疗效判定是否属实。

8.检查中发现的非原则性问题，应督促研究者进行更正，问题严重的，上报机构办公室主任或机构主任。

9.检查结束质控员应填写《质控报告表》，将试验过程的检查情况写入报告表内，报告表由四方签字认可，研究者、申办方、机构办质控员及主任。

第二十三章　临床试验的紧急预案

《赫尔辛基宣言》规定，在医学研究中，保护受试者的生命和健康、维护他们的隐私和尊严是医生的职责。对受试者的人格尊严、健康、安全和合法权益的保护是我国GCP的宗旨和重要内容。受试者的权益主要包括知情权、隐私权、自愿参加和退出权、发生不良反应时获得及时救治和发生严重不良事件时获得补偿的权利。GCP明确规定，研究者有义务采取必要的措施以保障受试者的安全，保证受试者在试验期间出现不良事件时得到适当的治疗，在临床试验中发生严重不良事件，研究者应立即对受试者采取适当的治疗措施，并记录在案。同时尽快报告国家药品监督管理局、申办者、伦理委员会和当地医疗行政管理部门。针对这些原则和要求，应当制定药物临床试验机构对于防范和处理医疗中受试者损害及突发事件的预案。

对于不良事件的处理，应做好以下几点。

1.观察与记录　在观察疗效的同时，注意观察不良反应或未预料到的毒副作用（包括症状、体征、实验室检查），分析原因，作出判断，并追踪观察和记录。同时研究者应向受试者说明，要求受试者如实反映用药后的病情变化，但应避免诱导性提问。对试验期间出现的不良反应，应将其症状体征或实验室检查结果、出现时间，持续时间、程度、处理措施、经过等记录于病案，评价其与试验药物的相关性，由研究者签名并注明日期。所有不良事件都应当进行追踪调查，详细记录处理经过及结果，直到得到妥善解决或病情稳定，若化验异常者应追踪至恢复正常。追踪随访方式可以根据不良反应轻重选择住院、门诊、家访、电话、通讯等多种形式。

2.处理和紧急破盲　发现不良事件时，研究者根据病情决定诊治措施，并决定是否中止研究。出现严重不良事件时，承担临床研究的单位须立即采取必要处理措施，保护受试者安全。紧急破盲规定：发生严重不良事件时，由研究者拆封随药物下发的应急信件，查明所服药物的种类，及时抢救，并在病案上述明理由、签字并注明日期。同时，该受试者将被中止药物临床试验。

3.报告　药物临床试验如出现严重不良事件，研究者应24小时内向机构办公室和伦理委员会报告，同时向省和国家药品监督管理局以及卫生部门报告、并通知申办者，申办者立即通知各参加研究医院并保证满足所有法律法规要求的报告程序。紧急情况，包括严重、特别是致死的不良反应，应以最快的通讯方式（包括电话、传真、特快专递、Email等）向所在省、自治区、直辖市药品不良反应监测专业机构报告。

第一节　抗休克抢救预案

引起休克的病因很多，可归纳为心源性、感染性、过敏性、出血性及创伤性。通常表现皮肤苍白、脉搏细速、血压低于正常、尿量减少等。

（一）紧急处理

（1）迅速而有重点的进行病史询问、体检、尽早明确休克的病因，进行病因的治疗。

（2）吸氧，如出现喉梗阻，需作气管切开。

（3）静脉补液，以复方氯化钠溶液或5%葡萄糖液为宜。需要时装置中心静脉压测定，决定输血及补液量与速度。

（4）观察尿量，每小时测定排尿量，了解内脏器官血流。

（5）休克伴有体温低下者，必须保暖，高热者作物理或药物降温。

（二）缩血管药物与扩血管药物的应用

在休克早期应用缩血管药物，适用于因动脉小血管功能变化引起的循环衰竭。因血容量不足，在输血、补液过程中，可作为暂时升压以改善心、脑等脏器血循环的急救措施。但休克后期多选用扩血管药物，改善微循环、改变组织缺氧状态，但使用前必须先补足血容量。

（1）常用缩血管药物　重酒石酸间羟胺、多巴胺、去甲肾上腺素、新福林、升压素等加入5%葡萄糖中静滴，每0.5 ~ 2小时一次。

（2）常用扩血管药物　异丙肾上腺素、阿托品、654–2、酚苄明、氯丙嗪等。

（三）肾上腺皮质激素的应用

激素对改善机体的反应能力，抑制机体对炎症的反应等有一定价值，较常用于感染性、过敏性及创伤性休克。

常用氢化可的松200 ~ 500mg/d加入补液中，或用地塞米松20 ~ 40mg加入补液中。一般疗程3天。

（四）纠正水与电解质紊乱及酸碱平衡失调

临床上常见低钠、低钾、高钾、代谢性酸中毒，进行相关处理。

（五）纠正血容量

根据出血性休克及非出血性休克分别补充血容量，同时参考中心静脉压的变化决定补液量。

（六）高压氧疗法

增加组织获氧量，减轻由于血液灌注量不足所造成的缺氧。

（七）动脉输血

适用于大出血引致的严重休克，在静脉输血无效时。

第二节　脑出血急救预案

溶栓治疗及扩血管治疗是缺血性脑血管病的有效治疗措施，但可能有引起脑出血的危险。当患者在药物临床试验过程中出现意识不清、偏瘫加重、言语不能等症状时，需及时予以头颅CT检查，一旦明确为脑出血，应积极进行抢救。

（1）如可能或不排除与试验药物有关立即停用试验药物并退出试验，并停用一切可能引起出血加重的药物。

（2）绝对卧床，头抬高30°左右，保持安静。在刚发病的急性期内尽量不要搬动病人，以免加重病情。发病24小时后，需给病人经常翻身，同时给病人作肢体的被动活动。

（3）保持呼吸道通畅，及时清除呼吸道分泌物，呼吸困难者给氧或心肺复苏。如有感染需选用抗生素治疗。

（4）严密观察病人，营养支持，适当控制血压。

（5）口服降压片控制血压在200/120mmHg以下。血压过高时，可静脉滴注硝酸甘油等降压药物。

（6）体温高于38.5摄氏度需物理降温治疗。头颈部用冰帽或冰袋降低脑部温度，有利于减轻脑水肿，控制颅内压。

（7）每日限制液体输入量在1500 ~ 2000ml以内，适当给脱水药，如20%甘露醇125ml静脉滴注，每4 ~ 6小时一次，可和呋塞米40mg或甘油果糖静脉交替使用。输入后4小时内如尿量少于250ml，要慎用或停用，检查肾功能情况。必要时加用人血白蛋白治疗。

（8）手术治疗　如有手术适应证应考虑脑外科手术治疗。

第三节　药物过敏反应急救预案

药物过敏是指由药物引起的机体免疫应答（产生特异抗体及致敏淋巴细胞）所造成的过敏性反应，与患者的过敏体质有密切关系。药物过敏的基本病变有血管通透性增强、平滑肌痉挛、嗜酸性粒细胞浸润、炎性反应、血细胞损害以及发热等。

（一）诊断

1. 用药史及过敏史

2. 临床表现

（1）发热　可在用药后立即发生，多见于用药7～8日后逐步升高。发热常与皮疹同时出现，直至停药后，其他过敏症状消退时方退热。发热时患者的一般自我感觉较轻微。

（2）皮疹　可表现为多种形式。如猩红热样皮疹、麻疹样皮疹、荨麻疹、紫癜、多形红斑、玫瑰糠疹、湿疹样皮疹、剥脱性皮炎等。皮疹一般于第1次用药后1～2周出现，原已致敏者，于第二次用药后24小时内即可出现。皮疹呈全身性及对称性分布（除固定性红斑外），有瘙痒及烧灼感，可伴有发热或无热。

（3）过敏性休克

（4）其它表现　①血小板减少性紫癜、粒细胞减少症、溶血性贫血等。②支气管哮喘、血清病。③结节性多动脉炎、红斑狼疮综合征等。

3. 停药后症状可消失

4. 实验室检查　如嗜酸性粒细胞脱颗粒试验、淋巴细胞转化试验、白细胞移动抑制试验、放射变应原吸附试验、测IgE等。

（二）处理

1.停用一切可疑的药物，并给予输液、利尿剂、泻剂等以促进药物排泄。如怀疑试验用药所致立即中止并退出试验。

2.抗过敏性药物治疗。

3.口服抗组胺药物，如氯苯那敏、苯海拉明、异丙嗪或去氯羟嗪等。强的松10～20mg，3次/日，或氢化可的松每日200～500mg静滴，用于重症。

4.其他，如维生素C 1～3g静注，1次/日。10%葡萄糖酸钙10ml静注或5%硫代硫酸钠10～20ml静注，1次/日。炉甘石洗剂局部涂抹；皮疹有渗液者用生理盐水或硫酸镁溶液湿敷。

5.对严重类型药疹，如重症多形红斑、大疱性表皮松解型药疹、全身剥脱性皮炎等，须采取以下急救措施。给予2种抗组胺药物，同时给予肾上腺皮质激素（地塞米松5～10mg静注，继以氢化可的松200～400mg加于5%～10%葡萄糖液内持续静脉滴注，待症状控制后渐减剂量），注意水和电解质平衡，视病情需要给予输血或血浆。有黏膜损害（眼结膜、口腔等）者，应每日以生理盐水或3%硼酸溶液轻轻冲洗，并以醋酸可的松滴眼、硼酸软膏或可的松软膏涂抹，以防角膜上皮剥脱。

6.取相应方法治疗其他过敏类型病症。

（三）其他注意事项

1.如皮肤出现皮疹、红斑、风团等，伴或不伴搔痒，不影响日常生活，可门诊观察随访，不考虑试验用约所致可继续药物试验。

2.向科室负责人汇报，讨论处理方案并记录。

3.如过敏有快速加重趋势，立即中止药物试验，组织救治的尽快报告申办单位、伦理委员会和国家药品监督管理局。

4.对于发生药物过敏的患者，须在病历首页注明，并向患者本人及家属交待清楚，避免下次再用同样药物。

第四节　药物中毒急救预案

（一）判断

1.询问病史　了解接触药物的起始时间、途径、剂量及持续时间。

2.体格检查　注意体征、心肺和神经系统的状况，判断中毒的严重度。

3.常规化验　尿、血液、胃内容物和药品检查，心电图、血气分析检查。

4.药物实验室分析　明确中毒药物。

（二）治疗原则

1.救治生命

（1）保持呼吸道通畅，如吸痰，必要时气管插管、气管切开。

（2）给氧通气。

（3）施行心脏复苏术、抗休克、抗心律失常。

（4）保护脑组织，冰枕、激素、利尿。

（5）解痉、降温、抗感染、纠正代谢失衡，保护肝、肾功能。

（6）加强护理，防止并发症。

2.防止药物的进一步吸收

（1）清洗胃肠道的药物　①给予吐根糖浆诱发呕吐。②选用适当胃液洗胃，反复洗胃不少于10 000ml。③给予活性炭。④灌洗整个肠道。⑤选用适当导泻药导泻。⑥补液、利尿。⑦内视镜或外科手术清除药物。

（2）其他部位的清洗　①皮肤。②眼。③头部。

（3）加强药物的清除　①大剂量活性炭。②加强利尿。③运用拮抗剂头部。④腹膜透析、血液透析、血浆置换、换血疗法。⑤高压氧。

（4）给予解毒剂　①抗体中和。②化学结合物中和。③代谢性拮抗。④生理性拮抗。⑤加强护理。⑥吸痰、口腔清洁，防止压疮，鼻饲饮食等。

（三）常见药物诊断与治疗

1.氨基苷类药物中毒　此类药物包括链霉素、卡那霉素、庆大霉素、新霉素、巴龙霉素等，可损伤第八对脑神经，阻滞神经肌肉接头作用，对肾小管和间质有毒性作用。链霉素可与血清蛋白形成全抗原而引起过敏反应。

（1）诊断　中毒后可出现口唇麻木、头晕、头痛、恶心、呕吐、耳鸣、听力减退，甚至耳聋。严重时可引起肌肉麻痹。若腹腔内大量注入链霉素、卡那霉素或庆大霉素时，可引起全身瘫痪、呼吸肌麻痹（鞘内注射大量链霉素可引起脑膜刺激症状）。还可出现尿蛋白、颗粒管型等肾功能损害表现。变态反应除一般有药疹、药物热外，链霉素可出现变态反应性休克。

（2）治疗　一般变态反应者可用苯海拉明、强的松等口服。有过敏性休克时，立即行抗休克治疗。输液并加用肝泰乐、维生素C等。口唇麻木时，可用10%葡萄糖酸钙液10ml，静脉注射。有肌肉麻痹、呼吸困难等症状时，给氧并肌内注射新斯的明1mg，根据病情可重复使用。有头晕、头痛等神经系统症状时，可肌内注射维生素B_{12}，口服维生素B_6、B_1等。

2.头孢菌素（先锋霉素）类药物中毒

（1）头孢菌素新产品不断增多，目前已发展至第三代。第一代主要代表药物为先锋霉素Ⅰ、Ⅱ、

Ⅳ、Ⅴ等；第二代为头孢呋肟、头孢羟苄四唑、头孢甲氧噻吩等；第三代有头孢氨噻肟、头孢氧哌唑（先锋必）等。这类药物可与血清蛋白结合形成全抗原而产生变态反应性休克，对肾脏（主要为第一代）有毒性，对血白细胞及胃肠道有一定的损害作用。

（2）诊断　中毒后可有恶心、呕吐、腹痛、腹泻、皮疹、荨麻疹、药物热等。一般第二代、第三代的毒性作用较少，但仍可见乏力、盗汗、白细胞降低、胆红素增高等。

（3）治疗　有过敏性休克时，立即行抗休克治疗。有药疹、药物热时，可给予苯海拉明、泼尼松、输液并加用维生素C、维生素B_6等；有肝功能损害时，行保肝治疗；白细胞降低者，给予维生素B_4、利血生、鲨肝醇等；有神经系统、消化系统症状时，对症处理。注意防治肾功能损害。

第五节　急性呼吸衰竭急救预案

由于呼吸功能损害引起低氧血症伴有或不伴有二氧化碳潴留称呼吸衰竭，其诊断标准为在海平面高度吸空气时动脉血氧分压（PaO_2）<8.0kPa，二氧化碳分压（$PaCO_2$）>6.7kPa。呼吸衰竭有两种类型：Ⅰ型（低氧血症）呼吸衰竭，PaO_2<8.0kPa，$PaCO_2$ ≤ 6.7 kPa；Ⅱ型（高碳酸血症）呼吸衰竭，PaO_2<8.0kPa，同时$PaCO_2$>6.7kPa。根据血气异常发生的急缓，呼吸衰竭又可分为急性和慢性，具有病原学和临床意义。呼吸衰竭可由急、慢性气道阻塞（如上呼吸道梗阻、哮喘、细支气管炎）、肺实质病变（如急慢性肺炎，弥漫性间质纤维化）、心源性肺水肿（成人呼吸窘迫综合征）以及镇静药过量、神经-肌肉疾病等原因所引起。

（一）诊断

1.临床表现　缺氧与二氧化碳潴留的表现以中枢神经和心血管系统功能紊乱为主。

（1）中枢神经症状　大脑皮质神经元细胞对缺氧敏感，突然发生的严重缺氧，数秒钟后脑电图即显示异常波形，继而毛细血管通透性增加，导致不同程度的脑水肿。较轻的表现为兴奋不安，定向障碍；严重者出现昏迷、抽搐，以至脑干受累，呼吸抑制致死。急性高碳酸血症引起脑血管扩张和颅内压增高，严重时发生脑水肿。患者常表现意识障碍，嗜睡至昏迷，瞳孔小，严重者视神经乳头水肿，可有扑翼样震颤。

（2）心血管表现　心率快，血压轻度升高，长时间心肌缺氧心率可减慢，心律失常，血压下降。慢性缺氧导致肺动脉高压和肺源性心脏病，血液红细胞数增高。高碳酸血症使局部血管扩张，表现为多汗、洪脉、浅静脉怒张、球结合膜充血与水肿。

（3）呼吸改变　Ⅰ型呼吸衰竭呼吸增快较为明显，限制性通气不足常表现呼吸浅快。阻塞性通气障碍呼气期延长。呼吸中枢抑制则呼吸浅慢或不规则。张口、缩口、咧嘴或抽泣样呼吸，常提示呼吸困难、呼吸肌疲劳和病情严重。

（4）其他　酸碱平衡紊乱，肾功能和肝细胞损害，血液尿素氮、肌酐、转氨酶可增高，严重呼吸衰竭患者可发生消化道出血，危及生命。

2.血气检查　区别Ⅰ型与Ⅱ型及严重程度。

3.其他　结合查体、X线胸片、心电图、血尿检查、痰的细菌学检查分析患者病情、通气与氧合状态、酸碱平衡状态，并对原发病、并发症和诱发呼吸衰竭的因素作出判断。

（二）治疗

（1）保持呼吸道通畅　昏迷患者口咽部肌肉松弛，易被唾液、呕吐物等阻塞气道而窒息，急救时首先应注意清除口咽部的一切阻塞物，使患者平卧，下颌朝天。仍无自主呼吸时立即行口对口人工呼吸或用面罩-皮囊通气。必要时行气管插管或气管切开。

（2）给氧　急性Ⅰ型呼吸衰竭，PaO_2明显降低，可因脑与心肌缺氧迅速致死，紧急抢救可高浓度给氧，至病情好转稳定后，则应注意在PaO_2达到安全水平（8.0kPa）的前提下，降低给氧浓度以防氧中毒。重型呼吸衰竭，特别是慢性阻塞性肺疾病呼吸衰竭患者，需采用低流量持续给氧。给氧方法的选择，根据病情和所需吸入氧浓度而定。患者对吸氧的反应决定于发生缺氧的生理机制。给氧期间注意观察病情，血气检查为判断给氧效果的可靠依据。

（3）改善通气　鼓励患者咳嗽，经鼻–气管吸痰，静脉输入足够的液体。

（4）控制感染　及时采用有效的抗生素，个别情况下可以静脉推注尼可刹米0.375g，继以1.5 ~ 3.75g加入液体中静滴，与吸氧配合有促进患者清醒、咳嗽排痰和增加通气量之效；但同时增加呼吸疲劳和使CO_2产生量增多，不可久用。

（5）机械通气

（6）并发症处理

（7）纠正酸碱平衡紊乱　对CO_2潴留引起的呼吸性酸中毒应以加强通气为主，血液pH值低于7.20，$PaCO_2$显著增高，一时难以改善或有混合性酸中毒者，可适当补充碳酸氢钠，一般给4 ~ 6g，不宜过多以防碱中毒。呼吸衰竭恢复期注意有无低血钾和代谢性碱中毒，可口服氯化钾。

（8）心力衰竭　卧床、给氧、改善通气后多数可以自行利尿。如用利尿剂对减轻周围水肿和肝脏、胃肠的淤血效果较快，一般用呋塞米10 ~ 20mg或加氨苯蝶啶50mg顿服。静脉注射呋塞米等易使大量氯离子和钾离子丢失，导致低氯低钾性碱中毒。呼吸衰竭患者常有酸碱状态和电解质紊乱，洋地黄可能有害，一般仅用于对洋地黄治疗有效的心律失常或左心衰竭。

（9）其他　注意营养、液体和电解质的补充，必要时鼻饲，每日需要蛋白质1 ~ 2.5g/kg体重。经紧急抢救好转，即应尽快查明病因，给予相应的治疗。

第六节　上消化道出血急救预案

上消化道出血是食管、胃、十二指肠及胆道、胰腺因局部疾病、创伤或全身性因素而致的出血。

（一）诊断

1.病史　出血前有无吞咽疼痛、吞咽困难，有无上腹部规律性疼痛、饱胀、嗳气、食欲不振，有无上腹部包块，有无肝脾大、乏力、消瘦等症状史。既往病史有无消化性溃疡、肝硬化的出血，有无服用抗酸药、H_2受体拮抗剂、质子泵抑制剂或激素类药物史等。

2.出血情况　幽门以上出血多以呕血为主，幽门以下出血以黑便为主。出血在60ml以上则可出现黑便，若出血量大时亦可呈暗红色便。

3.临床表现　对大出血患者，体格检查首先注意心脏，心率、血压与脉搏。应分别测定卧位与直立时的血压、心率及脉搏数。患者有休克，收缩压低于12kPa，出现头晕、视物模糊、乏力、出冷汗、面色苍白、四肢厥冷、脉搏加快（120次/分以上）为大出血，失血量多大于1000ml，或表示血容量丧失20%以上。若直立位时，血压下降至12kPa以下，相当于血容量丧失25% ~ 50%。体位改变，血压变化1.3kPa以上，或心率增速至120次/分以上，提示血容量丧失20% ~ 25%。但应注意，老年人心血管调节功能差，较少量的出血即可引起上述改变。相反，青年人失血更多些，也不一定出现上述表现。

（二）处理

1.一般抢救措施　发生急性消化道大出血，立即卧床，床头放低，床尾抬高，保持呼吸道通畅，避免血液吸入气管，必要时吸氧。严密观察病情，注意呕血/黑便情况、神志变化、脉搏、血压与呼吸、每小时尿量、定期复查血常规和尿素氮，必要时血流动力学监测。

2.积极抗休克　迅速开放静脉通道，根据出血量多少，输注全血、血浆、5%糖盐水及生理盐水，迅速补充血容量。补液速度先快后慢，必要时可应用血管活性药。

3.控制出血　①提高胃内pH值可用西咪替丁、奥美拉唑等，有条件可监测胃液pH值，使其达6以上。②局部止血措施。③经胃管冰盐水洗胃或注入8%去甲肾上腺素液（将去甲肾上腺素8mg与

100ml冰盐水混合，经胃管输入胃内，30min后抽出，每小时输注1次），根据出血程度的改善，可逐渐减少频率，直至停止使用。④内镜下止血，以5%孟氏液30ml经胃镜注入喷洒在出血处，或进行内镜下激光、微波止血（需请消化科会诊）。⑤DSA下血管栓塞（需请消化科会诊）。⑥三腔二囊管压迫止血（需请消化科会诊），适用于食道胃底静脉曲张破裂出血。⑦生长抑素：施他宁250μg，静脉注射，250μg/h静脉泵入；或奥曲肽100μg皮下注射，1次/8小时，维持至出血停止后24h。⑧垂体后叶素和血管加压素：垂体后叶素首剂5 ~ 10u稀释后缓慢静推，继而10u加入液体中静滴。血管加压素0.2u/min泵入，必要时可加至0.4u/min。⑨其他止血药：凝血酶粉，2000 ~ 4000单位，口服，每4 ~ 6小时1次。巴曲酶，1 ~ 2单位，静注，肌注或皮下注射。

（三）手术治疗

（四）其它脏器功能的维护，防治ARDS和肾衰，维持内环境稳定。

第七节　急性肝损害急救预案

在药物临床试验中，如受试者出现血清AST、ALT升高、需要警惕药物性肝损害的可能。一旦出现肝损害，首先应仔细询问受试者近日的饮食、活动等，与试验前检查的指标进行比较，并检查病毒性肝炎血清标志物、B超等。明确是否因其他因素导致的肝功能损害，包括合并病毒性肝炎、酒精性肝损害、其他疾病所致肝功能损害和有毒性化学品接触等。

1.监护

（1）体温、脉搏、呼吸率、血压、意识状态、瞳孔大小，每2 ~ 4小时检查一次。

（2）及时向科室负责人汇报，研究处理方法，并记录。

（3）严密观察肝病变化，包括黄疸程度、出血倾向、腹部胀气、腹水、肝脏及脾脏变化，以及有无肝臭、意识变化等。

（4）记录饮食情况与24小时出入水量。

（5）每日酌情检查血常规、血小板计数、血清胆红素、ALT、凝血酶原时间、尿常规、大便潜血等；如血小板减少，加测纤维蛋白原和3P试验。酌情检查其他项目如血氨、血糖、血清钠、钾、氯、二氧化碳结合力、肾功能、心电图检查等。

（6）定期测定血清白球蛋白定量、脑电图、B超、血或尿中毒物或其代谢产物的浓度，以及其他特异诊断指标。

2.治疗

（1）卧床休息，配合饮食疗法（同病毒性肝炎的饮食），给予维生素B族及维生素C。

（2）深度黄疸应静滴葡萄糖、维生素C、维持电解质及酸碱平衡平衡。

（3）根据药物情况给予相应的解毒剂。可常规使用还原型谷胱甘肽（古拉定）1.2g/d，14d为一疗程，根据治疗效果调整用药时间。

（4）明显胆淤者可试予强的松治疗。可先试用琥珀酸氢考，再口服泼尼松，也可试用苯巴比妥，30 ~ 60mg/d，每日3 ~ 4次。

（5）并发暴发性肝衰竭，应按急性重型肝炎的原则处理，可采用人工肝或人工肾清除药物，并应用特殊解毒剂。特殊解毒剂：对乙酰氨基酚引起的肝坏死可用N-乙酰半胱氨酸解毒。用法：初次口服140mg/kg，以后每4小时70mg/kg，共72h。或首次静滴150mg/kg（加在5%葡萄糖200ml内静滴15min），以后静滴50mg/kg（每4h 500ml），最后100mg/kg（每16h 1000ml）异烟肼引起的肝损害，可用较大剂量的维生素B_6静脉滴注。

3.处理

（1）肝功能轻度损害，且受试者无明显症状者，中止药物试验，密切观察随访，每两周复查一次肝功能，可以应用一些保肝、降酶、利胆药物。直到连续2次肝功能检查正常后可停止随访。

（2）肝功能明显损害，或（和）有临床症状（乏力、食欲缺乏、恶心等），中止药物试验，立即住院观察治疗。直至症状明显好转，肝功能下降至基本正常，可出院继续观察，直到连续2次肝功能正常后可停止随访。

（3）肝功能损害并出现明显黄疸者，立即中止药物试验，住院观察治疗。按急性肝损伤常规治疗。直至黄疸基本消退，症状基本消失后可予出院观察。

第八节　急性肾衰竭急救预案

急性肾衰竭（简称急性肾衰）是指数日至数周内肾小球滤过功能呈进行性急剧下降，肌酐（Cr）可每日上升44～88μmol/L以上。临床根据尿量变化，可将急性肾衰分为少尿型（<400ml/24h）和非少尿型（>400ml/24h）。主要表现为少尿或无尿、进行性氮质血症、高钾血症和代谢性酸中毒。

一、诊断

（一）临床表现

1.少尿期　①大多在先驱症状12～24小时后开始出现少尿（每日尿量50～400ml）或无尿，。一般持续1～2周。②可有厌食、恶心、呕吐、腹泻、呃逆、头晕、头痛、烦躁不安、贫血、出血倾向，呼吸深而快，甚至昏迷、抽搐。③代谢产物的蓄积，血尿素氮、肌酐等升高，出现代谢性酸中毒。④电解质紊乱，可有高血钾、低血钠、高血镁、高血磷、低血钙等，尤其是高钾血症，严重者可导致心跳骤停。⑤水平衡失调，易产生过多的水潴留。严重者导致心力衰竭、肺水肿、脑水肿。⑥易继发呼吸系统及尿路感染。

2.多尿期　少尿期后尿量逐渐增加，每当日尿量超过500ml时，即进入多尿期。此后，每日增多的量为原尿量的50%～100%，最高尿量每日3000～6000ml，甚至可达10 000ml以上。在多尿期的头几日，虽然尿量增多，但肾脏清除率仍低，体内代谢产物的蓄积仍然存在。4～5日后，钾、钠、氯等电解质从尿中大量排出，可导致电解质紊乱或脱水。应注意少尿期的高钾血症在多尿期的高峰阶段可能转变为低钾血症，此期持续1～3周。

3.恢复期　尿量逐渐恢复正常，3～12个月肾功能逐渐复原，大部分患者肾功能可恢复到正常水平，只有极少数患者转为慢性肾衰竭。

（二）实验室检查

（1）在纠正或排除急性血容量不足、脱水、尿路梗阻等肾外因素后，尿量仍≤17ml/h或<400ml/d者。尿比重低于1.014有诊断意义，尿比重≤1.012可确定诊断。少数患者少尿期不明显，24小时尿量>400ml，但尿比重固定在1.010左右，并伴有尿素氮持续上升，则为非少尿型急性肾衰竭。

（2）尿蛋白定性（+～+++），尿沉渣镜检可见粗大颗粒管型，肾小管上皮细胞，少量红、白细胞。

（3）氮质血症，即血尿素氮和肌酐升高。但氮质血症单独作为诊断依据尚嫌不足，没有氮质血症并不能完全排除急性肾功能衰竭；反之，血非蛋白氮升高也可见于肾功能正常的消化道大出血之后。血肌酐增高、血尿素氮/血肌酐≤10是重要诊断指标。此外，尿/血尿素氮<15（正常尿中尿素氮浓度>360mmol/24h，尿/血尿素氮>20），尿/血肌酐≤10也有诊断意义。

二、治疗

（一）积极治疗原发病

（二）少尿期的治疗

1.少尿早期可试用血管扩张药物如罂粟碱30～60mg，2次/日，肌注或静滴，或酚妥拉明

10 ~ 20mg，1次/日，静滴。同时静注呋塞米100 ~ 200mg。如无效，可用速尿1000mg加入5%葡萄糖液250ml内静滴，或加用氨苯蝶啶，有时可达到增加尿量的目的。

2.保持液体平衡，一般采取量出为入的原则，每日进水量为前一日液体总排出量+500ml。发热者体温每升高1℃，成人酌加进水量60 ~ 80ml/d。

3.高热量、低蛋白饮食，每日热量应略大于6276kJ（1500kcal），其中蛋白质<20g/日。且以牛奶、蛋类、鱼或瘦肉等优质蛋白为宜。葡萄糖不应<150g/d，根据病情给予脂肪，以防止酮症发生。重症可给全静脉营养疗法。

4.严格限制钾的摄入，对已经出现高钾血症者应及时处理。

（1）10%葡萄糖酸钙10ml，静脉缓注，以拮抗钾离子对心肌及其它组织的毒性作用。

（2）25%葡萄糖液300ml加普通胰岛素15U，静滴，以促进糖原合成，使钾离子转入细胞内。

（3）钠型阳离子交换树脂20 ~ 30g加入于25%山梨醇100 ~ 200ml作高位灌肠，可由消化道带走较多的钾离子，用缓泻剂也有一定作用。

（4）纠正酸中毒，以使细胞外钾向细胞内转移。

（5）重症高钾血症应及时作透析疗法。

5.对其他电解质紊乱亦应作相应处理。纠正代谢性酸中毒，根据血气、酸碱测定结果，酌情补充碱性药物。

6.积极控制感染。肾衰竭患者容易合并肺部感染、尿路感染或其他感染，应选用针对性强、效力高以及对肾脏无毒性的抗生素，并在用药剂量上注意酌情减少。

7.透析疗法指征

（1）尿素氮>28.56mmol/L，或每日上升10.7mmol/L者。

（2）血清钾>6.5mmol/L，或虽未达此水平，但每日上升1mmol/L者。

（3）体内水分过多，已出现高容量心力衰竭或肺水肿迹象者。

（4）重症酸中毒补碱未能纠正者。

（5）无尿或少尿达4日以上者。

（6）无尿或少尿2日以上，伴有中心静脉压持续高于正常，或血肌酐>666.67μmol/L，心电图示高钾改变者。

（三）多尿期的治疗

第1 ~ 2日仍按少尿期的治疗原则处理。尿量明显增多后要特别注意水及电解质的监测，尤其要注意钾的平衡，若出现低钾血症应及时处理。其他电解质紊乱也应注意。尿量过多可适当地补给葡萄糖液、林格液，用量约为尿量的1/3 ~ 2/3。给予足够热量及维生素，并适当增加蛋白质，以促进康复。

（四）恢复期的治疗

除继续注意病因治疗外，一般无特殊治疗。注意营养，避免使用损害肾脏的药物，定期复查肾功能。

第三部分

申办者/CRO篇

第二十四章　临床试验的沟通管理

第一节　沟通的重要性

沟通是人与人之间、人与群体之间思想与感情的传递和反馈的过程，以求思想达成一致和感情的通畅[20]。沟通包括语言沟通和非语言沟通，语言沟通包括口头和书面语言沟通，非语言沟通包括声音语气（比如音乐等）、肢体动作（比如手势等），最有效的沟通是语言沟通和非语言沟通的结合[21]。沟通的要素包括沟通的内容、沟通的方法、沟通的动作。沟通的目的是达到信息的传递，也是信息传递的有效手段。

监查员（clinical research associate，CRA）的工作内容要求与研究者、研究护士、机构老师及伦理老师等人员打交道，因此培养CRA的沟通能力是十分重要的。一个药物的成功上市涉及到申办者、药物临床试验机构、合同研究组织（contract research organization，CRO）、临床试验现场管理组织（site management organization，SMO）、研究者、药品监督管理部门等人员，需要各方人员的共同努力和积极配合。CRA作为申办方和研究方之间的桥梁，不仅要掌握一定的药学和医学知识，良好的沟通能力也是一个合格的CRA应具备的必要条件。

在药物临床试验过程中，CRA的重要性不言而喻，从项目的开始到结束CRA都要参与其中，要时刻了解试验的进展情况，发现问题并及时解决。在这个过程中就要求CRA要有很好的沟通能力，掌握沟通这门艺术。

第二节　沟通管理

（一）沟通的方式

主要有面对面的交流、电话、视频、邮件、网络交流工具、短信等。其中面对面的交流效果最好。

（二）沟通的切入点

在人与人的沟通中，往往不能只因为某种目的而进行，在于对方交谈的过程中找到共同的话题才能使沟通很好地进行下去，才能增加成功的可能性。性别、出生、学历、成长、爱好、子女、父母、新闻、天气等都能成为交流的对象。

（三）沟通的过程

整个沟通的过程需要具备五个要素，分别是发讯者、编码、渠道、解码、收讯者。其中编码、渠道、解码是影响沟通效果最为关键的要素，只有将这三个环节做好，沟通才能畅通。

编码即传达信息，传达信息的目的就是清楚的表达出自己的意思并能让别人理解。如果这个环节出现问题，沟通就无从谈起。因此，为了准确的传达信息，要做到：采用不同的表达方式，让柳暗变花明；态度坚决，问题迎刃而解；储备各类知识，避免对牛弹琴；了解文化背景，做到入乡随俗。

渠道即信息的传递方式，作为沟通的中间环节，渠道可以保证信息的真实性。在沟通的过程中要避免渠道被干扰，这是信息“保真”的关键，要选择适当的渠道进行沟通。

解码即理解被传达的消息，这是信息是否能成功传达的关键。如果说话的人把自己意思全都表达清楚，而听话的人那里出了问题，也不能很好地进行沟通。在交流的时候应该做到：第一，选择一个相对安静的地方进行沟通，让对方可以听清楚讲话的内容；第二，两个人在沟通的时候要一心一意地去讲、去听，尽量不做其他与沟通不相干的事；第三，对方说话的时候把重要的事情拿笔记本记下来。做到这些沟通的整个过程才会顺畅，信息才能准确地传达。

（四）沟通的技巧

说对话才能做对事，无论是在战略执行中，还是在商务洽谈中，甚至处理同事关系方面，良好的沟通是前提。在临床试验中，沟通更是一项不可缺少的工作，也是临床试验工作者必备的一项技能。

1. 与研究者沟通　研究者工作繁忙，不仅关注临床试验的进展还要应对自己的医务工作，因此在临床试验过程中难免出现差错，要想临床试验顺利进行，作为CRA要及时和研究者沟通以解决出现的问题。与研究者沟通时要注意以下几点（包括但不限于）。

（1）监查之前要和研究者提前预约　研究者除了医务工作要做，更有甚者要承担教学和科研工作，因此，在监查之前要提前约定好与研究者见面的时间和交流的时间，不多占用时间，给研究者留下好印象。

（2）与研究者说话要有重点　在拜访研究者之前要明确此行的目的，最好把说话的重点一条条列出来，记在笔记本上。在和研究者交流的时候要言简意赅，这样就会给人一个很清晰的感觉，让研究者乐意听你讲话，也能把你反映的问题记住。

（3）交流既要讲究技巧，也要注重细节　从试验开始到试验结束不可避免与跟研究者一起相处闲聊，此时有许多细节要注意，说话的时候更要讲究技巧。首先要提前通读研究者发表的论文著作，清楚研究者的喜好、忌讳、研究领域等，话题可以是当下比较热的新闻、教育、天气、运动、茶文化、家乡等，让研究者有话可聊，聊而有趣，给研究者留下好的印象。

2. 与研究护士沟通　研究护士在临床试验中起着很重要的作用。研究护士是研究者和受试者间沟通的桥梁，因此，与研究护士保持良好的关系是十分必要的。和研究护士交流要以关心的态度，关心她们的难处与不便，主动拉近双方之间的距离，从她们那里了解与研究者和受试者有用的信息，以便于自身工作。

3. 与领导沟通　一个员工想要得到领导的重视，得到领导的认可，除了本身的工作能力要强外，和领导有效的沟通也是重要的一方面。

主动创造让领导了解你的机会应做到以下几个方面。①主动报告工作进度。②积极回应领导的指示。③努力学习，提升自我价值，提高业务能力。④接受批评，同样的错误不犯第二次。⑤积极主动帮助别人。

领导雇佣员工目的是给他创造价值，让自己省心做更重要的事情，但有时候员工会遇到一些问题，有些员工往往畏惧或者回避与领导进行沟通，即使沟通也会因为缺乏胆识和策略而不能使问题得到很好的解决。所以，和领导沟通是要注意以下几个方面。

（1）不要给领导出问答题，而要出选择题　因领导事务繁忙，下属在反映问题时应提出解决方案，让他选择。

例如，在临床试验启动前，调研的参研机构临时反悔，不签合同了。一种员工吓呆了，急匆匆跑去问老板，“完蛋了，某中心变卦了，老板怎么办？”另一种员工想清楚备选方案，问老板，“某中心变卦了，经过沟通是该中心认为研究经费太少不愿承接项目，第一，我们可以提高部分条件，保留这个中心；第二，放弃这个中心，选择另外三个已调研的备选中心，您觉得呢，赵经理？”

如果你是上司，是不是更倾向于第二种员工的做法呢？不要每逢有问题，就一脸疑惑地跑去问领导，正确的方式是，你需要带着几个备选方案，让领导选。每一个下属都要有为领导节省时间的思想，封闭式问题会比开放式问题省时间得多。

（2）创造条件，及时有效的沟通　跟领导沟通，不一定非得在办公室，也不一定非得到会议室。在领导的办公室和会议室里沟通效果最差，因为气氛太严肃。很多人爱犯一个毛病，就是认为坐到会议室开会才叫沟通，这个观念是不正确的。公司也不可能安排那么多时间开会。所以，沟通可以在任何合适的地方进行。因此，把要和领导说的话记在笔记本上，把它放在口袋里，随时做好准备，一碰到领导，就打开笔记本，跟他主动沟通。

（3）永远不要只问问题，不准备答案　全世界的领导都非常不喜欢自己的下属永远都是带着问题进来，而不准备任何答案。如果员工对自己工作中遇到的问题想不出办法，那么他对公司的价值就不大。因此，跟领导讲话，一定要带着方法。这个方法可以用三句话概况：第一句，一个问题该怎么解决，不要只提一个方法，至少提两个，因为你不能确定哪个方法最好。第二句，在这几个方法里说一个你自己喜欢的，并告诉领导。第三句，你要说出每个方法的优缺点以及它们各自可能产生的后果，这样可以提醒领导在决策时应该考虑的因素，尽量避免出现不好的后果。

例如，在试验过程中，有一个中心入组慢，需要跟领导商量以解决问题。你应该这样说："赵经理，我们的××××项目，在××××中心入组很慢，影响了我们的试验进度，通过了解，原因是研究者积极性不高。我认为解决这个问题有两个办法：一、正面的鼓励，我们可以在试验经费预算内适当提高研究费用；二、反面的督促，我们可以采用简报等形式将各家机构的入组排名传达给研究者。第一个方法的优点是可以切实提高研究者的积极性，保证入组速度；缺点是可能会超过在该机构的试验经费预算。第二个方法优点是方法简单；缺点是可能达不到目的。所以，我觉得第一个方法比较合适。您觉得呢，赵经理？""好的，就第一个方法！"

4.与同事沟通　在一个岗位上和同事存在竞争的关系，导致同事间的沟通往往缺乏真诚，也缺乏积极的配合与协作意识。但一个项目往往需要大家的共同努力才能完成，如果没有别人的帮助，一个人很难做出大的成就。因此，和同事的沟通也很重要。

（1）主动帮助同事　"赠人玫瑰，手有余香"，在职场中能够帮助同事的时候，不要吝啬。

（2）要站在对方的立场上　同事之间的沟通，应该注意的一点是站在对方的立场上体谅别人的难处。

第三节　反对意见的处理

当临床试验进度出现问题时，作为申办方或者CRO和研究者沟通难免会遇到对方提出反对的意见，当遇到这种情况时，巧妙地处理对方的反对意见是十分必要的，处理得好不仅使临床试验得以顺利地进行，而且给研究者留下好的印象，再次出现问题时就很容易解决。当遇到反对意见时，下列技巧可以帮你巧妙地解决问题。

第一，当对方提出反对意见时，首先要倾听，让对方把话说完，辨析他提出反对意见属于哪一种形式。如果是从偏见或成见出发，就不要急于去反驳，要尽量寻找偏见形成的根源。然后，以此为突破口，证明他的意见不符合客观实际。如果对方只是一般性的反对你的提议，或者是找借口，那么，你不必过于认真，只要恰当地解释说明就可以了。区别反对意见最简单的方法就是提问。如"为什么会这样认为呢？"对方提出反对意见理由越不充分，他就会觉得你的问题越难回答。你从他的讲话里了解的情况越多，就越能发现他提出意见的真正目的，就可以对症下药，加以解决。

第二，回答对方反对意见的时机也很重要。这不仅会有利于避免矛盾冲突，还会增加说服效果。当你观察到对方在仔细审议某一个问题，可能提出意见时，可以主动把问题指出。这样你可以争取主动权，先发制人，避免由于纠正对方看法时可能发生的争论，并引导对方按你的思路去理解问题。有时对方提出的问题有一定难度，或是当场回答不合适，你可以把问题岔开，当你准备好或者感到时机成熟时再予以回答。此外，还有一些意见会随着交流的开展逐渐消失，则不必回答。

第三，回答对方的反对意见时，冷静清醒的头脑和谨慎平和的态度是十分必要的。如果你回答问题时语气不恰当，对方会认为你对他有看法。这样，要说服对方就更加困难，甚至会遇到对方强烈的反对。态度平和，措辞得当是十分必要的。

第四，回答对方的问题时，要简明扼要，切忌离题太远。如果你的回答长篇大论，很可能引起对方的反感，也使对方有进一步反驳的口实。一般情况下，你只要回答对方提出疑问的疑点即可，必要时再加以解释。

第五，间接地反驳对方的意见是一种较好的处理方式。在任何情况下，避免正面冲突，采取迂回战术都是可行的办法。

第六，处理反对意见时，要有缓冲，委婉地说出自己的想法，尽可能地引导对方到自己的思路上来，以便顺利解决问题。最后，结束时留下话题，给下次见面留有机会。

第二十五章　临床试验的组织与协调

一项临床试验从立项到申报资料递交要经过方案讨论会、启动会、总结会等会议，这些会议的成败关系到一个临床试验项目的成败。申办方或CRO一定要保证会议的成功召开，确保临床试验顺利进行。

第一节　会议的定义

会议是指有组织、有领导、有目的的议事活动，它是在限定的时间和地点，按照一定的程序进行的。会议一般包括议论、决定、行动3 个要素。因此，必须做到会而有议、议而有决、决而有行，否则就是闲谈或议论，不能成为会议。会议是一种普遍的社会现象，几乎有组织的地方都会有会议，会议的主要功能包括决策、控制、协调和教育等功能。

第二节　会议的组织

一、会前筹备

会前筹备是会议举办前的准备工作，准备工作是会议成败的关键因素，包括：

（一）会议时间的确定

确定会议时间要考虑各方面的因素，最主要的是考虑被邀请参会人员的时间，研究者工作十分繁重，因此会议时间的安排应尽可能争取参会人员都能够参加。为使会议有充分的准备，一般至少给出一周时间提前让参会人员了解会议安排。会议时间的确定是一个非常重要的决策。

（二）会议议程的安排

会议议程是会议要讨论的问题列表，会议的目的就是对这些问题进行沟通，因此议程是整个会议的灵魂，是会议能否成功的关键。议程是整个会议筹备前需要最早确定的事情之一。

方案讨论会内容包括：试验方案介绍，研究者对试验方案存在疑问的讨论，讨论后对试验方案的修订等。

启动会内容包括：研究背景、试验方案（入排标准、给药方案等）及注意事项讲解，标准操作规程（SOP），受试者接待及知情同意过程的流程，统计方法，试验方案的执行和具体试验安排的讨论等。

总结会内容包括：会议致辞，方案介绍，统计分析报告讲解，临床试验不确定因素的讨论等。

（三）会议的相关人员

临床试验会议通常有三类相关人员，即组织人员、筹备与接待人员、参加人员。

1. 组织人员　是申办方或CRO的项目负责人，工作内容包括会议时间、议程、邀请人员、地点、会务等，为整个会议定下基调。

2. 筹备与接待人员　是申办方或CRO的实际工作人员，工作内容包括为领导小组提供会议筹备的具体细节，提供备选方案，供领导决策；在会议过程中进行接待，并处理突发事件等，为整个会议的顺利进行提高保障。

3.接待与筹备人员要做到

（1）精心策划　要做好每一项接待工作，首先必须进行方案的策划与制定。只有精心策划，充分准备，接待活动才有可能成为成功的公关活动。

要求接待人员要熟悉当地习俗、名胜古迹、土特产、交通以及各类酒店设施，包括酒店位置、菜单、餐饮、娱乐设施、安保及价格等，为领导提供分析资料及使用建议，供领导选择；在接到接待任务时，接待人员要及时了解来宾的基本情况及要求，如：来宾人数、姓名、性别、职务、职称、年龄、民族、宗教信仰、交通工具、日期、生活习惯、饮食爱好、禁忌及其他要求等，这是做好接待工作的基础。

（2）规范运作　在接待过程中，要严格按照方案进行程序化运作，使接待工作的各个环节有序衔接。细节决定成败，接待工作不可马虎，必须处处留心，周密考虑，谨慎行事。在接待工作中，接待工作负责人在对全局进行总体把握的前提下要随时根据接待工作的需要对接待方案予以调整；具体接待人员则要对每一个细节细致地思索，以便及时弥补可能存在的疏漏。

4.参加人员　是药物临床试验各中心的主要研究者，也是药物临床试验实施的主体。确定了参加人员名单后，要明确参会人员的主席、主持人、发言人及嘉宾等，要针对不同参会人员的需求，给予事先准备和制定接待计划。同时食宿安排和接待车辆也要事先安排好，由专人负责。

会议前期的筹备过程中要考虑的，如主席台的座位安排与铭牌如何摆放、主持人是否要准备串词、音像设备及能否正常运作等，都要在参会人员名单确定后进行准备。

5.会议日程　会议日程，是会议开始前要发放的关于会议安排的重要文档，让所有参会人员了解会议的地址、详细内容及时间安排。

会议日程与会议议程的主要区别是：是否有具体的时间安排。会议议程是在会议前期准备过程中，让会议及活动的参加人员了解会议项目的文件，在会前发放，让相关的参会人员进行相应的准备。会议日程与议程的内容相似，但有更加详细的会议地址、会议内容的具体安排时间。

6.会议预算　会议预算是会议管理与策划的重要内容之一，会议筹备前的各个环节都会影响会议经费的预算，因此，筹备时，会议预算要精心准备，筹备人员应及时将会议预算报告上报会议领导小组，并根据领导的决策分配好。会议预算一般包括以下内容（包括但不限于）：

（1）交通费用　出发地至会务地的交通费用；会议期间的交通费用；返程交通费等。

（2）场地费用　会议场地租金；会议设施租赁费用；会场布置费用；其他场地费用等。

（3）住宿费用

（4）餐饮费用

（5）其他费用

7.会议物品采购清单与采购人员安排　会议筹备人员往往还要负责所有会议相关物品的采购、定制与租赁，在采购前列一个采购清单，并安排好采购人员，会使采购任务很好地完成。

8.请柬、邀请函　药物临床试验相关的会议一般邀请的都是各个试验中心的主要研究者，因此要发送请柬或者邀请函，其内容为被邀请者提供了会议的相关信息，为了让被邀请者了解会议信息，请柬与邀请函的内容应该体现以下信息（包括但不限于）：①活动类型；②活动日期、时间与会期；③会议邀请者与被邀请者；④会议地点；⑤是否需要回复；⑥提供的餐饮；⑦其他信息，如地图、出行安排等。

请柬与邀请函要提前发出，以便被邀请者提前安排时间；临床试验有关的会议一般比较正式，最好用信函的形式；对于要求回复的要做好跟踪，对回复要及时登记，以便准确计算人数。

二、会议地点的选择

会议地点的选择是会前筹备的部分，但是影响会议成败的关键因素，所以单独列出。

（一）会议地点的评估

在选定会议地点后，要对选址进行评估，可参考如下项目（包括但不限于）。①会议场地交通便利程度、是否能够提供班车、班车是否免费；②停车场；③安全情况、保安服务质量；④通信联络便利性；⑤内部装修、设施和清洁情况；⑥餐饮服务情况；⑦工作人员素质；⑧住宿设施；⑨音响辅助设施；⑩休闲设施；⑪其他。

以上项目最好列出清单，逐项评价。在会议筹备中，要有备案方案，列出优劣，提供会议负责人最终决定。

选好地点后就要安排座位，会议座位安排是筹备人员不可小视的细节，会议室座位安排既要保证所有的参会人员能够看到和听到，还要考虑就座的礼仪。

（二）会议的餐饮安排

会议筹备中，一定要事先确定用餐的次数，把每次用餐都考虑周全，并确定所有用餐的时间、提供者、菜单与费用等。安排餐饮时，需要了解是否有特别饮食要求的参会人员，这一点应特别注意。

（三）音像辅助设备

安排任何会议与活动，都应该事先确定是否需要在会议室使用音像辅助设备，由于其能够表现事先准备的内容，会议室设备是否准备妥当会影响会议的效果。使用音像辅助设备有以下优点：①可事先准备图片与表格，便于理解；②能够显示演讲者的专业与演讲水平；③可显示现场书写的内容，方便与观众沟通；④帮助观众集中精力听讲与讨论。

会议中常用的音像辅助设备主要是：计算机、投影仪、音响设备，这些设备都要在会前调试好，以保证会议的顺利进行。

（四）会场布置

会场的布置是参会者对会议的第一印象，是非常重要的环节。通常由会议场所提供方和筹备人员共同完成，会议布置之前，要设计出布置方案，供领导审批。会场布置要和会议的内容匹配，临床试验会议一般要布置为严谨学术型的风格。

1.会场室外及入口布置可根据需要选择（包括但不限于）。①主会场；②欢迎拱门、条幅；③鲜花、氢气球；④地毯；⑤展架、易拉宝、广告板；⑥引导牌；⑦签到台；⑧休息座椅等。

2.会场内布置可根据需要选择（包括但不限于）。①会标；②主席台/听众台、演讲台的布置；③鲜花等装饰；④音像辅助设备；⑤灯光电源设备；⑥茶点、水果；⑦桌牌、铭牌；⑧照相、摄像设备等。

三、会议过程

（一）会议接待的注意事项

会议接待是参会人员对会议评估的重要要点之一，会议接待是整个会议过程中重要的一个环节，会议接待方案、接待礼仪、注意事项，也是学习组织、筹备一个会议的重要内容。会议接待中要注意：

1.妥当安排接待人员 会议的接待人员一定要安排好，保证在会议开始、中间休息、就餐、结束时候都有接待人员服务。为确保接待人员工作顺利进行，会议筹备阶段要设置接待人员排班表。同时还要对接待人员进行培训，使他们熟悉会议的日程安排、会议场地情况、意外情况处理办法等。

2.充分准备接待资料 在接待处要准备充足的接待资料以保证每个人都能拿到全面的资料，并将全部资料放入资料袋中，方便参会人员领取。接待处应准备的材料如下：①胸卡或吊牌；②参会人员名单；③参会人员签到表；④办公用品，如笔、笔记本等；⑤会议日程；⑥会议相关的印刷品；⑦会议评估反馈表；⑧其他会议信息；⑨会议讨论相关文件。

（二）意外事件处理预案

会议过程千头万绪，方方面面的事情很多，难免出现突发或者意外情况，工作人员要全程控制，会议筹备阶段就要制定意外事件处理预案，使得意外事件出现的概率降到最低。即使有完备的应急预案，意外还是有可能发生，以下几个方面最有可能出现问题。

1.人员　会议的重要嘉宾、主持人、发言人等可能会因为身体、交通或其他重要的事情无法按时出席会议。

处理预案：重要人员准备后备人选；会前提前联系，以确保按时出席；及时调整会议日程，以应对某个发言人不能按时出席会议。

2.场地　会议场地可能出现的意外情况有：因其他紧急情况，无法按时提供会议场地；场地设备突发障碍，停车场车位不足等。

处理预案：场地出现意外很难处理，因为会议通知已经发出，参会人员已经汇集，所以，会议选址要选择有信誉的地方，以降低意外事件发生的可能性，一旦出现意外，一定要能及时解决。

3.音像辅助设备　这也是较易出现问题的环节，如投影仪故障、电源故障、音响故障等。

处理预案：在会场布置时，一定要了解会场的音像辅助设备的状况，保证设备正常运转，出现故障确保维修人员及时维修，或者准备备用设备。同时，在会议开始前一天、前两个小时要对设备进行调试，以确保设备正常运行。

4.会议资料　会议资料可能会出现短缺；打印设备故障无法按时按量供应；会议相关印刷品供应商无法按时将资料送达等。

处理预案：要事先了解会场附近的打印店；会议组织者要确保随身携带资料的电子版或原始稿件；如果资料短缺一时无法解决，要及时向参会人员解释，并想办法解决。

四、会议结束

会议结束后将所有会议文件资料及过程记录应保存在项目文件夹中。

第三节　组织会议实例详细补充

背景：你作为会议组织者，邀请四位专家去北京开会，为期两天，写一个会议组织方案。

（一）计划专家

专家在6月21号（周五）下午出发，6月23（周日）下午返回。
广州出发去北京（广州的专家），航班信息：
广州→北京：XX航空，航班号XXX，6月21号12：00
北京→广州：XX航空，航班号XXX，6月23号15：30

（二）酒店信息

XXX酒店：6月21号——6月23号（会场、就餐、住宿）
注：提前在酒店专家房里准备会议材料、鲜花、新鲜水果、欢迎词等。

（三）负责人员（行程）

欧某：A、B教授；王某：C、D教授
司机（接、送机，出行等）：黄某、刘某，接机要准备接机牌

（四）会议安排

王某、欧某、刘某负责布置会场。

王某：负责主持，制作欢迎PPT及会议PPT，并在会前拷入电脑。

欧某：负责签到、发送小礼品、组织合影。

刘某：负责做记录、拍照、录音、安排录像等。

（五）制定时间表

<table>
<tr><th>日期</th><th colspan="2">时间</th><th>内容</th><th>备注</th></tr>
<tr><td>6月17日（周一）</td><td colspan="2"></td><td>与参会专家联系，最终确定参与会议人员，取得专家信息，预定机票、酒店</td><td>询问是否有特殊要求</td></tr>
<tr><td>6月18日（周二）</td><td colspan="2"></td><td>将会议的主要内容发邮件给参会专家，告知航班、酒店的信息，及接机人员的联系方式，并电话确认</td><td>各自负责自己跟进的专家</td></tr>
<tr><td>6月20日（周四）</td><td colspan="2"></td><td>短信提醒参会专家周五的行程</td><td>各自负责自己跟进的专家</td></tr>
<tr><td rowspan="4">6月21日（周五）</td><td rowspan="2">下午</td><td>14：30</td><td>机场接机</td><td rowspan="4">各自负责了解自己跟进专家对于2天行程的特殊要求</td></tr>
<tr><td>15：00–16：30</td><td>接送专家到XXX酒店入住</td></tr>
<tr><td rowspan="2">晚上</td><td>19：00–20：30</td><td>酒店晚餐</td></tr>
<tr><td>20：30后</td><td>自由活动</td></tr>
<tr><td rowspan="10">6月22日（周六）</td><td rowspan="6">上午</td><td>8：00–8：30</td><td>早餐</td><td rowspan="2">欧某</td></tr>
<tr><td>8：40–9：00</td><td>会议入场签到、礼品</td></tr>
<tr><td>9：00–10：00</td><td>会议内容介绍</td><td rowspan="3">主持：王某</td></tr>
<tr><td>10：00–10：30</td><td>拍照留念、休息</td></tr>
<tr><td>10：30–11：30</td><td>会议讨论、总结</td></tr>
<tr><td>11：30–13：00</td><td>酒店午餐</td><td>欧某</td></tr>
<tr><td>下午</td><td>14：00–17：30</td><td>参观XXX</td><td>跟团负责安全</td></tr>
<tr><td rowspan="3">晚上</td><td>18：30–19：30</td><td>晚餐</td><td rowspan="2">跟进：欧某、王某</td></tr>
<tr><td>19：30–22：30</td><td>参观XXX</td></tr>
<tr><td>22：30–23：30</td><td>安排车辆接回酒店</td><td>黄某、刘某</td></tr>
<tr><td rowspan="4">6月23日（周日）</td><td rowspan="2">上午</td><td>7：30–8：00</td><td>酒店早餐</td><td rowspan="4">跟进：欧某、王某
司机：黄某、刘某</td></tr>
<tr><td>8：00–12：00</td><td>参观XXX</td></tr>
<tr><td rowspan="2">下午</td><td>12：00–13：30</td><td>回酒店午餐</td></tr>
<tr><td>13：30–14：30</td><td>送机</td></tr>
<tr><td>6月26日（周三）</td><td colspan="3">将照片做成珍藏版相集寄给各专家，并将电子版发送至专家邮箱</td><td>各自负责自己跟进的专家</td></tr>
</table>

（六）做好应急预案

1.公司车出现故障 提前查好2个以上出租车公司、租车公司的联系方式，若公司用车出现问题可以及时联系到其他的车辆。

2.意外事故（火灾、交通事故、突发事件、身体状况等）

（1）乘坐飞机等均买有保险。

（2）负责人员及时处理紧急事件，且必须随时保持手机通畅。

总负责人：程某

指挥撤离：欧某

报警或急救（110或120、119等）：王某

司机：黄某、刘某

意外解除后确认人数及每位专家的健康情况。

第二十六章　国内外 CRO 的发展

随着新药研发成本的日益增长，许多跨国制药公司开始剥离研发中的非核心部分，逐渐催生出了一个庞大的全球研发外包市场——合同研究组织（CRO）。CRO是指通过签订合同授权，执行申办者或者研究者在临床试验中的某些职责和任务的单位。CRO提供包括新药产品开发、临床前试验及临床试验、数据管理、新药申请等多种技术服务，几乎涵盖了新药研发的整个过程。

第一节　CRO的发展

CRO兴起于美国，起初是数据处理和分析的咨询公司，最早可追溯到20世纪70年代，美国的一些研究机构为制药企业提供临床服务。20世纪90年代美国食品药品监督管理局正式批准CRO企业上市，逐渐形成了医药研发外包服务业务。2005年以后，CRO在我国部分地区逐渐建立和发展起来，至今已有10多年的历程。我国CRO主要集中于北京、上海、南京、无锡等城市并形成了一定规模的产业集群，如上海张江的国家上海生物医药科技产业基地—张江生物医药基地、北京中关村生物医药园等。我国本土CRO企业数量在逐年增长，但是多以技术含量较低的注册服务为主，并且CRO企业的服务质量良莠不齐，很多发展较为成熟的CRO企业也被外资企业并购。虽然有像药明康德和泰格这样的领头企业，但是我国CRO的发展总体还处于初级阶段[22]。

第二节　全球医药CRO及国内CRO发展现状

（一）全球医药CRO发展现状

1.全球医药研发支出持续保持增长态势　根据 EvaluatePharma统计，2018年全球医药研发支出达到1820亿美元，同比增长5.0%。2013 ~ 2018年复合增长率为5.34%。预计 2018 ~ 2024 年的复合增长率约为 2.94%。全球医药研发支出的增长的主要影响因素包括：①行业景气度提升，新药研发管线数量持续增长；②新药研发难度加大，获批的平均成本提升；③原研药专利悬崖临近，仿制药研发力度加大。

2.大型药企研发外包需求加大，CRO 行业渗透率快速提高　医药产业链精细化分工，成本效率优势促使外包比例提升。2017年从全球医药 市场研发外包比例达到36%，其中临床Ⅰ、Ⅱ期外包比例相对较高，分别为42%和47%，临床前及临床Ⅲ期的外包比例平均为 37%和 32%。

3.临床CRO占主导地位　全球CRO市场上占主导地位的是临床CRO业务，约占总市场65%以上。近年来，临床CRO增速一直比临床前CRO增速快，随着时间的推移，两者差距将逐渐增大。根据Frost&Sullivan数据，2012至2017年，全球临床CRO复合增速为8.8%，临床前CRO复合增速为12.31%，未来全球临床CRO和临床前CRO将分别以9.06%和7.33%的复合增速继续增长[23]。

（二）国内CRO发展现状

1.研发投入持续增加，创新药热度持续提升　国内CRO龙头企业发展初期主要以承接海外外包订单转移为主，其海外收入占比均超过 50%。随着国内医药行业在政策引导下由仿制药向创新药转变，本土医药研发需求爆发，尤其是创新药的研发热度持续提升。2013 ~ 2018年A股上市公司的研发支出大幅提升，五年的复合年均增长率（compound annual growth rate，CAGR）达到31.75%。

2.创新药及生物药申报数量保持增长 2018年药品审评中心受理的一类化药 创新药注册申请共有157个品种，其中受理创新药NDA有16个品种，较2017年增长了一倍。治疗用生物制品的临床申请与上市申请受理数量也大幅提升。 总体而言，随着我国医药行业政策引导向创新方向转变，创新药研发将成为医 药行业的主要发展推动力。

3.政策积极鼓励创新药研发，审评效率显著提升 长时间以来仿制药占据我国国产医药市场主流，尽管国内医药企业众多，药品种类丰富，但新药研发能力不足，国产新药数量较少、质量较低。近年来国家加大了对创新药研发的重视程度，连续出台多项政策鼓励新药研发，提高新药审评效率，缩短新药上市时间；同时对于存量的同质化仿制药进行整顿，取消医药加成，解除医院与药品销售的利益绑定，推动药品降价，取得了较好的成效，一方面通过医保资金的节约为创新药的开支提供了更多的资金额度，另一方面也在客观上推动了仿制药行业向创新方向转型。

（三）国内外CRO的发展差距

同全球CRO行业的发展现状相比，国内CRO行业的发展才20余年，属于刚刚起步的阶段，CRO行业在整个医药产业中的认知程度还比较低。与欧美等医药产业发达地区相比，我国的CRO产业在发展不平衡、同质化方面和管理水平等方面均存在一定差距。现阶段我国的CRO具有以下三个特质。

1.发展不平衡 全球新药研发重心逐渐东移，中国正成为临床试验尤其是国际多中心试验的主要承接国，我国药物临床试验的整体水平在一定程度上得到了国际认可，但毕竟发展时间较短，与发达国家相比，仍然存在一定的差距，我国临床机构的数量和分布存在严重的发展不平衡，主要集中于较发达地区，不发达地区基本没有临床机构。我国临床机构的质量管理情况较差，缺乏完善的管理体系，缺乏专职的临床协调员，很多机构也没有对专职人员进行有效的GCP培训，临床试验水平整体较低。

2.同质化 美国、欧洲等发达国家的CRO发展较为成熟，拥有庞大的资源网络和信息库，并通过长时间的知识累积和商业并购，这些CRO企业可以为客户提供新药研发到上市销售的全过程服务。而我国的CRO企业以中小型企业为主，实际能够提供的服务项目较为单一，主要以临床试验和新药注册代理为主；新药安全评价中心、药物研究所等科研单位虽然专业化较高，但是仅局限于某一个专业领域，无法提供全方位服务，业务类型集中度和相似度较高。

3.管理水平较低 除了技术水平上的差距，从CRO企业的管理角度来看，国内CRO企业与国外CRO企业在管理人员和管理模式上也存在较大差距。在高层管理人员的背景上，国外CRO企业的高层管理人员都拥有丰富的管理经验和知识储备，我国这样的人才较少；职责分工上，国外CRO企业管理分工精细明确，已经形成科学的流程化管理模式，而中国CRO企业分工模糊，权责体系不健全，例如美国的CRO企业设立临床检查员负责与提供服务的单位和机构进行沟通并履行监查职责，并设立Start Specialist Subunit负责合同、预算等事项，但是国内并没有细分工作，为了节省成本，国内CRA要承担许多其他事物。分工不明确、管理不科学、高管人才缺失会严重阻碍我国CRO企业的快速健康发展。简而言之，我国CRO公司落后的管理模式阻碍着其专业研究的进程。因此，我国CRO公司需要借鉴国外同行企业的管理经验，通过提高公司管理成本促进形成分工明确的管理模式，从根源上改善我国CRO公司的管理格局，从而为CRO行业发展奠定坚实基础，使此行业能够持续获取发展动能[24]。

第二十七章　药物临床试验中CRO的管理模式

CRO具有专业化、规范化、高可变性、服务多样化和低成本等优点，并且善于将高新技术和专业知识结合起来，这使CRO的服务越来越受到制药企业的青睐。制药企业将一部分研究工作交给CRO完成，既可保证工作的质量，也可以降低研究开发成本和企业自身的管理费用，弥补药物开发高峰期企业内部资源的严重不足的缺点，避免药物开发低潮时企业在研发部门的资源浪费，同时也保持了企业自身的灵活性。

第一节　CRO的模式

随着CRO行业的快速发展与龙头公司在产业链上下游的布局延伸，CRO公司的商业模式从传统的服务费模式向各类创新模式转变，目前主流的CRO商业模式包括传统交易模式、里程碑模式、结果导向模式和风险共担模式。

（一）传统交易模式

CRO企业按照约定的合同收取研发服务费用，研发失败的风险由药企单独承担，这是最初CRO企业的主要商业模式，其弊端在于CRO企业难以分享新药上市后的超额回报，而药企则承担着较大的风险。

（二）里程碑模式

在药物研发的生命周期中设置数个“里程碑”节点，即按照合同进度分段付费，在完成某一“里程碑”后药企即向CRO支付相应比例的服务费，这一模式通常适用于研发周期较长的项目。

（三）结果导向型模式

这一模式下，尽管项目服务费会在合同中事先约定，但需要根据研发进度与结果分期付清，若在进度上延期会导致服务费减少，而进度提前也会有额外的奖励，但最终的目标是达成特定的研发结果，这一模式下，CRO企业需要承担一定的研发失败的风险，若约定的结果未能达成，收入将受到较大影响。

（四）风险共担模式

CRO企业与医药企业建立更为密切的战略合作关系，双方约定“风险共担，利益共享”，CRO企业有望分享新药上市后的巨额利润，也相应地在较大程度上承担失败的风险。

第二节　CRO的业务范围

CRO可为制药企业提供以下几个方面的专业化服务（包括但不限于）。

临床前，按照国家药品监督管理部门的要求，策划临床前的药学与药理、药效等申报资料的试验与监督；代理药品注册申请及临床试验批报；对申报有关资料的翻译与准备；试验方案的起草等。

临床试验方案的设计与完善（包括试验药物的选择、病例报告表的设计、知情同意书等）；筛选临床试验机构和主要研究者，并确认试验承担单位具有从事临床试验的资格并按计划实施临床试验的能力；组织试验方案的讨论并对研究者进行临床试验方案实施、CRF填写、GCP和SOP等的培训。

试验开始后，核查试验是否严格按照临床试验方案进行，保证所有的数据真实完整、准确并及时记录；核实在开始任何试验步骤前已经获得所有受试者签署知情同意书；确认所有的报告表格填写正确并与原始记录一致；告知研究者任何错误与遗漏；检查试验用药的供应、储存、分发和回收情况并核查有关记录，其内容应属实并符合要求；协助研究者进行必要通知与申请事宜；应定时向制药企业提交现场访查后书面报告，并对临床试验期间的相关问题与制药企业作及时沟通；应确保出现严重不良事件时按照SAE处理流程及时报告给医疗机构、伦理委员会、NMPA等；组织临床试验的监查和稽查以保证临床试验质量等。

试验结束，协助试验数据处理和统计分析并撰写临床试验总结报告。同时，确保实验室和检验科室检验报告单、研究病历、CRF、统计报告等数据资料和总结报告的一致性。

第三节　我国CRO在临床试验中的作用

CRO的服务贡献已经被全球药物研发的成功案例所认可。近些年，一些国际CRO通过引进一些国际大规模多中心临床研究，带动了临床研究机构在试验实施过程中严格按照国际GCP及标准化程序进行科学操作，其具有质量控制和质量保证的研究结果达到了国际认可的规范要求，同时也为我国GCP的建立实施和促进药品研究水平的提高起到了非常积极的作用[25]。

中国本土CRO在临床试验中的作用可归纳为（包括但不限于）以下几个方面。

（1）参与药物临床试验管理的工作，对我国GCP以及各项药品管理法规的推广实施，起到宣传、执行和示范的作用。

（2）在国家医药药品监督管理机构与申办者之间，起到沟通与桥梁作用。

（3）在申办者与研究者之间建立相互约束和相互促进的良好协作关系。

（4）在药物临床研究的具体实践过程中，将国际标准与实际国情相结合而建立规范化的操作程序，促进我国药物临床研究水平不断提高，尽快实现与国际接轨。

（5）兼顾申办者与CRO自身利益，与国内制药企业携手成长。

（6）为国内外制药企业提供在中国本地化的全方位专业化服务。

第二十八章　临床试验电子系统

临床试验领域一直在尝试采用各种方法来收集、管理和分析数据，传统的项目管理模式、数据采集模式、数据管理模式和数据分析模式越来越难以适用当前临床试验发展需要，项目与数据的电子信息化处理也应运而生。同时，临床试验的电子系统也随之产生，为临床试验的管理提供便捷、高效和快速的共享方式。

第一节　临床试验中央随机系统

（一）临床试验中央随机系统概述

中央随机系统（central randomization system，CRS）是为多中心临床试验中随机化分配、受试者管理、药品管理等服务所使用到的一种计算机信息系统[26]。国际上流行的实现方式是利用计算机电信集成（computer telecom integration，CTI）技术，将计算机、网络和电信技术集成，形成以网络、电话、手机短信等多种方式为临床研究人员提供服务的综合业务平台，分为交互式语音应答系统（interactive voice response system，IVRS）和交互式网络应答系统（interactive web response system，IWRS）两种[27]。CSR的优势在于有效避免因传统随机信封损坏、丢失、暴露等弊端，同时能让项目统筹者实时观测到各中心受试者随机入组进度情况，节约试验药物成本和及时揭盲等。

（二）中央随机系统功能

一般情况下，中央随机系统可为临床试验提供以下方面的功能（包括但不限于）。

1.立随机编码。

2.建立分组。

3.导入分组/药物随机数字对照表。

4.建立参研临床试验中心列表。

5.建立条件清单。

6.建立符合标准的检查条件。

7.受试者登记。

8.受试者筛选判定。

9.受试者随机化分配。

10.受试者理论访视时间的计算。

11.药品剂量计算和分配。

12.紧急揭盲。

13.随机方式　支持除了常规的静态随机算法（如简单随机、区组随机、分层随机）外，还支持动态随机算法（如最小化法、投币法等），甚至可以支持用户自定义随机算法。多种随机方式的支持让随机化更加科学；支持多种盲法，双盲式、单盲式、开放式。开放式与单盲式试验，随机模块可以单独使用；双盲式试验需配合药物库存管理使用，这样才能真正地做到试验信息的保密，有效地验证药物的疗效有效性和安全性。

14.留痕与签名　所有受试者数据录入点及其他操作都做留痕处理，便于溯源。为方便研究人员使用，系统可以根据实际情况去设置相关功能的签名是否启用，包括：注册受试者签名、随机化签名、药物召回/替换签名、终止试验签名、药品接收操作签名、纳入排除受试者签名、研究者发药签名、紧急揭盲签名、完成试验签名等。

15.报表与打印 为了实现每一项操作都可以有纸质记录保证试验数据留痕的全面性，系统提供了全系统全功能的打印，无论在哪一功能上，做哪一项操作时，都可以随时将当时操作的内容与数据进行打印。所有的打印页面都预留了研究者与监查员的签名与日期，清楚地落实工作的责任人。

16.数据安全 每个试验有独立的数据库，极大地提升系统的进行速度与安全，同时也为数据统计工作带来很大的方便。

第二节　临床试验项目管理系统

（一）临床试验项目管理系统概述

临床试验管理系统（clinical trials management system，CTMS）是一个对整个临床试验中所涉及的工作内容、人员、质量、进度、费用、文档等内容进行管控的电子化系统。通过对临床试验各个阶段的系统化管理，从而实现对试验项目的实时在线跟踪及把控，提高项目管理效率、保障临床试验数据的质量，有效缩短临床研究的周期，为药物上市赢得了宝贵的时间。

早期的CTMS的适用对象主要是医院中的研究者。随着临床试验研究行业的发展、试验操作模式的演变和试验设计愈发复杂，更多申办方、合同研究组织等也参与到了CTMS的使用受众中，CTMS逐渐演变成了面向多用户的开放系统。因此，有必要管理不同使用对象的系统使用权限，区分不同角色阅读信息、修改信息、创建信息的权利范围，不同用户访问不同的程序和数据，从而保障研究信息的安全性[28]。本节主要从申办方/CRO的角度介绍临床试验项目管理系统。

（二）临床试验项目管理系统功能

一般情况下，项目管理系统可为临床试验提供以下方面的功能（包括但不限于）。

1.客户关系管理 主要管理客户信息、客户联系、合同管理、合同任务、合同修订等。

2.立项流程管理 主要是针对申办者或CRO，有效管理项目的基本信息、项目概要、项目相关资料、项目签署、项目执行、内部交接资料、会议纪要、项目日志等。

3.项目任务分配与进度管理 可对项目的参与人员包括CRC、CRA、DM等进行参与任务分配，如入组例数、入组完成情况等；工作进度分配，包括总体进度、每个分中心进度、关键任务节点以及任务变更处理等。

4.临床试验文件管理 管理临床试验中的各种相关文件，覆盖试验准备阶段、试验启动阶段、试验进行阶段、试验结束阶段，文件包括伦理文件、知情同意书、研究方案、研究者手册、会议纪要、实验室文件以及受试者文件等。

5.研究中心管理 建立研究中心库，包括各个研究中心信息、研究者信息；以及与研究中心签署的合同，付款信息；研究中心的沟通记录等。

6.监查信息管理 监查计划的制定，以及每个监查任务的明细任务；监查报告记录，包括受试者管理、研究中心情况、方案执行情况、ICF监查、核对原始医疗文件、数据质疑、药物检查、研究者文件夹监查等。

7.受试者数据过程管理 可对各中心入组进度计划与实际入组情况，项目的进展、数据录入、受试者状态、数据疑问等进行及时管理。

8.物资管理 记录物资包括药品、器械、纸质CRF表等接收、发放、退还销毁、返回等。

9.费用管理 记录日常费用明细（研究中心支出、公司内部支出、实际到账、借款单）、合同费用明细（分期到账信息、费用支出预算）等。

10.生成数据统计报表 一般支持自定义报表配置、手动导出以及自动导出设置，生成报表内容可包括里程碑进度、入组进度、问题解决依从率、SAE分析、方案偏离/违背分析、文档上传及时性等报表。

11.风险管理评估与控制　一般可设置风险容忍度，对于不同程度的风险对项目进展及预期结果进行评估，采取不同的措施及时对项目进行干预或补救。

第三节　临床试验电子数据采集系统

（一）电子数据采集系统概述

电子数据采集（electronic data capture system，EDC）系统是一款适用于临床试验数据采集和传输的平台软件，具有数据录入、编辑核查、数据导出等功能，通过采用电子化的病例报告表来替代纸质病例报告表对数据进行收集和管理。目前使用率较高的EDC系统有美国的Medidata Rave、Oracle InForm、中国的Clin Flash、海泰EDC、Clinical Soft、BioKnow-EDC、Real Data、Pharmasun EDC、DAS、eCollect等。

（二）电子数据采集系统功能

1. eCRF构建　EDC系统应具有生成符合临床试验方案的电子临床病例报告表的功能。

2.数据录入　这是EDC系统最基础的功能模块，它能实现将临床试验中原始病历的数据输入EDC系统中，以便不同角色能实时浏览更新的数据。目前国内多采用双录入输入法，避免临床试验结果因录入错误而导致的偏差。

3.数据保存和稽查轨迹　EDC系统一旦保存输入的数据后，系统应对所有数据的删改保留稽查轨迹，稽查轨迹不允许从系统中被删除或修改。

稽查轨迹包括：①数据的初始值、产生时间及操作者；②对数据的任何修改、具体时间、修改原因、操作者。

4.逻辑核查　EDC系统最大的优势是在数据进入系统时，能够对数据进行实时自动逻辑核查，比如数据值的范围、逻辑关系等。自动核查的条目根据不同临床试验的具体情况在数据核查计划中制定。EDC系统应具备构建逻辑核查功能模块。

5.数据质疑管理　EDC系统应该配置临床试验数据质疑产生、发布、关闭的功能模块。数据管理员和/或临床监查员经授权后可以通过质疑管理模块将数据质疑发布给临床研究机构；临床研究机构对有质疑的数据进行确认、解释或更正；经授权的数据管理人员根据答复情况来决定是否关闭该数据质疑或将答复质疑不符要求的数据再质疑。数据质疑记录痕迹应予以保存备查。

6.源数据核查确认　源数据核查确认是确保临床数据真实完整性的必要措施之一。临床监查员负责对保存在EDC系统中的数据进行源数据核查。源数据的确认可借助系统的数据质疑功能完成。对源数据的核查工作，EDC系统应具备标注的功能。

7.电子签名　EDC系统应具有电子签名功能，其适用于要求电子签名的所有电子记录，包括产生、修正、维护、存档、复原或传递的任何形式的电子表格。电子签名可采用登录密码和系统随机产生的授权码来实现。电子签名与手写签名的关联性和法律等效性应当在被授权用户实施电子签名前声明并确认，被授权的电子签名与其书面手写签名具有同等的法律效应。

8.数据库的锁定　EDC系统应该具备防止核查过或确认过的清洁数据被更改的锁定功能。临床数据清理工作完成后，EDC系统应当具备数据库锁定的功能。

9.数据存储和导出　EDC系统应当能储存、导出或转换成符合临床试验稽查要求、药品审评要求的数据格式。

第二十九章　申办者/CRO临床试验的质量管理

药物临床试验是验证药物有效性和安全性的必要环节，高水平的药物临床试验质量必源于良好的试验设计、基于规范的试验实施和各方职责的履行落实[29]。药物临床试验质量控制与保证包括研究机构内部质控、申办方/CRO的监查、第三方稽查和药品监督管理部门的检查视察。本章节主要介绍申办方/CRO的监查和第三方稽查。

第一节　监　查

监查，指监督临床试验的进展，并保证临床试验按照试验方案、标准操作规程和相关法律法规要求实施、记录和报告的行动。与监查相关的临床试验活动分为：与研究者联系、准备监查访视、进行监查访视和访视后活动。

（一）与研究者联系

整个试验过程中，试验监查员根据监查计划定期至少每月一次到试验单位或通过电话与试验研究者沟通。两次到研究中心访视的间隔一般不能超过两个月不能超过监查计划规定的时间，监查的频率和间隔须考虑试验特有因素，如试验设计、病例数、研究时间、方案的复杂程度、入组进度、研究中心的位置等基础上确定。建议试验开始阶段监查访视频率高一些，以确保研究者和工作人员能够清晰理解和遵循药物临床试验管理规范、试验方案及其修订版本。

1. 电话联系　联系后监查员在监查报告中及时记录与试验单位电话联系的所有内容，讨论的项目/议题必须在监查报告中详细记录。

2. On-Site 访视　到研究中心访视必须按照试验开始前研究中心同意的计划安排表进行。有效的监查是至少四周一次。对于一些试验，在受试者入组的早期，临床监查员经常到研究中心或试验有关部门监查是非常有效的。所有在研究中心的活动都要记录在监查访视拜访记录表里，研究者需在访视结束后确认拜访内容，并签名及日期。监查员须在监查访视结束后的7个工作日内（根据具体情况可适当调整）完成监查报告并上交给项目负责人审核签字。

（二）研究中心监查准备

以下是临床监查员进行临床监查前准备工作的内容。

1. 联系研究者/试验人员做监查计划，须明确以下信息（包括但不限于）

（1）预计在研究中心需要研究者或试验人员配合的时间。

（2）其他需要会面的研究者。

（3）访视的目的。

（4）试验用物资是否充足。

（5）检查需要的特殊文件或表格等。

2. 在临床监查前，须集中所有的文件和参考资料　这些资料（包括但不局限于）以下几方面。

（1）方案修订内容的复印件。

（2）实验室检查的正常值范围。

（3）辅助监查的工具表。

（4）参考资料（如相关的标准操作规程等）。

（5）与试验人员讨论的问题或要点。

（三）研究中心监查工作内容

1.研究中心考察（包括但不限于）

（1）研究者是否有能力继续进行临床试验。

（2）所有的设备和仪器是否可继续正常使用。

2.检查试验入组病例情况（包括但不限于）

（1）确认受试者是否签署知情同意书及知情同意过程是否详细记录。

（2）确认受试者筛选入选表格和鉴认代码表都已准确填写并及时更新。

（3）确认入组的受试者是否符合入选标准，不符合排除标准。

（4）检查受试者入组进度情况。

（5）考察入选更多受试者的能力（病源情况、研究者积极性等）。

3.确认试验方案的依从性和原始记录的真实性、完整性和准确性（包括但不限于）

（1）研究者是否按照目前批准的试验方案/修正案和SOP进行试验。

（2）受试者是否在入组检查之前签署知情同意书。

（3）检查病例报告表的溯源性。溯源文件报告，包括但不局限于：住院病历、门诊病历、知情同意书、实验室检验报告单、其他检测报告（如心电图等）、受试者日记卡/问卷等。

（4）确保漏访和未进行的检查或测试等情况被清楚的地记录在案。

（5）确保研究者对所有的试验安全性数据做了及时和完整的评价。

（6）告知研究者和试验人员原始记录中的任何错误和遗漏。确保研究者和试验人员按照GCP的要求修改错误并在修改处签名并注明原因和日期。

（7）检查是否有严重不良事件，如有，是否按规定及时处理报告；不良事件是否被完全记录和评价。

4.确认试验药物的供应（包括但不限于）

（1）用于临床试验的药物数量是否足够。

（2）药物管理员在试验药物的接收和归还时，是否在药物运送单上签字并注明日期。

（3）药物存放在安全的场所并且保存在合适的温湿度条件下（如需要）。

（4）供应的药物须在有效期内，及时更换近效期药物。

（5）检查研究中心是否遵循分发、记录和计数等药物的SOP。

（6）密封的盲法信封是否安全存放。如有破盲，清楚的地记录理由，研究者签字并注明日期。

5.确保以下文件及时准确地呈送给伦理委员会（包括但不限于）

（1）试验方案的修订案和更新的文件如知情同意书、研究者手册、病例报告表等。

（2）SAE报告。

（3）试验用药物超温或超湿说明。

（4）年度总结报告/研究进展报告。

（5）方案偏离/违背报告。

（6）人类遗传资源采集、收集、买卖、出口、出境审批决定（如需要）。

（四）监查访视后活动

1.监查报告　监查报告，指监查员根据申办者的标准操作规程规定，在每次进行现场访视或者其他临床试验相关的沟通后，向申办者提交的书面报告。监查员在每次监查后，应当及时书面报告申办者；报告应当包括监查日期、地点、监查员姓名、监查员接触的研究者和其他人员的姓名等；报告应当包括监查工作的摘要、发现临床试验中问题和事实陈述、与试验方案的偏离和缺陷，以及监查结论；报告应当说明对监查中发现的问题已采取的或者拟采用的纠正措施，为确保试验遵守试验方案实施的建议；报告应该提供足够的细节，以便审核是否符合监查计划。

一般在重要的研究中心监查之后，尤其是在试验开始阶段，反馈信必须发送给研究者，反馈信一般包括：监查的重要发现，叙述研究者和监查员必须采取的行动，更新研究中心情况，确认和罗列从研究者处收集或发给研究者的试验材料。

如果是联合监查，一般其中一个监查员的监查报告应包含其他同事的部分。临床监查员有责任跟踪所提事项并做联合监查反馈报告。

2. 监查报告审核与跟进 在监查员完成监查报告后，申办者应当对监查报告中的问题审核和跟进，并形成文件保存。

（五）临床试验监查报告表模板

项目名称			
申办方			
CRO（若有）			
SMO（若有）			
研究中心		主要研究者	
监查人员		监查日期	

访问形式：　　□实地　　□电话

公司人员：		研究中心在场人员：	
姓名	职务	姓名	职责

1. 试验进展情况

试验进展情况	数量	备注
分配例数		
筛查例数		
入组例数		
脱落例数		
试验中例数		
完成例数		
严重不良事件例次		

2. 监查内容（1～3项为“是”请在备注中说明；4～8项为“否”请在备注中说明）

监查内容	是	否	备注
（1）上次监查后研究者组成及分工是否有变化			
（2）上次监查后是否有违反试验方案行为			
（3）招募受试者是否有困难			
（4）受试者对试验安排是否满意			
（5）受试者是否正确随机入组			
（6）实验室标本储存和处理是否正常			
（7）数据是否已由相关人员核准并更正			
（8）与研究者是否就试验开展情况进行讨论			

3. 知情同意书及CRF的审查

知情同意书及CRF审查	是	否	备注
（1）所有受试者是否已签署知情同意书			
（2）所有已签署的知情同意书上是否有研究者签名、电话			
（3）是否可以获得原始资料查阅（住院病历、研究病历等）			
（4）是否检查原始资料的准确性			
（5）病例报告表填写是否及时、完整、清晰、准确			
▲ CRF的审查重点：是否符合方案；与原始资料核对比较；错误处及每页研究者是否签名及修改日期等。			

4. 不良事件记录及严重不良事件记录

自上次监查后是否发生不良事件（如有，请如实填写）无☐　有☐							
药物编号	AE名称	发生时间	结束时间	与试验用药的关系	采取措施	是否停药	跟踪结果
是否揭盲（双盲）		是 ☐　否 ☐（如是则备注原因并详细记录）					

5. 试验用药物

试验用药物	是	否	备注
（1）试验用药物登记表是否记录			
（2）试验用药物储存条件是否正确			
（3）试验用药物是否在有效期内			
（4）药物的分发是否按受试者编号发放			
（5）试验药物是否按规定使用			
（6）合并用药治疗是否符合方案规定			
（7）是否有药物回收记录（包括脱落的等）			
（8）试验结束后试验药物和材料是否回收			
（9）有关药物使用的其他问题			
注：试验结束时注意保存药物发放回收登记表和库存表			

6. 以下项目如有，须呈交伦理委员会保存

文件名	是	否	备注
知情同意书修改版			
研究方案修改版			
研究者手册修改版			
病例报告表修改版			
研究病历			
严重不良事件报告			
年度进展报告/研究进展报告			
招募材料修改版			
方案偏离/违背报告			
其他			

7. 上次监查所发现问题是否已解决：是□ 否□

筛选号	药物编号	存在问题	解决措施（若有）

8. 本次监查发现的主要问题及解决措施

筛选号	药物编号	存在问题	解决措施（若有）

监查员签名： 日期： 年 月 日

项目负责人签字： 日期： 年 月 日

第二节 稽 查

我国GCP（2020年）规定，稽查指对临床试验相关活动和文件进行系统的、独立的检查，以评估确定临床试验相关活动的实施、试验数据的记录、分析和报告是否符合试验方案、标准操作规程和相关法律法规的要求。

（一）临床试验的稽查

临床试验的稽查应当符合以下要求。

1. 申办者为评估临床试验的实施和对法律法规的依从性，可以在常规监查之外开展稽查。

2. 申办者选定独立于临床试验的人员担任稽查员，不能是监查人员兼任。稽查员应当经过相应的培训和具有稽查经验，能够有效履行稽查职责。

3. 申办者应当制定临床试验和试验质量管理体系的稽查规程，确保临床试验中稽查规程的实施。该规程应当拟定稽查目的、稽查方法、稽查次数和稽查报告的格式内容。稽查员在稽查过程中观察和发现的问题均应当有书面记录。

4. 申办者制定稽查计划和规程，应当依据向药品监督管理部门提交的资料内容、临床试验中受试者的例数、临床试验的类型和复杂程度、影响受试者的风险水平和其他已知的相关问题。

5. 药品监督管理部门根据工作需要，可以要求申办者提供稽查报告。

6. 必要时申办者应当提供稽查证明。

（二）稽查类别

广东省药学会2018年2月11日发布的《广东省药学会药物临床试验专业委员会第三方稽查工作条例（试行）》中将稽查类别为两类。

1.常规稽查　每个项目按照一定比例选择相应的研究单位开展常规稽查工作，如组长单位、入组例数较多或试验进度较快的研究单位等。

2.有因稽查　试验过程中发现特殊情况应及时开展有因稽查工作，如AE/SAE较多、偏离数据较多和方案违背较多等。

（三）稽查的过程

尽管不同的稽查类型在内容上各有侧重，但其方法和程序是类似的。现以研究项目稽查为例说明如下。

1.准备与计划　稽查的准备阶段主要包括选择临床试验项目、明确试验方案中直接影响试验结果的关键因素、确定稽查的试验中心和时间、制订稽查方案并通知被稽查的对象。稽查项目的选择主要根据申办者的新药开发和市场战略的要求。确定稽查的对象可以是所有承担临床试验的中心，也可以是其中的一个或几个。在选择稽查对象时主要考虑的因素是：①第一次承担本公司项目的中心；②承担病例数较多的中心；③入组速度快的中心；④在过去的稽查中存在较大问题的中心；⑤已发现问题迹象的中心。

稽查的时间最好在受试者入选人数达20%左右的时候，这时一方面已能够根据入选的病例和试验开展的情况发现问题；另一方面在发现严重质量问题时，能够给予及时的纠正而不至于造成不可弥补的损失。对研究周期长的项目应当适当增加稽查的次数。在必要时或法规有要求时，应当进行终期稽查。

2.启动会议　在开始稽查前召开启动会议，向临床试验机构的有关人员介绍本次稽查的目的、内容和程序，并请主要研究者介绍试验的有关情况，包括有关人员的基本情况及GCP和SOP的培训情况、伦理委员会的批准情况、知情同意书的签署情况、入选病例情况和试验进展情况等。

3.查看试验资料和有关文件　文件审查的内容包括：试验方案和研究计划及其修改是否经伦理委员会批准、SOP及修改、原始记录、病例报告表、仪器设备校准及验证记录、计算机系统的开发及验证文件、总结报告等。

4.现场查看　现场查看内容一般包括：

（1）是否存在GCP所要求的所有档案资料　包括法规部门伦理委员会批函、试验方案、研究者说明书、各种合同、研究者简历、签署的知情同意书、原始数据档案、病例报告表、不良事件报告表、有关通信、电话报告、传真、药品签收、发放及回收表、监查访视报告等。

（2）原始数据和CRF的核对　核对重点是：是否存在所有的原始数据；比较CRF和原始数据，确认病例报告表数据的准确性和完整性、可读性；有何遗漏、不符合修改是否有说明、记录和存档。

（3）查看仪器设备　包括就诊设施、实验室设施、计算机设施、仪器保养、维修、监测记录和档案等。

（4）查看药品的储存和管理　包括：药品的使用、分发、回收制度和记录；药品的储存条件；清点已用药、待发药、归还药和已被销毁药；查看所有有关药品的入、出记录和档案、入与出不符的说明、记录和存档等。

（5）查看监查员职责的履行情况　包括：在试验启动前是否对有关人员进行了充分的试验方案和GCP的培训；监查的时间、频度、程序和内容是否适当；对访视中发现问题的记录、纠正和跟踪情况；访视的文件、电话记录传真等资料是否保存齐全等。

（6）传真等资料是否保存齐全等。

5.询问有关人员　对参加临床试验的人员进行抽查和询问是非常重要的稽查手段。临床试验的研究者承担了许多任务，因此稽查员必须确定谁在真正参加本试验项目，而且是否真正符合既定的条件，自始至终遵循GCP、SOP和试验方案。根据研究者提供的研究人员职责授权表来进行有关人员的询问是非常有帮助的。

在询问前，稽查员应明确稽查的目的，在询问时要有针对性且注意一定的谈话技巧，以真正得到可靠的一手信息。

一般需注意下列几方面：①明确试验项目；②尽量使用含义明确的词汇；③避免模棱两可的问题；④引导被询问者就特定问题进行具体清晰的回答，避免泛泛作答；⑤确定提问的顺序，一般从被询问者感兴趣和容易回答的问题开始；⑥注意问题的逻辑顺序，要预先注意到前一个问题可能会影响到下一个问题的回答的可能；⑦询问的目的是发现问题，因此不要轻易对问题的回答作出评价性的结论，避免影响被询问者的回答。

6.结束会议和答辩 在稽查结束时，要召开研究者、档案管理人员及其他有关人员、监查员参加的结束会议，陈述发现的问题，并允许上述人员对有关问题进行解释或答辩。

7.稽查报告和跟踪 在稽查结束后，稽查员要向申办者管理层及临床试验研究者提交书面报告。在报告中要列出稽查时发现的问题、依据标准（GCP、试验方案、法规或SOP），并提出改进的建议。起草稽查报告时应遵循下列原则。

（1）要考虑阅读者的理解水平。避免采用专业性太强或容易引起歧义或误解的语言，尽可能使用大多数人都熟悉的词汇。

（2）紧扣试验的目的。稽查报告应当只描述事实，摒弃累赘的讨论和评述。好的稽查报告必须紧扣试验的目的，提出的问题一经解决就能够达到稽查的目标。

（3）有所选择。任何报告都不能包罗万象，必须突出重点。细节太多可能会模糊重点问题。应当去掉所有与稽查目标无关的话题。还要避免过多注重试验的细节问题而偏离稽查的主要目标。

（4）提出的整改建议必须以事实为基础，以试验方案、SOP、GCP和有关法规为根据，并切实可行。鉴于临床试验的复杂性，许多问题可能不会有唯一正确的解决途径和措施。应当允许有关人员提出自己的建议或解决办法。此外，对稽查中发现的问题的整改情况要进行及时的跟踪和复查，以保证发现的问题得到真正的解决。

第三十章　药物临床试验管理

良好的管理是临床试验顺利进行的保障，药物临床试验管理是一项繁重的管理工作，包含试验的方方面面，主要涉及药物管理、临床试验协议管理、档案管理、临床试验节点管理及临床试验保险管理等。

第一节　药物管理

在药物临床试验中，试验药物的管理包括以下环节：预定试验药物、接收试验药物、申办方或CRO储存试验药物、标签和设盲随机编码、向试验中心分派试验药物、试验中心内试验药物的储存和记录、随机编码的破盲、试验中心归还试验药物、试验结束后试验药物的处理。

（一）预定试验药物

在试验开始及整个过程中，申办方应负责保证试验药物按需购买并按时被接收，并考虑到试验药物转送递送所需要的时间。

1.试验药物的计算　试验药物的信息应在试验方案相关章节详细描述。计算试验药物时，应考虑依靠每日瓶数/每剂的药片数、疗程的持续时间和受试者人数等计算。包装的试验药物总数应大于方案规定的20%～30%，仔细考虑整个试验过程中的预期脱落率，随机和区组大小与所需超包装之间的关联。如果药物将递增剂量，应计算每种可能给药剂量。

2.预定试验药物　在方案的试验药物部分和其他相关描述中要包括试验药物的确切数量。在临床监查员为研究中心准备试验药物时应考虑：给出计划开始和完成日期，至少在试验启动前3个月开始进行试验药物订货的所有事宜。

（二）接收试验药物

接到运输信息后，监查员须向快递公司核实收到的信息有运输快递单编号、温湿度记录、商业发票、预期到达日期、航班详情（如有）等。期间应与快递公司保持密切联系，直到试验药物安全送到。同时，监查员在试验药物运送时必须制作试验药物运送清单以保证其内容与送货单和运输过程中温湿度条件与研究方案中的要求相符，最后监查员须确保收到试验用药品检测报告等文件。

（三）申办方或CRO对试验药物的储存

所有试验药物须存放在特定的储藏室，定期检查储藏室和冷藏柜的温度和湿度并做好记录，由专人管理，如需查看、转移药物等事宜需提前预约并登记。试验药物运送清单、送货单、运输单、温湿度记录和药品检测报告等文件应在相应研究的试验药物文件夹中存档。

（四）包装、标签和揭盲信封

准备的试验药物的包装和标签应符合相应法律法规，规章制度和试验中心的基本要求。对于盲法试验的试验药物，要准备随机编码信封。这些揭盲信封应及时交给研究者，可用于紧急破盲。注意：所有揭盲信封必须计数并在研究结束后归还给申办方。

（五）向试验中心分派试验药物

监查员须在临床试验获得该研究中心伦理委员会批准后并在启动会之前保证试验用药物安全送达

研究中心，并保存与研究中心药物管理员的试验药物交接记录、与研究者的揭盲信封交接记录、药物运输途中的温湿度记录、试验用药物运输清单、运输快递单等文件于研究者文件夹中。

一般建议第一次向试验中心分派最多一半量的试验药物，这样会防止在未完成受试者入组或在完成全部入组前终止研究时所造成的浪费。已编码但未拆封分发给受试者的试验药物可在研究中心按相关要求调配，这种再分配的过程应记录在案。

（六）试验药物的运输

必须说明试验药物运输中的任何特殊条件，监查员收集药物运输全过程的温湿度记录。记录文件包括：对于每次试验药物运输到试验中心，试验用药运送清单表将一直跟踪记录每次运输的详情；告知药物管理者/研究者，保留所有试验药物（包括打开的、未打开的以及包装）不得销毁；监查员应提供药物管理员/研究者试验用药物发放回收登记表和库存表，由药物管理员/研究者填写完成。

（七）试验中心药物的储存和记录

监查员应与试验中心GCP药房/研究者保持联系，确认试验药物的存放地环境。试验药物应存放在适当储存条件下的安全锁柜中，由专人管理。监查员应确保试验中心保存有完整准确的试验药物发放回收登记表和库存表并定期检查此表格。

监查访视中，监查员应定期完成以下工作（包括但不限于）：检查试验药物储存于适当安全的条件下；检查紧急揭盲信封是否完好无损；检查试验药物发放回收登记表和库存表是否及时填写；审查回收药物数、药物发放回收登记表、试验用处方、研究病历、CRF和日记卡的药物回收计数和发放回收日期的一致性和逻辑性，若发现不一致或逻辑性错误时，应及时告知药物管理员/研究者修改，并准确真实记录此问题。

（八）治疗分配的破盲

研究过程中，在以下情况可开封随机编码信封（包括但不限于）。

（1）对严重不良事件的处理依赖于对试验药物的认知。

（2）因安全原因必须终止研究。

（3）方案要求对数据进行中期分析。

在任何情况下，只有取得PI的同意后才可以揭盲随机编码信封。

（九）接收从试验中心回收的试验药物

试验药物应由监查员按一定规程进行回收。在试验结束后，应从试验中心取回所有打开的和未打开的试验药物及其包装，以及试验药物交接单、运输快递单和破盲信封（开封的和未开封的）等并作相应记录。

（十）试验结束后试验药物的处理

必须将所有回收的以及未分发的试验药物退还至申办方，或者经申办方授权并派专人将药物送往适当处销毁，其操作程序应做好详细记录。

第二节　临床试验协议管理

（一）临床研究协议的内容（包括但不限于）

1.临床试验项目委托概况

（1）试验题目：×××

（2）申办者（甲方）：×××
（3）地址、电话、邮编和传真
（4）试验单位（乙方）：×××
2.研究各方原则。
3.研究合作内容及程序。
4.研究费用及支付说明。
5.协议双方权利与责任。
6.仲裁。
7.其他。
8.签署页。
9.附件。

（二）试验经费预算

临床试验费用一般分为以下几个类别（包括但不限于）。

1.受试者费用　按照研究方案和协议的有关规定应用于受试者的相关费用，包括检查费、药费、住院费、交通补贴、营养补贴、受试者招募费用等。如有其他原因无法按此结算，具体费用由研究者按方案、病种特点、治疗疗程预计可能发生的相关费用，必要时可考虑地区差异。

2.试验观察费　用于支付研究人员的劳务费、加班费、刻盘、阅片、标本制作等费用。根据研究项目特点可按观察周期或疗程计，也可按双方可接受的其他方式计算。

3.试验用药物管理及配置费　用于试验药房设备设施的保养、折旧及药物配置劳务费等。

4.临床试验资料档案保管费　根据现行《药物临床试验质量管理规范》（2020年）要求，用于申请药品注册的临床试验，必备文件应当至少保存至试验药物被批准上市后5年；未用于申请药品注册的临床试验，必备文件应当至少保存至临床试验终止后5年。如申办方需要机构延长资料保存时间，应支付机构一定保管费用。费用按年计，建议一次性付清。

5.临床研究协调员费　用于聘请院内或院外CRC，辅助研究者完成试验相关工作。根据临床试验工作需要，可独立于主协议之外单独签订。费用预算建议按承担工作单项累计计费，如承担CRF填写等以疗程或访视计数的，按观察周期或疗程计算。

6.试验材料费　申办方委托研究机构代为购置的有关试剂、耗材等。

7.数据管理及统计费　主要用于统计方案设计、数据库设计、数据输入与处理、统计；以及硬件设备及软件的配备和更新等。

8.管理费　含机构管理费、医院管理费。用于药物临床试验的组织、监督管理、协调、质控等费用，包括但不限于机构工作人员或邀请的专家为完成以上工作的劳务费、加班费。

9.合同经费的税费　收费标准按国家税务标准。

10.其他有关费用　根据试验项目委托的具体内容确定，如生物样本分析、转运、保管等[30]。

（三）临床试验协议的审批和批准

临床试验协议的草案由医疗机构和申办方双方共同制定，草案完成后，应交双方法律部门审查，审查通过后即可由双方代表签字盖章，必要时可加盖骑缝章。若任何一方法律部门未审查通过，双方宜根据法律部门的建议适当协商修改，直至获得双方法律部门同意并双方签字盖章后才具有法律效力。

（四）临床试验协议模板（药物）

项目编号：　　　　专业科室：　　　　药物类别：

××××药物临床试验项目协议

项目名称：××××临床试验

申办单位（甲方）：×××××××××

承办机构（乙方）：××××国家药物临床试验机构

主要负责人：×××××××××

联系电话：×××××××××

承办机构代表：×××××××××

机构办公室电话：××××　　　　传真：××××

机构办公室邮箱：××××

起止年月：××××年××月至××××年××月

委托方（甲方）：××××

受委托方（乙方）：××××

本协议（合同）书内容如下：

依据《中华人民共和国合同法》的规定，甲乙双方在平等互利的基础上，按照GCP和国家新药临床研究的相关规定，经协商一致，对临床研究中涉及的主要条款达成以下一致意见。为确保临床研究工作顺利进行和双方的权益，甲乙双方签署本临床研究协议书。自双方签订合同之日起即生效。并且任何一方不得单独终止协议。

临床研究药物名称：××××

药物临床研究批件号：××××

申办单位：××××

一、研究原则

甲、乙双方在进行临床试验时，应遵循中华人民共和国国家药品监督管理局制定的《药物临床试验质量管理规范》及有关法规。

二、研究内容

计划完成__例受试者入组观察，以确定　治疗　的安全性及有效性，具体研究内容详见《____临床试验方案》。

三、研究合作程序

在与乙方签订协议之后，临床研究前，甲方应免费向乙方提供以下的物品或文件（包括但不限于）：

（1）提供相关的临床前研究资料与文献资料，供乙方在临床研究时参考；

（2）提供合格的临床试验用药及试验用药的药检报告；

（3）提供临床试验方案、病例报告表和知情同意书等文件；

在与甲方签订协议之后，乙方将开始着手该项目的临床研究工作，安排相应的科室和研究人员参加临床研究并向甲方提供以下物品或文件（包括但不限于）：

（1）按GCP要求提供研究开始前必备的相关文件（研究人员简历、研究职责表、研究人员签名样张、有关实验室资格证书、有关实验室检测方法及质控证明、有关实验室检查项目正常值范围等）；临床研究过程中，如需补充提供任何与试验相关的文件，乙方应尽量协助解决。

（2）在研究结束后出具符合新药审评要求的签章的本中心小结报告及总结报告、经研究者签字的CRF表、验单等原始资料的复印件等相关资料。

（3）将所有临床研究原始资料按新药临床研究相关法规要求保存备查。

四、双方的权利和义务

（一）甲方的权益和义务

1.组织临床研究会议，并承担参会人员的食宿、交通相关费用。

2.委派监查员履行GCP规定的相应职责，在临床研究全过程中，对与本试验有关的全部临床研究资料（如原始病历记录、病例报告表、化验报告及其他检查报告、病人签字的“知情同意书”等），进行监查与审核。并回收研究剩余药物。

3.承担临床试验过程中发生的由试验药物引起的不良反应治疗处理费用和受试者的相关赔偿，但由医疗事故所致者除外。

4.临床研究成果归甲方所有，乙方若要公开或发表，应征得甲方书面同意。

（二）乙方的权益和义务

1.负责在____个月时间内（从收到甲方的研究药品和有关费用后，开始计算工作时间）完成约定数量并符合试验方案要求的病例。

2.所有参加研究人员必须详细阅读和了解试验方案的内容，严格按照方案规定的方法、标准操作规程进行临床研究，并将观察所得数据准确、完整、及时地记录于病例报告表中。

3.甲方将给乙方提供研究药物的背景材料、研究方案和临床病例报告表。乙方需根据伦理委员会批准的研究方案进行临床研究，乙方应严格按方案执行和保证研究结果准确、真实、可靠。甲乙任何一方需对方案、研究病历、病例报告表等文件改动，需经双方协商同意，伦理委员会批准后，方可实施。

4.按试验方案和GCP要求管理试验用药品，研究过程中有责任配合甲方委派的监查员的监督、检查，并向上述监查员提供全部药品管理资料（如剩余药品和药品发放记录等）和与本试验有关的全部临床研究资料，以确保临床研究的质量。试验结束后，乙方须将剩余药品交还甲方。

5.负责对受试者在试验期间出现的不良事件进行治疗及必要的救护，在发生严重不良事件时应在24小时内立即向甲方和相关部门报告。

6.在药品注册过程中有义务，对药品审评中心提出的发补意见，及时解答、补充和完善。

7.乙方有义务对研究结果进行保密，不得向第三方提供研究结果。

五、研究费用（由__________提供，具体费用见附表）

（一）甲方免费提供临床研究所用经检测合格的药物。

（二）甲方向乙方提供伦理审查费（含发票税）__________元。

（三）甲方提供临床试验经费（含发票税）：

总计：__________元（大写：×万×仟×佰×拾×元×角×分）。

乙方单位名称：×××

开户行：××××

账号：××××

六、保密责任

（一）甲方所提供的所有的相关资料（工艺、处方等）及研究过程中得到的所有与研究内容有关的数据均属甲方的知识产权，乙方有责任对其进行严格保密。未征得甲方书面同意前不可向任何第三方透露。

（二）在甲、乙双方协商同意的基础上，甲方支持乙方在著名学术杂志上发表有关研究结果的文章，但在甲方申请审批及相关专利之前，所有涉及本项目的研究方法及结果数据不得以任何形式进行公开发表。

七、付款条款

（一）甲方将根据本合同规定支付研究经费，乙方需提供发票。研究经费分×期支付，最后1期费用将根据研究进程实际所完成的CRF的病例结算，并同时支付发票税。

（二）临床研究结束后，乙方需提供__例的符合方案要求的合格病例。如临床研究中有脱落的病例，不应超过__例。

（三）乙方在临床研究过程中，如不遵从本协议及临床方案进行临床研究，甲方将不再支付相关费用。

（四）若研究中出现与本项目方案有关的临床不良反应/事件，由此引发的医疗纠纷及事故，其责任及相关费用由甲方承担。

八、研究开始时间、持续时间及受试者入选

该项临床研究将于____年____月____日起在__________开展，计划完成　例可评价病例。研究完成时间预计为____年____月____日。

九、研究监督

甲方将委派____作为本项目的临床监查员。监查员有权核对与该项临床试验有关的所有受试者的原始资料。根据有关法规监查员应保护受试者的隐私。

十、严重不良事件

根据研究方案，所有本次研究的严重不良事件发生后，乙方应及时以电话、传真或书面等形式通知甲方。

十一、研究病历和病例报告表保存

所有入选受试者的情况均须及时、完整、准确地记录在研究病历上，并转载至病例报告表中。所有受试者的原始记录须妥善保存至该药品批准上市后5年。病例报告表一式贰份，一份由申办方保存，一份由临床研究参加单位保存。

十二、知识产权

本项研究中所得的所有资料将属甲方产权。

十三、药品管理

送药和接受药品时双方经办人签字，一式贰份，各保留一份。

十四、仲裁

双方若对协议的内容以及研究过程中产生无法由双方协商解决时，提交仲裁委员会仲裁。本协议未尽事宜，另行商定。

本协议（合同）书一式×份，甲、乙双方各保存×份，每份协议都具有同等法律效力。

×××××药物临床试验项目（签署页）

项目名称：×××××

×××××（甲方）：我同意上述协议及付费条约。

甲方代表（盖章）：

签名：__________　　签署日期：__________

×××××国家药物临床试验机构（乙方）：我同意上述协议及付费条约。

主要研究者姓名：

签名：__________　　签署日期：：__________

院方代表（盖章）：

签名：__________　　签署日期：：__________

附表：项目经费明细（药物）

研究题目：________________　研究中心：____________________

<table>
<tr><th>类别</th><th>项目</th><th>明细</th><th>单价（元）</th><th>例数</th><th>合计（元）</th></tr>
<tr><td rowspan="10">临床试验经费</td><td>临床观察费</td><td></td><td></td><td></td><td></td></tr>
<tr><td rowspan="4">实验室检查费</td><td></td><td></td><td></td><td></td></tr>
<tr><td></td><td></td><td></td><td></td></tr>
<tr><td></td><td></td><td></td><td></td></tr>
<tr><td></td><td></td><td></td><td></td></tr>
<tr><td>药品调配费</td><td></td><td></td><td></td><td></td></tr>
<tr><td>档案保存费</td><td></td><td></td><td></td><td></td></tr>
<tr><td>受试者交通补贴</td><td></td><td></td><td></td><td></td></tr>
<tr><td>合计</td><td colspan="4">临床试验经费</td></tr>
<tr><td>总计1</td><td colspan="4"></td></tr>
<tr><td rowspan="2">伦理审查费</td><td>伦理审查费</td><td></td><td></td><td></td><td></td></tr>
<tr><td>总计2</td><td colspan="4"></td></tr>
<tr><td>总计</td><td>项目总经费</td><td colspan="4">总计1+总计2</td></tr>
</table>

备注：

（五）保密协议

临床试验项目保密协议样稿

起效日期：自本协议签名处双方均已完成最后签署本协议的日期起生效

协议甲方：（申办者公司名称）

协议甲方地址：（申办者公司地址）

协议乙方：（研究者姓名或研究机构名称）

协议乙方地址：（研究者或研究机构地址）

相互双方保密信息：本协议起效后，“信息”可以定义为由研究方或研究方代表（甲方）披露或提供给接受方（乙方）与（填入药物名称或代号，和填入临床试验项目名称或简称）有关的临床试验项目研究方案及其有关信息，专门的说明和详解、材料、财务安排、数据和其他交流（口头、电子或书面），以及接受方或接受方代表准备的与该临床试验项目相关的所有分析、评注和其他文件这些文件含有或将反映未来的一些可能事宜。考虑到所提供的信息性质，双方同意本协议所定义的“信息”。

保密协议目的：××××临床试验项目（项目）

考虑到协议双方都有责任为对方保守相关对方利益的信息不披露，甲乙双方都同意遵守如下条款：

1.接受方将保持所有“信息”的秘密。没有（申办者简称）的预先书面同意函，接受方不会将任何“信息”披露给任何第三方。需要知道定义的“信息”并使用相关“信息”为临床试验项目目的的双方雇主，雇员和业务代表除外。

2.双方保证所有接触“信息”的人的每一位在接触“信息”前都被知会“信息”的保密性质，并已同意遵循接受方所承诺的本保密协议中的一切条款。双方应当确保“信息”不会被这样的人所使用或披露（除非本协议同意的状况）并且各自对自己一方违反本协议的任何形式的违约负责。

3.双方同意在保密期间，任何一方都不会直接或间接地将保密信息用于非保密协议目的以外的用途，除非这种使用得到预先书面同意。

4.所有与本临床试验项目有关的信息均属于（申办者简称）的财产。一旦（申办者简称）提出书面要求，所有有形的信息（包括所产生的复印件和所有未使用的样本）都应当及时送还给（申办者简称）。同样，如果（申办者简称）要求的话，接受方将会销毁所有（申办者简称）的保密信息，并向（申办者简称）显示这种销毁已经完成的证明。

5.保密协议和本协议所列非使用义务不适用于下列“信息”的任何形式

a）已经是或变成公共信息或一般公众均可获取，但这种公共信息不是通过接受方或其代表的行为或默认所造成；

b）接受方从第三方获得，而第三方在法律上可以拥有这种信息并与（申办者简称）或其他方没有保密或非使用义务的协议；

c）在本协议下（申办者简称）披露给接受方前已经获得的信息和不是从（申办者简称）处直接或间接地获得或演绎的；

d）如果双方处于第6条款列出的情况下，由于法律要求双方需要披露。

6.如果接受方被法律要求需披露任何“信息”，接受方将给（申办者简称）及时通知，这样（申办者简称）可以获得与任何这种披露和（或）遵守本协议非披露条款而可豁免的无关的保护令或其他相应的解救措施。接受方将和（申办者简称）充分合作，以便（申办者简称）能努力获得任何这种保护令或其他解救措施。如果任何这种保护令或其他解救措施不能完全排除披露或（申办者简称）的遵从协议的豁免权的话，接受方将只是披露法律上要求的部分，并做出最大的努力按照保密协议的条款披露信息。

7.双方承认由于本保密信息的所涉及的目的的性质，不能保证任何提供“信息”的可靠性，准确性或完整性。双方同意（申办者简称）或（申办者简称）的代表，接受方或接受方代表，或双方雇员都不能向对方提供这种信息保证。

8.本协议不应当构成赋予接受方对信息的任何权力、许可、利益或所有权。

9.在本协议下所披露的信息的任何特殊信息部分不能因为它包含在众多的公共信息内或接受方所拥有的过去信息中就被被视为公共信息或接受方的过去财产。

10.双方都没有义务承担与本协议指明的责任不一致的义务和承诺，也不能假设任何与本协议不符的义务和承诺。

11.本协议构成了（申办者简称）和接受方之间有关保密处理和信息使用的全部内涵，并将废止或取代所有过去书面、讨论和与之相关的权利；除非在本协议中被明确指出，任何形式的相关义务都不应当被假设或被强加于对方。本协议只能通过双方签署的书面契约来加以修订。

12.本协议不应当超越所在国和地区的法律并应当按照（填入国家或地区）的法律来解释。

13.双方没有义务在本协议下购买对方的任何服务或物品，或利用使用或提供信息来推销任何产品。

14.推延或无法实施本协议中的任何权力或义务不应当影响本协议中指明的任何权力或义务或构成豁免的理由。任何单一或部分实施本协议的权利和义务都不应当排除任何其他或进一步实施其他的权利和义务。

15.本协议应当视为（申办者简称）或它的继承者和接受方和它的继承者之间的约定，从双方中的一方最后完成的签约日期起生效，有效期为（X）年。

（申办者简称）和接受方均宣誓本协议下面所示的双方代表签名的那个最后的签名日期将为本协议的生效日期。

（申办方名称）	（研究者或研究机构名称）
签名：	签名：
姓名：	姓名：
职务：	职务：
日期：	日期：
印章：	印章：

第三节　档案管理

临床试验中研究者的研究文档、支持临床试验的启动、进行和结束的规范化操作的文件以及实际试验过程中所有研究相关及受试者相关的记录及数据收集等文件，都是文档系统的组成部分。对临床试验过程中的各个方面进行妥善记录是非常重要的。因此应当为临床记录、往来信件、监查记录等文件的建立完善的文档管理系统。这一系统可保存与研究有关的全部文档，并为监查、稽查、视察和数据核查提供帮助。

（一）研究者文件夹（包括但不限于）

（1）药物临床试验批件或备案件

（2）临床试验申请表

（3）临床试验委托书

（4）伦理、机构递交信（备案、回复、重要说明等）

（5）组长单位药物临床试验审查批件及成员表

（6）药物临床试验审查批件及成员表（若参研中心非组长单位）

（7）人类遗传资源采集、收集、买卖、出口、出境审批申请书及其决定（申办方/CRO/SMO/统计单位涉及外资背景）

（8）临床试验方案签字页

（9）临床试验方案及其修订版

（10）研究者手册及其修订版

（11）知情同意书样稿及其修订版样稿

（12）研究病历样稿及其修订版样稿

（13）病例报告表样稿及其修订版样稿

（14）日记卡样稿及其修订版样稿

（15）受试者招募材料

（16）药品检验报告

（17）药品说明书

（18）药品包装及标签样稿

（19）统计分析计划

（20）编盲记录

（21）研究病历、病例报告表和日记卡填写指南

（22）项目启动会签到表及会议培训记录

（23）研究协议（申办方-研究中心、申办方-CRO、申办方-SMO）

（24）研究者分工授权表

（25）研究者履历

（26）研究者医师证

（27）研究者GCP证

（28）申办方资质（营业执照、药品生产许可证、GMP证书）

（29）CRO资质（委托书、营业执照）

（30）SMO资质（委托书、营业执照）

（31）生物样本分析单位资质（营业执照、实验室相关资质证明、分析方法开发与验证方案、生物样本分析方案、药代统计分析计划等）

（32）冷链运输公司资质（营业执照、道路运输许可证正本、ISO质量管理体系认证、ISTA包装箱检测报告）

（33）CRA授权书

（34）CRA身份证复印件

（35）CRA履历

（36）CRA的GCP证书

（37）CRC身份证复印件

（38）CRC授权书

（39）CRC履历

（40）CRC的GCP证书

（41）临床试验协议

（42）实验室正常值范围

（43）保险凭证

（44）中期讨论会签到表及会议记录

（45）医学或实验室操作的质控证明

（46）试验用药物或与试验相关物资运货单及购买记录

（47）试验用药物及应急信件交接单

（48）试验药物发放回收登记表

（49）试验药物库存表

（50）试验药物运输及储存温湿度记录

（51）药物回收至申办方记录

（52）药物销毁记录

（53）受试者筛选入选表

（54）受试者鉴认代码表

（55）监查访视计划及记录

（56）与试验相关设施设备的合格证和校准证书

（57）与试验相关的标准操作规程

（58）年度总结报告/研究进展报告

（59）方案偏离/违背报告

（60）严重不良事件报告（首次报告、随访报告和总结报告）

（61）完成受试者编码目录、未完成受试者编码目录

（62）付费凭证及发票

（63）生物样本采集、处理记录

（64）生物样本保存记录

（65）生物样本转移（运输）记录

（66）生物样本销毁（留存）记录

（67）生物样本转移（运输）产生的运货单生物样品交接单、快递单及运货单

（68）监查报告

（69）致伦理、研究单位的关闭中心递交信和通知。
（70）递交研究单位/CFDA的研究完成通知。
（71）关闭中心访视报告。
（72）药代统计计划书、安全性统计计划书。
（73）数据疑问表、EDC数据答疑电子数据记录。
（74）数据管理计划。
（75）数据审核会（会议纪要、议程、签到表）。
（76）数据库锁定、解锁记录。
（77）盲底与总随机表、破盲及揭盲签字记录、应急信件。
（78）实验室异常值汇总、数据核查报告。
（79）统计分析报告及签字盖章页。
（80）纸质CRF与统计交接记录。
（81）临床总结报告及附件。
（82）临床总结报告签字盖章封面。

（二）受试者文件（包括但不限于）

（1）已签字的知情同意书。
（2）门诊病历。
（3）住院病历。
（4）已完成的研究病历。
（5）已完成的日记卡。
（6）已完成的病例报告表。
（7）受试者随机信息。
（8）试验用处方。

（三）申办方和研究者试验文档的存档和保存

根据我国《药物临床试验质量管理规范》（2020年）要求，申办者、研究者和临床试验机构应当确认均有保存临床试验必备文件的场所和条件。保存文件的设备条件应当具备防止光线直接照射、防水、防火等条件，有利于文件的长期保存。应当制定文件管理的标准操作规程。被保存的文件需要易于识别、查找、调阅和归位。用于保存临床试验资料的介质应当确保源数据或者其核证副本在留存期内保存完整和可读取，并定期测试或者检查恢复读取的能力，免于被故意或者无意地更改或者丢失。

临床试验实施中产生的一些文件，如果未列在临床试验必备文件管理目录中，申办者、研究者及临床试验机构也可以根据必要性和关联性将其列入各自的必备文件档案中保存。

用于申请药品注册的临床试验，必备文件应当至少保存至试验药物被批准上市后5年；未用于申请药品注册的临床试验，必备文件应当至少保存至临床试验终止后5年。

申办者应当确保研究者始终可以查阅和在试验过程中可以录入、更正报告给申办者的病例报告表中的数据，该数据不应该只由申办者控制。

申办者应当确保研究者能保留已递交给申办者的病例报告表数据。用作源文件的复印件应当满足核证副本的要求。

临床试验开始时，研究者及临床试验机构、申办者双方均应当建立必备文件的档案管理。临床试验结束时，监查员应当审核确认研究者及临床试验机构、申办者的必备文件，这些文件应当被妥善地保存在各自的临床试验档案卷宗内。

第四节 临床试验节点管理

一、前期准备

（一）制定临床研究计划

在临床试验启动前，申办方/CRO应制定科学、可行、全面而详细的临床研究计划。包括但不限于以下几个方面。

1.临床进度总体时间安排。
2.临床启动计划。
3.临床监查计划。
4.临床统计计划。
5.临床总结计划。
6.临床费用预算。
7.可能出现的问题及解决方法。

（二）设计临床试验方案、知情同意书、CRF等初稿

（三）筛选临床研究中心

拜访拟定各临床单位，并考察其（包括但不限于）：
1.合作态度、团队精神。
2.人员资格、数量、工作经验。
3.试验场所、床位。
4.临床试验检查仪器和设备。
5.日门诊量等。
在充分考察上述条件的基础上，选定牵头和临床参加单位。

（四）选择统计单位

通过多种渠道详细了解并核实（包括但不限于）：
1.统计单位资质条件（专业基础及人员配备组成等）。
2.合作态度。
3.工作效率。
4.工作程序等。
在充分考察上述条件的基础上，选定临床统计单位。

（五）召开方案讨论会

1.与各临床中心协商确定方案讨论会召开时间和地点。
2.拟定会议工作安排及分工。
3.准备临床协调会相关资料（技术资料、会议签到表等）。
4.召开协调会并讨论临床方案及相关问题。

（六）修订临床试验方案等

根据方案讨论会的意见，由申办方/CRO负责修订临床方案及CRF表，并经主要研究者同意后

确定。

（七）申请伦理委员会

准备伦理委员上会资料，包括（包括但不限于）:

1.药物临床试验批件。

2.临床试验申请书。

3.伦理递交信。

4.临床试验委托书。

5.组长单位伦理委员会批件（非组长单位）。

6.临床试验方案。

7.受试者招募材料。

8.病例报告表、研究病例。

9.保险凭证。

10.临床试验协议。

11.临床研究者手册。

12.知情同意书样本。

13.日记卡。

14.注册检验报告等。

15.企业资质。

将上述资料整理并提交参研中心伦理委员会，同时缴纳一定伦理委员会咨询费用，即可申请伦理委员召开会议并讨论通过。

（八）签订临床试验协议

申办方/CRO起草与各临床中心研究协议，并经申办方和医疗机构双方同意后签订协议。

（九）临床试验备案

取得每家中心的伦理批件及协议后即可到申办方所在地的省药品监督管理局进行备案。

（十）准备临床试验用药物，并运送（包括但不限于）

1.根据临床试验类型（随机或双盲等）计划试验药物数量。

2.做计划购买对照品。

3.设计各种规格临床研究用样品标签。

4.协助统计专家编制随机表。

5.填写盲底交接记录表。

6.将临床试验药物等发放各研究中心并填写交接记录等。

二、中心启动

1.在征求研究中心意见和建议的前提下确定试验启动会议地点、时间。

2.分别与各参研单位商定临床试验启动会议参会人员和日程安排等。

3.考察启动会会议地点，根据实际情况对人员的接送、文件的准备、餐饮以及会议记录等进行相应的安排。

4.向各参研单位分发临床试验启动会议邀请函，随函下发会议日程安排。

5.临床试验启动会议的文件准备（包括但不限于）

（1）临床试验方案。

（2）研究病历和CRF及《CRF填写指南》。
（3）知情同意书。
（4）研究者手册。
（5）临床试验标准操作规程（SOP）。
（6）国家药品监督管理局临床试验批准文件。
（7）研究者履历表。
（8）试验用药品、对照品标签（说明书）及包装样品。
（9）《药物临床试验药品发放回收登记表》（样表）。
（10）《药物临床试验访视表》。
（11）临床试验启动会议日程安排。
（12）临床试验启动会议参加人员签到表（空白）。
（13）实验室检验与检测正常值范围表（空白）。

6.会议由申办者相关领导（或临床试验组长单位药物临床试验机构办公室主任）主持，参加会议人员应包括相关专业（科室）研究团队人员、临床试验药物管理员、实验室人员和监查员等。

7.依据会议日程安排对提供的临床试验方案、研究病历和CRF、知情同意书等相关文件依伦理性与科学性原则进行讲解并培训。

8.就临床试验的开始时间、进度、任务的分配，药品的发放、文件管理，临床试验人员的培训，临床试验方案的实施，临床试验的组织管理、质量控制和质量保证，中期协调会的工作安排，临床试验的监查、稽查和多中心临床试验的协调统一等进行协商。

9.监查员需参加试验启动会议，以便对临床试验的方案设计和临床试验实施的 质量控制和质量保证的体系有较清晰的了解。研究中心最终对会议议程逐项确认和总结，由申办者形成《会议纪要》发送至临床试验参加单位。

10.按照日程安排进行其他活动，直至与会人员全部返程，期间需有专人负责账目管理及发票收集工作。

三、受试者招募

包括但不限于以下内容：

1.招募日程计划。

2.与研究者确认受试者来源。

3.根据入选、排除标准仔细查阅数据库（处方记录、就诊记录等）、病史卡、以往试验情况、当地该疾病的流行病学资料。

4.制定与受试者接触的计划和方法，包括准备必要的数据、录像、图片以帮助受试者了解试验的目的、方案设计。

5.制定获得知情同意书的方法（由受试者签署或法定监护人）。

6.接洽能提供转诊的医师，接洽相关广告媒体。

7.规划所需费用。

8.招募策略制定后与申办方讨论并获得申办方的同意和支持。

9.最后必须根据计划对经费作适当的调整，以保证在执行时避免超支[31]。

四、数据清理

（1）对临床数据清理进行提案，根据临床试验方案的要求和CRF设计来制定详细的数据清理计划提案。提案应包括规定数据清理的时间点、缺失和重复数据的处理、相应事件的逻辑核查、外部数据与CRF收集的数据一致性核查等内容。

（2）数据清理提案完成后，需要在数据库中进行检测。将数据清理提案的内容通过数据库体现出来，保证数据库中的变量规则与数据清理提案一致。数据清理提案检测通过后，当数据录入后，根据数据清理提案的时间点对数据进行排查，配合EDC系统，对问题数据进行标记核查，通过发送质疑的形式传达给研究者或者临床监查员，得到符合逻辑的回复，按照回复进行问题数据的修改。

（3）当所有的问题数据通过质疑管理步骤得到解决后，需要对CRF中的数据进行专业术语转化，保证数据的标准化。

五、统计分析

（1）统计专家编写统计运算程序。

（2）运行统计程序，申办方/CRO应对出现的问题协同解决。

（3）对统计检验发现的问题，申办方/CRO负责协同研究者进行答疑。

（4）统计专家出具统计报告。

（5）申办方/CRO负责对统计报告进行审核并提出具体意见。

（6）申办方/CRO独立或协同研究者起草临床试验报告，最终由研究者审核并确定。

六、递交注册

以药品注册服务为例，主要包括风险评估、文件整理、技术审评的协调沟通等服务。

（一）风险评估

1.注册资格　评价生产企业、代理机构、产品本身的资质文件是否满足NMPA注册的法规要求。

2.法规限制　评价产品的专利期限、行政保护期限、新药保护期限及其他相关法规限制对注册的影响。

3.产品安全性评价　非临床安全性评价包括一般药理学、急性毒性试验、长期毒性试验、刺激性试验，生殖毒性、遗传毒性和致癌性试验资料的评价；临床安全性评价包括不良事件、药物不良反应、未预期的药物不良反应、严重的不良事件/不良反应、预期的药物不良反应进行评价。

4.产品有效性评价　非临床安全性评价包括主要药效学试验资料的评价，临床有效性评价主要评价产品在临床应用方面的有效性评价。

5.质量可控性评价　主要评价原料及制剂质量研究与稳定性研究的完善程度，质量标准对产品生产工艺的控制水平，产品的工艺验证结果等以评价产品的质量可控性。

（二）文件整理

根据《药品注册管理办法》（2020年）及技术审评标准对境外提供的注册资料规范化整理，达到NMPA技术审评的要求，主要涵盖内容如下。

1.综述资质

（1）药品名称

（2）证明性文件

（3）立题目的与依据

（4）对主要研究结果的总结与评价

（5）说明书

（6）包装与标签

2.药学研究资料

（1）基本信息

（2）生产信息

（3）特性鉴定

（4）原料药的控制

（5）对照品

（6）包装材料和容器

（7）稳定性

（8）剂型与产品组成

（9）产品开发

（10）生产

（11）原辅料的控制

（12）制剂的质量控制

（13）对照品

（14）稳定性

3. 药理毒理研究资料

（1）药理毒理研究资料综述

（2）主要药效学资料及文献资料

（3）一般药理学的试验资料及文献资料

（4）急性毒性试验资料及文献资料

（5）长期毒性试验资料及文献资料

（6）过敏性（局部、全身和光敏毒性）、溶血性和局部（血管、皮肤、黏膜、肌肉等）刺激性等特殊安全性试验

（7）复方制剂中多种成分药效、毒性、药代动力学相互影响的试验资料及文献资料

（8）致突变试验资料及文献资料

（9）生殖毒性试验资料及文献资料

（10）致癌试验资料及文献资料

（11）依赖性试验资料及文献资料

（12）非临床药代动力学试验资料及文献资料

4. 临床研究资料

（1）临床试验资料综述

（2）临床试验计划及研究方案

（3）临床研究者手册

（4）知情同意书样稿、伦理委员会批件

（5）临床试验报告

5. 技术审评审批的协调沟通

（1）技术审评时限　进口新药临床审评90日；补充资料审评30日；进口新药生产审评150日；补充资料审评50日。

（2）补充资料　①非书面发补，对于不需要进行试验性研究工作，仅需对一些问题进行文字性说明或者补充必的证明性文件；②书面发补，需要进一步提供相关技术资料支持评价产品的安全性、有效性和质量可控性。

第五节　临床试验保险管理

（一）概述

随着我国药物临床试验的开展，伦理研究日益重要。在临床药理试验或临床医学中，对受试者的

保护是一项重要的因素。其中伦理委员会包括医学专业的伦理委员及法律方面的伦理委员。

临床试验的法律责任与风险管理，主要指医学伦理中法律方面的责任。目前，对于医学伦理中的法律责任需要考虑多方面因素，但相对于风险而言，还未引起我们更多的重视。临床试验的法律责任与风险管理中的民事赔偿，包括诉讼与仲裁。在进行伦理试验时，首先要有知情同意书，其中包括权益保护的项目，即损害赔偿。在日益增多的医疗纠纷中涉及到受试者的民事赔偿，需要注意的是，临床试验的民事赔偿与医疗纠纷的民事赔偿不完全相同，在医疗纠纷中是患者举证，例如要证明在诊疗行为中存在着违反治疗规范的行为，导致患者的损害，即医疗行为过错与损害存在因果关系，此时存在赔偿。在参与临床试验过程中，受试者的损害只要与临床试验有关就需要赔偿。

（二）保险要素

1.保险目的　药物临床试验责任险是为了促进新药研发，保障药物临床试验受试者的权益并保证其安全而开发的险种。

2.被保险人　被保险人是指保险单上载明的受保险合同保障、享有保险请求权的、具备药物临床试验申办资格的机构。（本保险的被保险人还可以包括参加药物临床试验的研究者、受试者、护士、咨询机构、药物临床试验中心、合同研究组织以及药物临床试验的伦理委员会等。）

3.保险责任　在保险期间，被保险人在中国境内从事药物临床试验，若发生与试验药物相关的严重不良事件等情况，造成受试者人身伤亡，依法应由保险人负责时，根据保单规定，在约定的赔偿限额内赔偿。

（三）保险公司的选择

通常有两种形式，其一直接与保险公司直接联系寻价进行交易；其二通过保险经纪公司间接选择保险公司；第一种方式适用于投保人了解、熟悉临床试验责任险的相关流程及保险相关条文，从而优选保险公司（基本是固定供应商）；第二种方式适用于不了解临床试验责任险、既往无投保经验的投保人，通过委托保险经纪公司选择保险公司，保险公司通常会根据投保人的需求选择三家性价比较高的保险公司，最后由投保人确定。保险经纪公司从保险公司获得服务费，投保人无须向保险经纪公司交服务费。

（四）赔付原则

通常，药物临床试验责任险的赔付原则与保险原则一致，即包括：

1.最大诚信原则　最大诚信原则保证保险合同当事双方能够诚实守信，对自己的义务善意履行。包括如下内容：

（1）保险人的告知义务。

（2）保险人应该对保险合同的内容即术语、目的进行明确说明。

（3）投保人的如实告知义务。

（4）投保人应该对保险标的的状况如实告知。

（5）投保人或者被保险人的保证义务。

（6）投保人或者被保险人对于行为或不作为、某种状态存在或不存在的担保。

2.弃权和禁止反言原则　弃权是当事人放弃在合同中的某种权利。例如投保人明确告知保险人保险标的的危险程度足以影响承保，保险人却保持沉默并收取了保险费，这时构成保险人放弃了拒保权。再如保险事故发生，受益人在合同规定的期限不索赔，构成受益人放弃主张保险金的权利。

禁止反言指既然已经放弃某种权利，就不得再主张享有该权利。如上，保险人不能在承保后，再向投保人主张拒保的权利。

3.损失补偿原则　损失补偿原则是保险人必须在保险事故发生导致保险标的遭受损失时根据保险责任的范围对受益人进行补偿。其含义为保险人对约定的保险事故导致的损失进行补偿，受益人不能因保险金的给付获得额外利益。一般来说，财产保险遵循该原则，但是由于人的生命和身体价值难以估计，所以人身保险并不适用该原则，但亦有学者认为健康险的医疗费用亦应遵循，否则有不当得利之嫌。

4.近因原则 近因原则是指判断风险事故与保险标的的损失之间的关系，从而确定保险补偿或给付责任的基本原则。近因是保险标的损害发生的最直接、最有效、最起决定性的原因，而并不是指最近的原因。如果近因属于被保风险，则保险人应赔偿，如果近因属于除外责任或者未保风险，则保险人不负责赔偿。

（五）临床试验责任险的报价

1.影响临床试验责任险报价的主要因素

（1）免赔额（假设免赔额是2000元，某事故产生金额为2500元，那么保险公司只能理赔500元）；保险公司免赔额越大，保费越低；反之免赔额越小，保费越高。

（2）每次事故赔偿上限，指每次事故最高赔付金额。每次事故赔偿上限越大，保费越高。

（3）累积事故赔偿上限，指整个临床试验累积赔偿的总金额上限。上限越大，保费越高。

（4）既往文献报导、研究者手册、动物试验资料显示的不良反应发生率。不良反应发生率越高，保费越高。

2.临床试验责任保险报价规律 通常情况下临床试验责任保险的保费有以下规律。

（1）儿童、老人保费要高于中青年保费。

（2）Ⅰ期临床试验保费>Ⅱ期临床试验保费>Ⅲ期临床试验保费>Ⅳ期临床试验保费。

（3）Ⅰ类新药临床试验保费>2类新药临床试验保费>3类新药临床试验保费

（4）化药临床试验保费>生物制剂临床试验保费>中药临床试验保费。

（六）临床试验责任险的理赔流程

1.受试者向申办方提出索赔申请。

2.申办方委托保险公司受理。

3.保险公司向受试者索要索赔需要的相关材料（SAE报告、病历、发票、各种支持索赔费用的证明等）。

4.保险公司审核。如通过审核则一次性赔付；如审核不通过，与受试者沟通协调。如沟通协调解决不了，受试者可以走法律程序，将申办方告上法庭，同时可以将保险公司、CRO、医院作为连带责任一起告上法庭。

（七）索赔中特别注意事项（包括但不限于）

1.精神损失的鉴定很模糊，所以临床试验责任险索赔中精神损失费保险公司常常不予支持。

2.受试者提出的所有索赔费用必须提供足够依据、证明及相关票据。

第三十一章　CRA、SMO及CRC简介

第一节　CRA简介

一、CRA资质和能力

1.资质　申办者委派的监查员应当受过相应的培训，具备医学、药学等临床试验监查所需的知识，能够有效履行监查职责。

2.能力　CRA具备的基本能力有以下内容（包括但不限于）：组织能力（包括同时处理多任务的能力）；处理细节问题的能力；管理和写作能力；交流沟通能力；人际交往能力；动员和组织他人的能力；灵活应变的能力；计算机能力等。

二、CRA的角色

CRA的角色在不同公司可能有一些细微的差别，但是在一项临床试验中CRA的工作基本一致，主要有（包括但不限于）。

1.调研临床试验中心。

2.选择合适的研究者。

3.协助向伦理委员会和法规部门提起申请。

4.临床试验开始前准备一些必要的文件，通常还包括去试验机构拜访，以评价其是否适合该项研究。

5.组织、参加或介绍研究者会议。

6.启动、监查和关闭研究中心。

7.对研究人员进行试验方案、SOP和规章制度培训。

8.管理和运送试验相关物品，包括试验药物、试验物资等。

9.整理试验文件和相关信件。

三、CRA的职责

监查员是申办者与研究者之间的主要联系人，我国GCP（2020年）规定CRA的职责为以下11点。

1.监查员应当熟悉试验用药品的相关知识，熟悉试验方案、知情同意书及其他提供给受试者的书面资料的内容，熟悉临床试验标准操作规程和本规范等相关法规。

2.监查员应当按照申办者的要求认真履行监查职责，确保临床试验按照试验方案正确地实施和记录。

3.监查员是申办者和研究者之间的主要联系人。在临床试验前确认研究者具备足够的资质和资源来完成试验，临床试验机构具备完成试验的适当条件，包括人员配备与培训情况，实验室设备齐全、运转良好，具备各种与试验有关的检查条件。

4.监查员应当核实临床试验过程中试验用药品在有效期内、保存条件可接受、供应充足；试验用药品是按照试验方案规定的剂量只提供给合适的受试者；受试者收到正确使用、处理、贮存和归还试验用药品的说明；临床试验机构接收、使用和返还试验用药品有适当的管控和记录；临床试验机构对未使用的试验用药品的处置符合相关法律法规和申办者的要求。

5.监查员核实研究者在临床试验实施中对试验方案的执行情况；确认在试验前所有受试者或者其监护人均签署了知情同意书；确保研究者收到最新版的研究者手册、所有试验相关文件、试验必须用品，并按照相关法律法规的要求实施；保证研究人员对临床试验有充分的了解。

6.监查员核实研究人员履行试验方案和合同中规定的职责，以及这些职责是否委派给未经授权的人员；确认入选的受试者合格并汇报入组率及临床试验的进展情况；确认数据的记录与报告正确完整，试验记录和文件实时更新、保存完好；核实研究者提供的所有医学报告、记录和文件都是可溯源的、清晰的、同步记录的、原始的、准确的和完整的、注明日期和试验编号的。

7.监查员核对病例报告表录入的准确性和完整性，并与源文件比对。监查员应当注意核对试验方案规定的数据在病例报告表中有准确记录，并与源文件一致；确认受试者的剂量改变、治疗变更、不良事件、合并用药、并发症、失访、检查遗漏等在病例报告表中均有记录；确认研究者未能做到的随访、未实施的试验、未做的检查，以及是否对错误、遗漏做出纠正等在病例报告表中均有记录；核实入选受试者的退出与失访已在病例报告表中均有记录并说明。

8.监查员对病例报告表的填写错误、遗漏或者字迹不清楚应当通知研究者；监查员应当确保所作的更正、添加或者删除是由研究者或者被授权人操作，并且有修改人签名、注明日期，必要时说明修改理由。

9.监查员确认不良事件按照相关法律法规、试验方案、伦理委员会、申办者的要求，在规定的期限内进行了报告。

10.监查员确认研究者是否按照本规范保存了必备文件。

11.监查员对偏离试验方案、标准操作规程、相关法律法规要求的情况，应当及时与研究者沟通，并采取适当措施防止再次发生。

四、医疗机构及研究者的选择要素

（一）机构的选择要素

机构的选择要素（包括但不限于）如下。

1.开展药物临床试验的医疗机构需取得国家药品监督管理局的认证资格认定或备案。

2.机构人员的资格、数量以及工作经验。

3.机构开展临床试验的场所、床位。

4.临床试验相关检查所需的仪器和设备。

5.医疗机构单位的合作态度和团队精神。

6.机构相关专业的日门诊量。

（二）研究者的选择要素

负责临床试验的研究者应具备下列条件（包括但不限于）。

1.在医疗机构中具有相应专业技术职务任职和行医资格。

2.经过GCP培训并获得GCP证书。

3.具有试验方案中所要求的专业知识和经验。

4.对临床试验方法具有丰富经验或者能得到本单位有经验的研究者在学术上的指导。

5.熟悉申办者所提供的与临床试验有关的资料与文献。

6.有权支配参与该项试验的人员和使用该项试验所需的设备。

五、监查访视类型

CRA去研究中心拜访，我们一般称为“访视”，访视一般分为4大类，分别是中心筛选访视（site selection visit，SSV）、中心启动访视（site initiation visit，SIV）、常规监查访视（routine monitoring visits，

RMV）和关中心访视（site close-out visit，SCV）。具体访视要点（包括但不限于）如下。

（一）中心筛选访视

1. 中心筛选访视执行前

（1）接受项目组提供的培训。

（2）确认项目组提供的中心名单的药物临床试验专业资格资质。

（3）与相关研究中心人员确认参加意愿，发送任何项目相关文件前先签署保密协议。

（4）请研究中心人员完成调查问卷。

（5）确认研究中心地理位置。

（6）准备研究中心筛选访视文件及文具。

（7）与研究中心人员确认研究中心筛选访视时间，并完成书面确认文件。

（8）向项目经理提出书面申请。

2. 中心筛选访视执行中

（1）提供方案及研究者手册给研究者。

（2）确认主要研究者的资质。

（3）确认研究中心的设施设备是否满足方案要求。

（4）确认是否有足够的参与人员及参与人员的经验。

（5）收集实验室正常值范围和室间质评证书。

（6）收集温度计、冰箱、体重计、血压计、心电图、B超等校准证书或合格证。

（7）确认受试者的招募途径。

（8）确认CRA是否有直接接触原始数据的权限。

（9）确认机构立项流程、清单及费用等。

（10）确认伦理委员会的流程、清单、会议频率及费用等。

（11）确认合同洽谈流程、盖章签署流程。

（12）确认研究中心人类遗传资源管理办公室文件递交的要求。

（13）收集药物临床试验资格资质证书。

3. 中心筛选访视执行后

（1）跟进及解决待解决问题。

（2）完成研究中心筛选访视报告。

（3）以书面的形式告知研究中心是否入选的决定。

（4）归档保密协议、调查问卷、NMPA资质、方案及研究者手册接收单、方案及研究者手册签字页、研究者简历及相关的资质证书、正常值范围表及室间质评证书、相关电子设备的校准证书或合格证、研究中心筛选访视报告签字版本及访视相关书面信件。

（二）中心启动访视

1. 中心启动访视执行前

（1）确认CDE和省局备案信息、人遗办公示是否完成。

（2）确认合同是否已完成签署、首付款是否已支付。

（3）完成启动前必要文件的审核。

（4）向PM书面申请研究中心启动访视。

（5）与研究中心人员确认研究中心启动访视时间、地点、人数、相关的物资及要求。

（6）获取培训文件。

2. 中心启动访视执行中

（1）给研究中心人员培训，签署相应的培训记录表格。

（2）收集研究中心人员简历、GCP证书复印件、药师证复印件、医师证复印件。
（3）请PI完成研究人员的授权。
（4）查看药物的储藏是否符合方案要求。
（5）与研究者确认招募计划。
（6）检查研究者文件夹。
（7）再次确认CRA是否有直接接触原始数据的权限。
（8）记录研究者的疑问。

3. 中心启动访视执行后

（1）跟进及解决待解决问题。
（2）完成研究中心启动访视报告。

（三）中心常规访视

1. 常规监查访视执行前

（1）根据监查频率跟PM书面申请研究中心常规访视。
（2）与研究中心人员确认研究中心常规访视时间。
（3）确认EDC的数据录入情况，请CRC提前完成录入。
（4）梳理上次访视遗留问题，确认本次访视重点。
（5）准备本次访视所需的文件及工具。

2. 常规监查访视执行中

（1）ICF的核对。
（2）原始文件核查。
（3）AE、SAE的核查。
（4）试验用药物核查。
（5）核查有无方案违背。
（6）研究文件核查。
（7）HIS、LIS、PACS溯源。
（8）CRF与原始数据核对。
（9）研究物资核查。
（10）伦理相关事宜。
（11）与研究者沟通。

3. 常规监查访视执行后

（1）申请研究物资或试验用药物。
（2）跟进及解决待解决问题。
（3）完成研究中心常规访视报告。
（4）归档研究文件。

（四）中心关闭访视

1. 中心关闭访视执行前

（1）获得申办方提供的结束通知函。
（2）跟PM申请研究中心关闭访视。
（3）与研究中心人员确认访视时间、机构质控流程、中心关闭要求。

2. 中心关闭访视执行中

（1）确认剩余试验药物及空瓶是否回收，相关文件是否完整。
（2）核查研究者文件夹，确认所有文件均已归档。

（3）核查质疑是否均得到解答。

（4）确认合同款费是否完成结算。

（5）按照研究中心或项目组要求协助研究者递交结束通知函给机构或伦理委员会。

（6）请PI终止授权。

（7）所有试验资料按照机构要求归档，并留有保存年限及联系人的联系方式。

3.中心关闭访视执行后

（1）跟进及解决待解决问题。

（2）完成研究中心关闭访视报告。

第二节　SMO简介及CRC管理模式

一、SMO简介

我国从20世纪90年代末开始，在少数临床试验比较活跃的医院开始出现临床研究助理，当时是临床研究护士（clinical research nurse，CRN）和CRC的混合概念，大多为退休护士承担CRN/CRC的工作。这些人基本是医院内部职工，所以并没有类似于SMO的企业参与到新药临床试验工作中[32]。

在国外，临床试验现场管理组织是协助研究者在研究中心完成临床研究具体操作的一种合同研究组织。欧美国家没有临床研究机构准入门槛，有条件的公立医院、私人医院和诊所都可以开展临床研究，所以SMO参与临床试验的情况非常普遍。欧美的SMO分为2种。一种是SMO公司自己拥有1家或多家私人医院或诊所，拥有医生、护士和CRC，如丹麦的西斯比亚的CCBR和美国的Accelevance等。另一种类似于中介组织，也称为Investigative Site Network，比如美国的SCRI。他们组织多家医院或者诊所的医生参与临床试验，研究中心和研究团队分布在各地。他们发挥商务拓展、项目管理、质量控制、培训等职能来组织多家中心共同开展临床研究。在我国，由于新物药物临床试验机构需要NMPA国家药品监督管理部门的资格认定证，因此很难复制国外SMO的经营模式。

2008年以来，随着越来越多的国际多中心临床试验（multi-regional clinical trial，MRCT）到我国开展，有公司开始模仿国外的SMO开展部分业务，即组建了以人力派遣为主的CRC团队参与试验，并在报价、管理、培训等商业模式上搭建了沿用至今的中国SMO的基本框架。在2009 ~ 2014年的5年时间里，以人力派遣为主要业务的SMO公司纷纷成立，其临床试验项目主要来源于跨国制药企业，尤其是MRCT。由于质量和速度要求高，制药企业雇佣了CRC参与临床试验。但是此阶段的SMO的经验和管理都尚在摸索阶段，制药企业大多是直接与SMO签订合同进行人员派遣，新药研发行业包括研究机构对CRC/SMO没有很多的关注。2015年著名的“7·22”事件发生以后，没有CRC参与的临床试验，其质量很难满足NMPA的核查要求。不仅是国外制药企业，国内制药企业的新药临床试验也开始聘用CRC。由于CRC的需求量在短期内迅速增加，对于SMO的管理形成较大的挑战。在2015年以后的几年时间里，SMO的管理逐步规范化、规模化，整个制药领域对CRC/SMO的发展更加关注，CRC的聘用和管理成为临床试验过程中不可缺少的一个重要环节[33]。

据不完全统计，截至2019年，我国SMO企业或以SMO业务为主营业务的全国性企业有47家，其中23家为具有临床CRO类型母公司的SMO，14家为具有SMO业务部门的临床CRO企业，10家为专业SMO公司[34]。此外，全国还有大约50家只负责本地区研究机构临床试验的SMO企业。但与发达国家和地区的SMO行业相比，我国SMO行业的市场集中度还比较低，从业人员整体偏年轻化，临床试验项目CRC（临床研究助理/临床研究协调员）的配备率及服务水平还有待提升。

二、CRC的管理模式

临床研究协调员（CRC）是指经主要研究者授权在临床试验中协助研究者进行非医学判断的相关

事务性工作，是临床试验的参与者和协调者[35]。

国外：①兼职机构中的研究者，还要进行常规的医疗工作。大部分申办者都倾向于跟这样的机构合作，因为在机构更加容易获得足够的受试者，而且医生很可能会向患者推荐自己曾经做过临床研究的药品。兼职机构中的 CRC 也只能做兼职临床研究，很可能还有其他的事情要做。还有些兼职机构设置了独立的单位或部门专门从事临床试验。在这种情况下，CRC 要从事全日制的临床协调工作[36]。②专门机构：这些机构专注于临床研究，没有非临床试验受试者。他们富有经验、效率高，具有保持业务连续性的优势，但通常只挑选有把握按期完成的项目。这种机构中通常需要 CRC 从事临床协调工作[37]。

目前国内 CRC 的管理模式有：①医院聘请模式：医院聘请医学、药学、护理等相关人员经过专业培训专职的 CRC，负责本院的项目。②临床护士兼职模式：医院的临床护士兼职 CRC。③三方三议模式：由申办者出经费向 SMO 公司聘请专业的 CRC 来医院工作。④三方二议模式：申办者支付经费委托医院向SMO 公司聘请 CRC。⑤申办方派遣模式：申办者培养大量的 CRC 委派到医院工作[38]。

第三节　CRC简介

（一）CRC产生的背景

随着对临床试验的伦理、科学与效率等各方面要求的逐渐提高，药物临床试验中越发需要有专职人员从整体上协调。在CRC出现之前，这些工作主要由研究医生、护士、药剂师、检验师及试验机构的管理人员担任，但这些专业人员有自身职责，若兼任临床试验的协调工作，常常会因为职责不明、分身乏术等原因而带来各种问题，造成试验研究的质量得不到保证。因而，30多年前首先在美国出现的专门对临床试验全过程进行协调的职业—CRC应运而生。经过多年的发展完善，CRC已经在美国的临床试验中确立了不可动摇的地位，大批训练有素的CRC活跃在美国临床科研工作的第一线。在欧洲、日本等国家，CRC在临床试验中也发挥了越来越重要的作用。早在2001年，日本的一项调查显示，半数以上的医疗机构雇用了CRC。

近年来，在NMPA对药物临床试验严格要求、新药临床试验日趋规范的背景下，国内部分药物临床试验机构已有CRC团队，并且在药物临床试验过程中发挥着重要作用。此外，申办者也将机构CRC能否全程参与临床试验工作作为挑选临床试验机构的前提条件之一。同时申办者及CRO也在培训自己的CRC团队，以解决研究者因医务工作繁忙，无法及时完成药物临床试验中繁琐事务性工作的问题。

（二）CRC的技能

CRC的工作涵盖了研究、管理、商业、病人护理等方方面面。因此，CRC必须具备多种技能及很强的组织能力。对于数据记录、病例报告表等书面工作，他们甚至必须做到“吹毛求疵”。CRC要以人为本，因为通常状态下他们都必须与受试者保持沟通以便掌握试验的完成情况并保护受试者的安全。CRC必须自信、专注，既能计划周详又能随机应变。最为重要的是，在履行义务和面对问题时要坚持原则。

（三）专业背景和培训

对于CRC的专业背景，尽管没有法律法规作明确要求，但大部分CRC都曾经做过护士、助理医师、药剂师或者其他医药专业人员。

培训CRC的途径有很多种，最普遍的是由临床机构内经验丰富的CRC进行非正式的培训；如果是刚成立的临床机构，可以派遣CRC去其他医院接受培训；申办者也可以培训CRC，但通常只针对申办项目的试验方案而不涉及CRC的基本业务培训；医院的研究者会议也可以提供类似机会，包括向申办者派遣CRA和其他参加会议的CRC进行的正规演示和非正式交流。

（四）CRC的工作职责

CRC的主要工作职责是在研究者的指导下，进行非医学性判断的事务性工作。CRC的工作贯穿整个临床试验全过程，CRC在试验开始前准备到试验结束，都发挥着重要的作用。

1.临床试验前准备阶段（包括但不限于）

（1）培训　参与临床试验前试验方案的培训，熟知并掌握方案中涉及到的主要内容，特别是入选、排除标准；同时协助研究者完成项目分工责任人授权并签署授权书、做好培训记录、研究者签名等，存档备查。

（2）协调科室　按照临床试验方案中规定实验室检查项目和内容的要求，CRC联系该项目检查相关辅助科室，协调人员，在检查导诊单上加盖该项目图章，以便辅助科室存档结算，以确保免费为受试者提供相关检查。

（3）准备项目启动会　CRC需协助研究者沟通安排启动会时间、地点、参会人员，准备音像设备等仪器设备并保证正常运行等。

（4）财务管理　当申办者根据研究合同将临床试验经费汇入医院后，可由CRC负责到财务部门进行查对，协助管理财务，完善好课题结算单，待PI确认签字后交药物临床试验机构核算，以确保医院、研究者和受试者的利益。

（5）物资交接　CRC与药物临床试验机构药物管理员、协助CRA进行试验药物及物资（病例报告表、研究病历、方案、知情同意书、应急信件等）的三方交接，共同清点、签名、入库。

2.临床试验进行阶段（包括但不限于）

（1）受试者招募　临床试验启动后进行受试者招募，如在院内张贴经伦理委员会审核批准后的招募广告等。

（2）受试者知情　协助研究者进行受试者知情告知，向受试者说明试验的目的，疗程及各项检查注意事项；参与临床研究预期利益和可能发生的风险及带来的不便；告知受试者在临床试验的任何阶段都有权随时退出而不会受到歧视或报复，医疗待遇和权利不会受到影响；临床试验相关资料将会保密。给予受试者充分的考虑时间，耐心解答受试者的非医学疑问。

（3）受试者筛查　第一时间取回受试者的检验报告单，并及时递交给研究者查阅，经研究者确认受试者符合入选标准，不符合排除标准后，联系受试者返院，按照研究者开具的处方可陪同受试者前往GCP药房领取试验用药物，并在受试者筛选入选表、鉴认代码表上予以记录。

（4）医疗记录　经PI授权后，将研究者记录的研究病历内容准确转录至病例报告表。

（5）上报SAE　当获知受试者发生严重不良事件时，CRC应积极协助研究者对受试者进行救治，并协助研究者对严重不良事件进行逐级上报。

（6）准备相关文件　协助研究者接受监查员、稽查员等临床试验中的监查、稽查等，准备好相关文件资料并做好记录，若发现问题，及时解决。

（7）资料保管　做好药物临床试验资料的管理工作，按GCP的要求，保管试验中的资料，按项目目录整理文件并归类。

3.临床试验结束阶段（包括但不限于）

（1）数据答疑　协助PI对病例报告表的疑问做合理解释，也对统计单位发出的答疑表进行核实和初步解释，最后经研究者确认后签名。

（2）文件存档　试验结束后，试验文档的完善是最重要的工作。CRC协助研究者整理临床试验过程中所产生的所有文件，整理完善后，待PI确认并签字后移交药物临床试验机构档案室存档。

第四部分

伦理委员会管理篇

第三十二章　临床研究中的独立伦理委员会

为了保护受试者的权益和安全，我国《药品管理法》（2019年）规定开展药物临床试验，应当符合伦理原则，制定临床试验方案，经伦理委员会审查同意。伦理委员会（ethics committee），由医药学相关专业人员、法律专家及非医药专业人员组成的独立组织，其职责是审阅和评估临床试验方案、知情同意书等文件是否合乎道德，并为之提供公众保证，确保受试者的安全、健康和权益受到保护。该委员会的组成和一切活动不应受临床试验组织和实施者的干扰或影响，是独立的组织，为了强调这一点，伦理委员会有时被称为独立伦理委员会（independent ethics committee，IEC）。伦理委员会的设立应当报本机构的执业登记机关备案，并在医学研究登记备案信息系统登记，受本行政区域和国家卫生行政部门的监督和管理。

本章节主要参考的法律法规有国家药品监督管理局颁布的《药物临床试验质量管理规范》（2020年）、ICH-GCP E6（R2）（2016年）、《药物临床试验伦理审查工作指导原则》（2010年）、国家卫生健康委颁布的《涉及人的生物医学研究伦理审查办法》（2016年）、《涉及人的临床研究伦理审查委员会建设指南》（2019年）、世界医学协会发布的《赫尔辛基宣言》（2013年）、世界医学科学组织理事会（CIOMS）和WHO发布的《涉及人的健康相关研究国际伦理准则》（2016年）等。

第一节　伦理委员会的组成

一、伦理委员会的组建

伦理委员会的组建由所在的医疗机构/部门负责，包括伦理委员会办公室的设置以及伦理委员会成员的筛选/招募和任免等事项。伦理委员会的组建应遵循合法、公正、公开、独立的基本原则。组建伦理委员会的医疗机构/部门还应当向伦理委员会提供必要的行政支持和财政支持。伦理委员会应设立独立的办公室，具备必要的办公设施，如计算机、网络、直拨电话、打印机、传真机、独立文件柜等。

伦理委员会的组建文件应注明伦理委员会的主管部门、伦理委员会的职责、成员资格的要求、任期、任职条件、办公室、秘书与工作人员等，保存伦理委员会成员及其资格名单。组建成立的伦理委员会应向国家药品监督管理局和所在地省级药品监督管理部门备案。

我国《药物临床试验伦理审查工作指导原则》（2010年）规定伦理委员会至少由5名委员组成，应有从事医药相关专业人员、非医药专业人员、法律专家及与医院不存在行政隶属关系的外单位的人员，并有不同性别的委员。《涉及人的生物医学研究伦理审查办法》（2016年）规定伦理委员会的委员应当从生物医学领域和伦理学、法学、社会学等领域的专家和非本机构的社会人士中遴选产生，人数不得少于7人，并且应当有不同性别的委员，少数民族地区应当考虑少数民族委员。《涉及人的临床研究伦理审查委员会建设指南》（2019年）中要求的伦理委员会委员人数不少于7名，可以包括医药领域和研究方法学、伦理学、法学等多种学科领域的专家学者，应该有一名不属于本机构且与项目研究人员并无密切关系的委员，同一委员可同时符合后两项要求。就现阶段而言，伦理委员会委员的组成和数量应与所审查的专业类别和数量相符，一般按照条件要求较严格的实施。

二、伦理委员会委员的选举和任命

伦理委员会主管部门可采用公开招募的方式，结合有关各方面的推荐并征询本人意见，确定委员候选人名单。这些人员应具备对临床研究的科学、医学方面及伦理性进行审阅和评估的资格和经验。医院负责伦理委员会委员的任命事项。伦理委员会委员候选人员名单提交院长办公会审查讨论，当选委员的同意票应超过法定到会人数的半数；如果院长办公会成员中有伦理委员会委员候选人员，应从讨论决定程序中退出。当选委员以医院正式文件的方式任命。接受任命的伦理委员会委员应参加生物医学研究伦理、GCP和伦理审查方面的培训；应提交本人简历、资质证明文件，GCP和伦理审查培训证书；应同意公开其姓名、职业和隶属关系；同意并签署有关审查项目、受试者信息和相关事宜的保密协议，利益冲突声明等。

伦理委员会设主任委员1名，副主任委员若干名。主任委员和副主任委员一般由伦理委员会委员选举产生，多为高年资且具有较高临床医学或临床药理学水平的专业人员。主任委员负责主持伦理委员会工作、审查会议，审签会议记录与审查决定文件。主任委员缺席时，可以委托副主任委员接替主任委员的职责。

三、伦理委员会委员的换届、免职及替换

（一）伦理委员会委员的换届

伦理委员会委员每届任期不超过5年，可连任。期满换届应考虑保证伦理委员会工作的连续性，审查能力的发展，专业类别，以及不断吸收新的观点和方法。换届候选委员采用公开招募、有关各方和委员的推荐的方式产生，由院办公会讨论后任命。

（二）伦理委员会委员的免职

伦理委员会委员免职情况有以下几种（包括但不限于）。

1.本人书面申请辞去委员职务者

（1）因各种原因长期无法参加伦理审查会议者。

（2）因健康或工作调离等原因，不能继续履行委员职责者。

（3）因行为道德规范与委员职责相违背/偏离（如与审查项目存在利益冲突而不主动声明），不适宜继续担任委员者。

2.伦理委员会委员免职程序　免职由院办公会讨论决定，同意免职的票数应超过法定到会人数的半数；如果院办公会成员中有被提议免职的委员，应从讨论决定程序中退出。免职决定以医院正式文件的方式公布。

（三）伦理委员会委员的替换

因伦理委员会委员辞职或免职，可以启动委员替换程序。根据资质、专业相当的原则招募、推荐候选替补委员，替补委员由院务常委会讨论决定，同意票应超过法定到会人数的半数；如果院办公会成员中有被提议免职的委员，应从讨论决定程序中退出。当选的替补委员以医院正式文件的方式任命。

四、独立顾问

若委员专业知识不能胜任某临床研究项目的审查，或该项目受试者与委员的社会与文化背景明显不同时，可以聘请独立顾问。独立顾问应提交本人简历、资质证明文件，签署保密承诺与利益冲突声明。独立顾问应伦理委员会的邀请就研究方案中的一些专门问题向伦理委员会提供咨询意见，但独立顾问不具有伦理审查表决权。独立顾问可以是伦理或法律方面的、特定疾病或方法学的专家或者是社区、病人或特定利益团体的代表。《涉及人的生物医学研究伦理审查办法》（2016年）规定必要时，伦理委员会可以聘请独立顾问。独立顾问对所审查项目的特定问题提供咨询意见，不参与表决。《涉及人的临床研究伦理审查委员会建设指南》（2019年）中明确指出对独立顾问的资质、聘请程序及工作职责应有明确制度规定，对独立顾问的聘请过程应记录备案，存档保存相关文件。

五、伦理委员会相关法律法规的对比

伦理委员会在组建要求、委员资格、任命程序和任期、职责、出席率、培训和继续教育、伦理委员会管理、审查要求、知情同意及风险与获益评估等在《涉及人的临床研究伦理审查委员会建设指南》（2019年）以下简称建设指南，《涉及人的生物医学研究伦理审查办法》（2016年）以下简称审查办法，以及《药物临床试验伦理审查工作指导原则》（2010年）以下简称指导原则，都有规定（表32-1-1）。

表32-1-1　伦理委员会相关法律法规的对比表

项目/相关内容	指导原则（2010年）	审查办法（2016年）	建设指南（2019年）
伦理委员会组建要求	第五条 伦理委员会应由多学科背景的人员组成，包括从事医药相关专业人员、非医药专业人员、法律专家，以及独立于研究/试验单位之外的人员，至少5人，且性别均衡	第九条 伦理委员会的委员应当从生物医学领域和伦理学、法学、社会学等领域的专家和非本机构的社会人士中遴选产生，人数不得少于7人，并且应当有不同性别的委员，少数民族地区应当考虑少数民族委员	一、伦理审查委员会组 伦理审查委员会应由多学科专业背景的委员组成，可以包括医药领域和研究方法学、伦理学、法学等领域的专家学者。应该有一名不属于本机构且与项目研究人员并无密切关系的委员（同一委员可同时符合这两项要求）。人数不少于7名
伦理委员资格	未提及	未提及	二、委员资格 所有委员在开始工作之前，应当经过科研伦理的基本专业培训并获得省级或以上级别的科研伦理培训证书。参与药物临床研究伦理审查的委员应按照要求获得国家药监局认可的GCP培训证书。委员应具有较强的科研伦理意识和伦理审查能力，应每2年至少参加一次省级以上（含省级）科研伦理专题培训并获得培训证书，以及参加科研伦理继续教育培训（包括线上或线下）并获得学分，其中I类学分应不少于5分，以确保伦理审查能力得到不断提高
伦理委员任命程序和任期	第八条 伦理委员会委员可以采用招聘、推荐等方式产生。伦理委员会设主任委员一名，副主任委员若干名，由伦理委员会委员选举产生	第十条 伦理委员会委员任期5年，可以连任。伦理委员会设主任委员一人，副主任委员若干人，由伦理委员会委员协商推举产生	三、委员任命程序和任期（一）伦理审查委员会主任委员、副主任委员和其他委员人选由医疗机构负责提议推荐。伦理审查委员会主任委员、副主任委员人员应当在医疗机构内具有较高的威望与声誉，其推举也可由伦理审查委员会委员协商决定。医疗卫生机构的法人代表或科研主管部门的负责人不担任主任委员/副主任委员
伦理委员职责	第二十四条 伦理委员会可建立“主审制”：伦理委员会根据专业相关以及伦理问题相关的原则，可以为每个项目制定一至两名主审委员	未提及	四、委员职责 （一）主任委员职责 4. 主任委员可根据委员专业背景、审查能力以及待审查项目专业领域，为项目指定1个或若干委员在会议审查之前先行重点审查某些研究方案（主审制），然后将审查报告提交伦理审查委员会进行会议审查
伦理委员出席率	未提及	未提及	五、委员会议出席率要求 伦理审查委员会应制定关于委员会议出席率的相关要求

项目/相关内容	指导原则（2010年）	审查办法（2016年）	建设指南（2019年）
伦理委员的培训和继续教育	第十一条 伦理委员会应针对新委员和委员的继续教育建立培训机制，组织GCP等相关法律法规、药物临床研究伦理审查技术以及伦理委员会标准操作规程的培训	第十条 伦理委员会委员应当具备相应的伦理审查能力，并定期接受生物医学研究伦理知识及相关法律法规知识培训	六、培训和继续教育要求 （一）伦理审查委员会应建立培训机制。所有委员（包括主任委员，副主任委员）及专（兼）职秘书和办公室工作人员在行使其职责前至少接受过一期相关法律法规、部门规章、伦理审查知识以及伦理审查委员会指南操作规程的培训并获得省级（含省级）以上培训证书后方可任职。培训的记录保存在伦理审查委员会办公室 （二）委员定期接受相关的继续教育并保存培训记录。对于伦理审查委员会制度、指南及指南操作规程的更新，全体委员须进行培训。伦理审查委员会负责定期对医疗卫生机构内相关人员进行伦理知识的培训 （三）要求伦理审查委员会主任委员、副主任委员和委员参加多种继续教育培训（包括线上或线下），包括相关伦理课程、伦理审查研讨会、伦理报告和经验分享等学术活动以及较高质量的其他学术活动，其中每两年应该获得I类学分不少于5分
伦理委员会管理	未提及	第十七条 伦理委员会应当建立伦理审查工作制度或者操作规程，保证伦理审查过程独立、客观、公正	（四）伦理审查委员会还应建立相应的制度文件和指南操作规程，增加：7.受试者咨询和投诉的管理制度
伦理委员审查要求	第三十条 伦理审查会议应特别关注试验的科学性、安全性、公平性、受试者保护、知情同意文书及知情同意过程、利益冲突等问题	第二十二条 伦理委员会批准研究项目的基本标准是 （一）坚持生命伦理的社会价值；（二）研究方案科学；（三）公平选择受试者；（四）合理的风险与受益比例；（五）知情同意书规范；（六）尊重受试者权利；（七）遵守科研诚信规范	二、审查要求 （一）研究的科学价值 医疗机构对拟议的临床研究设计的科学性已经进行了充分的专业评审，确认该研究设计在科学上合理，并可能产生有价值的科学信息。科学性的评审意见应在伦理审查委员会的文档中备案 （二）研究的社会价值 1.为了满足伦理学上的要求，所有临床研究，包括对临床病例信息、临床诊断医疗剩余的人体组织或样本数据信息的研究都必须具有社会价值，包括临床研究拟产生科学信息的质量，以及与重大临床问题的相关性：是否有助于产生新的临床干预方法或有助于对临床干预的评价、有助于促进个人或公共健康等 （四）受试者招募 3.将脆弱人群排除在受试者之外，曾被视为最便捷的对他们的保护方式，但这样的保护方式使脆弱人群无法享用研究成果，影响这些群体疾病的诊断，预防和治疗，因此导致对他们的不公正。应当鼓励脆弱受试者参与临床研究以纠正这些不公正

项目/相关内容	指导原则（2010年）	审查办法（2016年）	建设指南（2019年）
审查决定生效标准	第二十二条 伦理委员会应规定召开审查会议所需的法定到会人数。最少到会委员人数应超过半数成员，并不少于五人。到会委员应包括医药专业、非医药专业，独立于研究/试验单位之外的人员、不同性别的人员 第三十二条 伦理审查会议以投票表决的方式作出决定，以超过到会委员半数意见作为伦理委员会审查决定	第二十三条 伦理委员会作出决定应当得到伦理委员会全体委员的二分之一以上同意	第七章 组织审查会议 二、会议表决 1.每一位参与审查的委员都应投票；2.会议以全体委员人数的 1/2 以上（有特殊规定者例外）的意见做出对审查方案的决议；3.特邀独立顾问不是正式委员会，不参与投票，但他们的专业意见对委员会做出最终决定是重要的；4.不允许代理投票；5.存在实质性利益冲突的委员不参加投票
审查决定生效标准	第二十二条 伦理委员会应规定召开审查会议所需的法定到会人数。最少到会委员人数应超过半数成员，并不少于五人。到会委员应包括医药专业、非医药专业，独立于研究/试验单位之外的人员、不同性别的人员 第三十二条 伦理审查会议以投票表决的方式作出决定，以超过到会委员半数意见作为伦理委员会审查决定	第二十三条 伦理委员会作出决定应当得到伦理委员会全体委员的二分之一以上同意	第七章 组织审查会议 二、会议表决 1.每一位参与审查的委员都应投票；2.会议以全体委员人数的 1/2 以上（有特殊规定者例外）的意见做出对审查方案的决议；3.特邀独立顾问不是正式委员会，不参与投票，但他们的专业意见对委员会做出最终决定是重要的；4.不允许代理投票；5.存在实质性利益冲突的委员不参加投票
知情同意	附1 伦理审查的主要内容 5.知情同意的过程 5.1 知情同意应符合完全告知、充分理解、自主选择的原则 5.2 知情同意的表述应通俗易懂，适合该受试者群体理解的水平 5.3 对如何获得知情同意有详细的描述，包括明确由谁负责获取知情同意，以及签署知情同意书的规定 5.5 在研究过程中听取并答复受试者或其代表的疑问和意见的规定	第三十三条 项目研究者开展研究，应当获得受试者自愿签署的知情同意书；受试者不能以书面方式表示同意时，项目研究者应当获得其口头知情同意，并提交过程记录和证明材料 第三十四条 对无行为能力、限制行为能力的受试者，项目研究者应当获得其监护人或者法定代理人的书面知情同意	1.征得受试者书面知情同意 （1）除关于知情同意豁免条款外，伦理审查委员会要求在临床研究开展之前须征得预期受试者或其法定监护人的知情同意，并在伦理审查委员会备案。（6）在知情同意书中，研究者应告知受试者向其提供研究结果的方式。当无法向受试者提供研究结果时，也应在知情同意书中向受试者说明。（7）伦理审查委员会批准的知情同意书被认为是唯一正式的同意文件，在研究中不允许使用任何与此版本不同的知情同意文件 2.征得受试者口头知情同意 （2）受试者为文盲或盲人时，可以将知情同意书的内容向受试者或法定监护人口头提交，一名与受试者和研究者均无利益关系的任何成年人可以作为证人签字证明受试者的同意。也可以留有音像资料作为证据
风险与获益评估	附1 伦理审查的主要内容 5.4计划纳入不能表达知情同意者作为受试者时，理由充分正当，对如何获得知情同意或授权同意有详细说明	第二十八条 对风险较大或者比较特殊的涉及人的生物医学研究伦理审查项目，伦理委员会可以根据需要申请省级医学伦理专家委员会协助提供咨询意见	（六）对研究可能的风险与获益的评估 4.研究涉及无行为能力或限制行为能力的受试者时，应该对招募此类受试者在科学上和伦理上的合理性进行论证。不能使受试者个人直接获益的研究，其风险不可大于常规医疗的风险。如果允许稍微增加的风险，必须存在极充分的科学或医学上的理由和根据，且须获得伦理审查委员会的批准

第二节　伦理委员会的职责

（一）伦理委员会宗旨

1. 保护临床研究受试者的尊严、权益和安全。

2. 监督临床研究的科学、伦理和规范方面是否符合国际和国内相关规范和指南，提升生物医学研究的科学和伦理标准。

（二）伦理委员会审查范围

伦理委员会旨在为涉及人体的药物、医疗器械和新技术等的临床研究项目提供独立的审查和监督。

（三）伦理委员会的职责要求（包括但不限于）

1. 伦理委员会应根据伦理审查工作的需要不断完善组织管理和制度建设，履行保护受试者的安全和权益的职责。

2. 伦理委员会应当对申请人提交的临床试验项目的伦理问题进行独立、公正、公平和及时的审查。伦理委员会除对本机构所承担实施的所有临床试验项目进行审查监督外，也可对其他机构委托的临床试验项目进行审查。

3. 伦理委员会对临床试验进行审查监督可以行使如下权力。

（1）批准或者不批准一项临床研究项目。

（2）对已经批准的临床研究项目进行年度/定期跟踪、修正案审查、严重不良事件审查、违背/偏离方案等跟踪审查。

（3）暂停/终止已经批准的临床研究项目。

4. 伦理委员会成立后应及时向国家药品监督管理局和所在地省级药品监督管理部门备案。备案时应提交如下资料：伦理委员会主任委员和委员名单（附简历）、伦理委员会的章程、伦理委员会相关工作程序和制度。

5. 伦理委员会应向国家药品监督管理局和所在地省级药品监督管理部门报告年度伦理审查工作情况。

第三节　伦理委员会的组成人员及职责

伦理委员会成员包括主任委员、副主任委员、委员以及秘书，各成员在伦理委员会的日常工作中应各司其职，使伦理委员会工作运行顺利。

（一）伦理委员会主任委员的职责（包括但不限于）

1. 审核与批准标准操作规程的制定与修订。

2. 主持伦理委员会会议，根据国际国内临床研究伦理准则和管理要求，主持审查所有以人为受试者的临床研究项目，督促每个委员应参与伦理审查的决议过程。

3. 询查伦理委员会委员是否与临床研究项目存在利益冲突。如果存在利益冲突，则需要确定在委员会内部公开利益冲突，或要求该委员回避对相关研究方案的审查，并且不参与投票。

4. 主任委员可根据伦理委员会委员专业背景、审查能力以及待审查项目专业领域，为项目指定1个或若干委员作为主审委员在伦理会议审查之前先行重点审查某些临床研究（主审制）。

5. 确保研究者以及主审委员向伦理审查委员会所提交的对临床研究的审查报告遵循伦理审查委员

会的审查指南，包括在细节上符合国际和国内通用的临床研究伦理准则。

6.对提交审查的临床研究项目进行充分审查，并在会上对研究项目进行讨论和评价。

7.审核并签署评审意见如审查批件，通知函，决定文件，跟踪审查决定文件，修正案审查决定文件，严重不良事件决定文件，违背/偏离方案决定文件，暂停或终止临床研究决定文件，授权表等。

8.积极参与医院医学伦理道德建设。

9.负责伦理委员会有关培训和继续教育，及时通告国际国内新颁布和制定的相关政策和伦理准则，并加强本领域的国际交流。

10.对伦理委员会记录进行保密，签署保密协议及利益冲突声明。

11.遵守伦理委员会所制定的各项规章制度。

（二）伦理委员会副主任委员职责（包括但不限于）

1.协助主任委员做好各项工作。

2.主任委员不在时，代行主任委员职责。

3.对提交审查的研究项目进行充分审查，并在会上对研究项目进行讨论和评价。

4.审核伦理委员会SOP和指南。

5.遵守伦理委员会所制定的各项规章制度。

6.按照会期制度，参加伦理委员会会议。

7.对伦理委员会记录进行保密，签署保密协议和利益冲突声明。

（三）伦理委员会委员职责（包括但不限于）

1.对提交审查的研究项目进行充分审查，并在会上对研究项目进行讨论和评价。

2.按照会期制度，积极参加伦理委员会会议，对会议的议事项目进行充分的准备，了解伦理委员会全面情况，对存在的问题提出建设性意见。

3.遵守国家有关临床研究的法律法规及伦理委员会所制定的各项规章制度。

4.积极参加伦理委员会有关培训和继续教育活动，提高自身审查能力，确保受试者安全、健康和权益受到保护。

5.参与起草、修订伦理委员会的各项规章管理制度、标准操作规程。

6.参与起草伦理委员会的工作计划，监督伦理委员会工作的正常运行。

7.积极配合主任委员和副主任委员的各项工作。

8.伦理委员会委员应签署保密协议和利益冲突声明等。

（四）伦理委员会秘书职责（包括但不限于）

1.负责伦理委员会的日常管理工作，起草伦理委员会的工作计划和总结，并定期向主任委员报告。

2.负责受理伦理审查申请材料，进行形式审查，告知申请材料需补充的缺项。

3.定期组织伦理委员会，根据情况，必要时可增加伦理会议次数。

4.根据安排的会议日程通知伦理委员会委员参加会议，在会议前将审查材料提交伦理委员会委员预审。

5.负责安排会议日程以及会议记录。

6.根据审查结果准备评审意见，提交主任委员审核签发，及时将审查决定传达给申请人。

7.对所有批准的研究项目组织合适的跟踪审查，包括修正方案审查，不良事件报告审查等。

8.负责伦理委员会与申请者、委员、受试者之间的联络。

9.负责起草伦理委员会规章制度、SOP等文件提交主任委员审定。

10.负责伦理委员会经费管理工作。

11.就伦理委员会相关工作为主任委员提供必要的管理支持。

12.负责伦理委员会文件档案的管理，接收、登记、保管、下发文件以及发文的登记、编号、复印、盖章工作，及时归档保管。

13.负责组织伦理委员会有关培训和继续教育活动。

14.遵守并落实国家有关临床研究的法律法规及伦理委员会的各项管理规章制度及各项标准操作规程等。

15.对伦理委员会记录进行保密。

16.负责有关伦理的咨询。

第四节　伦理委员会的审查方式和类别

伦理委员会成员们各司其职，根据其审查方式和审查类别对临床研究进行审查。

（一）审查方式

伦理委员会的审查方式有会议审查、快速审查和紧急会议审查。

1.会议审查　召开伦理审查委员会会议进行审查，包括但不限于对研究方案的初始审查和复审，一般首次提交伦理审查的临床研究采用会议审查。药物、医疗器械、体外诊断试剂、研究者发起的临床研究等不同类别临床研究准备会有不同，除非是快速审查和紧急会议审查的情况，否则均需进行会议审查。

2.快速审查　属于以下情况的可进行快速审查。

（1）研究风险不大于最小风险，不涉及弱势群体和个人隐私及敏感性问题，且研究步骤仅限于手指等的血样采集，静脉采血则在考虑年龄、体重及采血总量等多种因素后，判断其不大于最小风险的情况；通过无创手段、前瞻性采集用于临床研究的生物学标本如头发等；通过临床实践常规的非侵入性手段进行的数据采集的情况；利用既往收集的材料的临床研究；因临床研究目的而进行的声音、视频、数字或者影像记录的数据采集；采用调查、访谈方法的临床研究。

（2）在多中心临床研究中，在试验方案已经获得组长单位伦理委员会批准，如果接受组长单位伦理委员会的审查意见，也可采用快速审查的方式，则需重点审查本单位的临床研究实施的条件。

（3）已经获得伦理审查委员会批准并在批件有效期内，对研究方案的微小改动的也可进行快速审查。微小改动是指不导致临床研究风险受益状况变化、不影响临床研究中受试者意愿、不改变临床研究设计的科学有效性的改动。如进一步降低临床研究风险的程序、为加强受试者安全性而增加的实验室测试等。

（4）对于未纳入受试者、已完成干预措施、初始审查符合快速审查的标准且风险不大于最小风险的临床研究项目的年度/定期跟踪审查可进行快速审查。

（5）对于未纳入受试者的暂停/终止临床研究项目审查可进行快速审查。

（6）对于临床研究过程中发生预期的SAE，与临床研究干预无关的SAE的审查可进行快速审查。

（7）对于临床研究项目的结题审查可进行快速审查。

快速审查并不意味着审查指南的不同，也不意味着审查过程在时间上的缩短（虽然由于审查程序的简便，审查时间上通常会更短），只是意味着在程序上免除了会议审查，审查结果应该通知伦理审查委员会全体委员。如果主审委员的快速审查的决定是不批准（“作必要修正后重审”“不同意”“提交会议审查”），或者不符合快速审查条件的，或者两位主审委员审查意见不一致时应将决定书提交伦理审查委员会并进行会议审查。

3.紧急会议审查　即使是紧急情况下，未经伦理审查委员会事先审查和批准，不允许开展以人作为受试者的临床研究。在临床研究过程中若出现重大或严重的问题，危及受试者安全的情况下需进行紧急会议审查。

值得注意的是，当紧急医疗涉及使用临床研究中的药物、医疗设备或者生物制剂时，患者不能被认为是紧急情况下的临床研究的受试者。这样的紧急处理是医疗而不是临床研究，涉及该医疗的任何数据也将不会被包含在任何一个前瞻性研究活动的报告中。

（二）审查类别

审查类别共有四种，分别是初始审查、跟踪审查、复审以及免除审查。

1.初始审查 初始审查是指在临床研究开始实施前首次向伦理委员会提交的审查申请，经伦理委员会批准后方可实施，初始审查前应向伦理委员会递交初始审查申请和送审文件，送审文件详见本章第五节中初始审查的送审文件。

2.跟踪审查 跟踪审查主要有修正案审查申请、研究进展审查、严重不良事件审查、违背/偏离方案审查、暂停/终止临床研究审查、结题审查等。

（1）修正案审查 项目负责人在试验过程中若需要变更研究者、对已获批准的临床研究方案、知情同意书、受试者招募材料、研究病历、研究者手册以及受试者日记卡等进行修改，应向伦理委员会提交修正案审查申请和递交送审文件，送审文件详见本章第五节中修正案审查的送审文件，得到伦理委员会的批准方可实施。除非符合快速审查的要求，临床研究方案的修改需经伦理审查委员会会议审查批准。为避免临床研究对受试者的即刻危险，研究者可在伦理委员会批准前修改研究方案，事后应将修改研究方案的情况及原因及时提交伦理委员会审查。

（2）研究进展审查（年度/定期跟踪审查） 伦理审查委员会对已经批准实施的临床研究根据其临床研究的风险程度和发生的可能性进行一定频率的年度/定期跟踪审查，研究进展报告需在截止日期前1个月提交，如果逾期一个月仍未按审查决议规定递交跟踪审查相关材料，委员会可以终止其临床研究的继续进行，重新启动已经被终止的临床研究方案需要向审查委员会重新递交临床研究方案申请。申办者还应当向组长单位的伦理委员会提交各中心研究进展的汇总汇报。若出现任何可能显著影响临床研究进行或增加受试者危险、伦理审查批件至有效期需申请延长批件有效期时间等情况，应向伦理委员会以“研究进展报告”的方式及时报告。按照相关法律法规的要求以及伦理委员会的要求除递交研究进展报告外，还需递交其他送审文件，详见本章第五节中研究进展报告的送审文件。

（3）严重不良事件审查 项目负责人有责任及时向伦理审查委员会报告临床研究过程中发生的严重不良事件。伦理审查委员会需要对事件是否为非预期事件、严重程度以及对临床研究造成不利影响的相关程度做出判断，并将其评估记录备案。对非预期严重不良反应，伦理审查委员会可以要求修改、暂停或是终止临床研究，并应及时将决定与研究项目负责人、机构负责人、研究管理部门负责人沟通，并将其记录备案。严重不良事件报告审查的送审文件详见本章第五节。

（4）违背/偏离方案审查 凡是发生违背GCP原则、没有遵从方案开展的临床研究，可能对受试者的权益/健康以及临床研究的科学性造成显著影响等情况，申办者/监查员/研究者应提交违背/偏离方案报告上报给伦理委员会。违背/偏离方案报告审查的送审文件详见本章第五节。

（5）暂停/终止临床研究审查 项目负责人提交的临床研究暂停/终止申请，须经伦理审查委员会会议审查，确保其受试者的安全和权益不会因临床研究的暂停/终止而受到危害。对于违反伦理规定的暂停/终止应由伦理审查委员会提出，并经伦理委员会会议审查。申办者/研究者暂停/提前终止临床研究，应及时向伦理委员会提交暂停/终止研究报告以及其他送审文件，详见本章第五节中暂停/终止研究报告的送审文件。

（6）结题审查 已经完成的临床研究，应及时向伦理委员会提交结题报告，其他送审文件详见本章第五节中结题报告的送审文件。

3.复审 临床研究经过初始审查和跟踪审查后，伦理审查意见为不批准（“作必要的修正后同意”“作必要的修正后重审”），对临床研究方案、知情同意书、受试者的招募材料、受试者日记卡、研究病历以及研究者手册等进行修改后，以“复审申请”的形式再次送审，经伦理委员会批准后方可实施。复审前应向伦理委员会复审递交的送审文件详见本章第五节中复审的送审文件。

4.免除审查　符合以下情况的临床研究项目可以免除审查，对于既往存档的数据、文件、记录、病理标本或诊断标本的收集或研究，并且这些资源是公共资源，或者是以研究者无法联系受试者的方式（直接联系或通过标识符）记录信息的。

免除审查不适用于涉及孕妇、胎儿、新生儿、试管婴儿、精神障碍人员和服刑劳教人员的研究。不建议研究者自行做出“免除伦理审查”的判断，应向伦理委员会咨询后确定。

免除审查前应向伦理委员会递交的送审文件详见本章第五节中免除审查的送审文件。

第五节　伦理委员会的审查文件

研究者和申办者应向伦理委员会提交送审文件以供伦理委员会进行审查，按照审查类别分类有以下类型。

（一）初始审查

1.药物临床研究的初始审查文件（包括但不限于）

（1）初始审查申请表（申请者签名并注明日期）和机构办公室受理表（复印件）。

（2）临床研究方案（注明版本号、版本日期）。

（3）知情同意书（空白）（注明版本号、版本日期）或免知情同意的申请。

（4）受试者的招募材料（注明文件名称、版本号和版本日期）。

（5）病例报告表（空白）（注明版本号、版本日期）。

（6）研究病历（注明版本号、版本日期）。

（7）研究者手册（包括产品说明书等相关研究参考资料）（注明版本号、版本日期）。

（8）受试者日记卡（空白）（注明版本号、版本日期）。

（9）研究者的专业履历及签名等以及其他证明其资格的文件（最新内容，有签名并注明日期）。

（10）组长单位伦理委员会批件。

（11）其他伦理委员会对申请项目的重要决定。

（12）试验用药的药检报告（注明药物批号和日期）。

（13）国家药品监督管理局临床研究批件/通知书/备案号（复印件）。

（14）申办者的资质证明性文件。

（15）CRO的资质证明性文件和委托书。

（16）临床研究协议。

（17）保险合同，有关对受试者进行支付、补偿和保险的资料。

（18）参加临床研究各单位名称及联系方式等。

2.医疗器械临床研究初始审查文件（包括但不限于）

（1）初始审查申请表（申请者签名并注明日期）和机构办公室受理表（复印件）。

（2）临床研究方案（注明版本号、版本日期）。

（3）知情同意书（空白）（注明版本号、版本日期）或免知情同意的申请。

（4）受试者的招募材料（注明文件名称、版本号和版本日期）。

（5）病例报告表（空白）（注明版本号、版本日期）。

（6）研究者手册（包括相关研究参考资料）（注明版本号、版本日期）。

（7）受试者日记卡（空白）（注明版本号、版本日期）。

（8）研究病历（注明版本号、版本日期）。

（9）研究者的专业履历及签名等其他证明其资格的文件（最新内容，有签名并注明日期）。
（10）组长单位伦理委员会批件。
（11）其他伦理委员会对申请项目的重要决定。
（12）医疗器械说明书。
（13）注册产品标准或相应的国家、行业标准。
（14）国家指定检测机构出具的第三方检验报告。
（15）自测报告。
（16）医疗器械动物实验报告。
（17）国家药品监督管理局临床研究批件（复印件）/通知书（高风险三类医疗器械）。
（18）申办者的资质证明性文件。
（19）CRO的资质证明性文件和委托书。
（20）临床研究协议。
（21）保险合同，有关对受试者进行支付、补偿和保险的资料。
（21）参加临床研究各单位名称及联系方式等。

3.临床科研课题的初始审查文件（包括但不限于）

（1）初始审查申请表（申请者签名并注明日期）。
（2）临床研究方案（注明版本号、版本日期）。
（3）知情同意书（空白）（注明版本号、版本日期）。
（4）受试者的招募材料（注明文件名称、版本号和版本日期）。
（5）病例报告表（空白）（注明版本号、版本日期）。
（6）研究者手册（包括产品说明书等相关研究参考资料）（注明版本号、版本日期）。
（7）受试者日记卡（空白）（注明版本号、版本日期）。
（8）研究病历（注明版本号、版本日期）。
（9）研究者的专业履历及签名等其他证明其资格的文件（最新内容，有签名并注明日期）。
（10）组长单位伦理委员会批件。
（11）其他伦理委员会对申请项目的重要决定。
（12）试验用药的药检报告（注明药物批号和日期）。
（13）科研项目批文/任务书。
（14）保险合同，有关对受试者进行支付、补偿和保险的资料等。

（二）跟踪审查

1.修正案审查申请（包括但不限于）

（1）修正案审查申请。
（2）修正的临床研究方案（对修改部分以粗体/划线的方式标记）（注明版本号、版本日期）。
（3）临床研究方案修正说明页（对修改部分以粗体/划线的方式标记）（注明前后修改原因、前后版本号、版本日期）。
（4）修正的知情同意书（对修改部分以粗体/划线的方式标记）（注明版本号、版本日期）。
（5）修正的招募材料（对修改部分以粗体/划线的方式标记）（注明版本号、版本日期）。
（6）修正的研究者手册（对修改部分以粗体/划线的方式标记）（注明版本号、版本日期）。
（7）修正的病例报告表（对修改部分以粗体/划线的方式标记）（注明版本号、版本日期）。
（8）修正的受试者日记卡（对修改部分以粗体/划线的方式标记）（注明版本号、版本日期）。
（9）修正的研究病历（对修改部分以粗体/划线的方式标记）（注明版本号、版本日期）。
（10）修改临床研究方案给研究带来影响的说明，关于受试者能承受的风险和获益的说明文件。

（11）增加额外知情同意的要求文件等。

2.研究进展报告（包括但不限于）

（1）研究进展报告，年度/定期跟踪审查申请报告。

（2）多中心临床研究各中心研究进展汇总报告。

（3）组长单位的年度/定期跟踪审查的决定文件等。

3.严重不良事件报告（包括但不限于）

（1）严重不良事件报告。

（2）其他中心发生的严重不良事件以及影响研究风险与受益比的非预期不良事件的审查意见等。

4.违背/偏离方案报告（包括但不限于）

（1）违反研究方案报告文件。

（2）研究者违反研究方案自我报告表等。

5.暂停/终止研究报告（包括但不限于）

（1）暂停/终止研究申请表。

（2）暂停/终止原因说明报告。

（3）终止研究对已经接受干预治疗的受试者的影响。

（4）对目前仍在研究随访中的受试者的后续安排。

（5）项目在接受审查时期完成的出版物清单。

（6）研究总结报告等。

6.结题报告（包括但不限于）

（1）结题报告。

（2）分中心小结和研究总结报告等。

（三）复审（包括但不限于）

（1）复审申请表（签名并注明日期）。

（2）修正的临床研究方案（对修改部分以粗体/划线的方式标记）（注明版本号、版本日期）。

（3）修正的知情同意书（对修改部分以粗体/划线的方式标记）（注明版本号、版本日期）。

（4）修正的招募材料（对修改部分以粗体/划线的方式标记）（注明版本号、版本日期）。

（5）修正的研究者手册（对修改部分以粗体/划线的方式标记）（注明版本号、版本日期）。

（6）修正的病例报告表（对修改部分以粗体/划线的方式标记）（注明版本号、版本日期）。

（7）修正的受试者日记卡（对修改部分以粗体/划线的方式标记）（注明版本号、版本日期）等。

（8）修正的研究病历（对修改部分以粗体/划线的方式标记）（注明版本号、版本日期）等。

（四）免除审查（包括但不限于）

（1）免除审查申请表。

（2）临床研究方案（注明版本号、版本日期）。

（3）病例报告表等。

第六节　伦理委员会的审查程序

《关于深化审评审批制度改革鼓励药品医疗器械创新的意见》（2017年）中写到“提高伦理审查效率，注册申请人提出临床研究申请前，应先将临床研究方案提交临床研究机构伦理委员会审查批准。在我国境内开展多中心临床研究的，经临床研究组长单位伦理审查后，其他成员单位应认可组长单位的审查结论，不再重复审查”。就现阶段实施情况而言，初始审查经过组长单位的伦理审查后，其他成员单位还需根据本单位的情况进行伦理审查。

伦理委员会对一项临床研究的审查应当采取面对面审议的方式进行。伦理委员会在接到上述全部送审资料后，应当按照标准操作规程规定的时间尽快安排审查会议。伦理委员会会议议题主要分为：对会议报告项目进行审查主要包括有汇报上次伦理审查会议的会议纪要、本次的快速审查项目、实地访查、受试者抱怨等；对会议审查项目进行审查主要有初始审查、修正案审查、年度/定期跟踪审查、严重不良事件审查、违背/偏离方案审查、暂停/终止临床研究审查、结题审查、复审等。伦理委员会秘书及时安排会议报告项目，会议审查项目按照先送先审的原则安排，通知各委员会议日程，例行审查会议根据本研究单位受理情况进行安排，需要时可以增加审查会议次数，紧急会议应及时召开。伦理委员会前应为每一项审查项目选择主审委员，必要时聘请独立顾问提供审查咨询意见，送达主审/咨询文件，会前完成审查/咨询工作表。伦理委员会秘书发布会议通知，准备会议文件，准备会场，会议审查材料提前送达参会的委员处预审。

参会的委员应超过伦理委员会组成人员的一半，并且不少于5人，到会委员应包括医药专业、非医药专业、独立于临床研究机构之外的委员，以及不同性别的委员参加会议。必要时可以邀请独立顾问到会陈述相关咨询意见，邀请申请人到会报告研究项目概况，回答委员的提问。

伦理委员会主任委员需担任审查会议的主持人，若主任委员不能出席会议，则由主任委员授权的副主任委员担任会议主持人。主持人按照会议议程/日程内容主持会议。主持人分配提问权和发言权，予以表决，维持秩序并执行会议规则。如果主持人因与审查项目的利益冲突关系而需要回避，则需要让出主持人之位并授权一位临时主持人来主持，直到本审查项目表决结束。

参会的委员需签到，伦理委员会秘书核对到会人数，向主持人报告到会委员是否符合法定到会人数，主持人宣布到会委员是否符合法定到会人数。主持人需提醒参会委员，若与审查项目存在利益冲突，请主动声明。

伦理委员会参会的委员听取申请人报告会议审查项目概况，听取独立顾问就审查项目的咨询问题陈述意见。参会委员的提问不能打断其他人的发言，主持人应有序安排提问，主持人最后提问，被提问人有义务对提问做出回应。委员的提问应围绕当前的审查项目，需注意提问方式，避免质询，注意仔细听，不宜在提问过程中给出个人意见或判断。

伦理委员会的审查进入决定意见的讨论环节，申请人、独立顾问、与审查项目存在利益冲突的委员应离场。主持人应充分尊重所有委员的意见，鼓励各种意见充分发表和讨论。主持人首先安排主审委员发言，再有序安排其他委员发表意见，并就问题讨论进行有序的讨论，参会委员不能打断其他人的发言，主持人对审查项目的意见最后发表。委员发言应围绕当前审查项目，阐述独立的意见（同意或不同意当前的审查项目）并说明理由，在讨论过程中，委员应充分尊重不同的意见。

每项审查应在送审文件齐全，符合法定到会人数，有充分的时间按审查程序和审查要点进行审查，申请人、独立顾问、与研究项目存在利益冲突的委员离场，参会委员通过充分讨论，达成基本共识的基础上进行表决。没有参加会议讨论的委员不能投票，委员独立做出决定，不受研究者、申办者/研究项目主管部门（包括医院相关职能管理部门）的干涉，超过委员组成半数票的意见作为审查决定。当场汇总投票单，宣布投票结果。伦理审查会后及时传达决定。

伦理委员会秘书应于会议记录本上记录整个会议过程内容，并在会后根据完整录音记录及时整理会议讨论摘要和审查决定，形成会议记录。会议记录最后由记录者和伦理委员会主任/副主任委员签字。会议记录中应当附上每个参会委员的签到表及表决单。最后形成伦理委员会的书面审查文件，经伦理委员会主任/副主任委员签字后将原件交送研究者。审查文件副本、会议记录和全部审查资料应一并归档保存。

伦理审查的流程如下图（图32-6-1）：

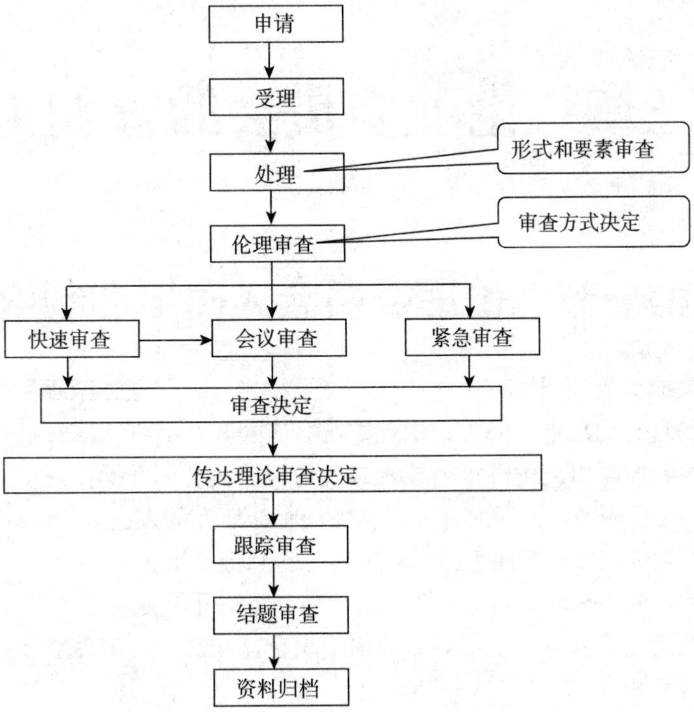

图32-6-1 伦理审查的流程图

第三十三章　伦理委员会的管理工作制度

第一节　伦理委员会人员培训制度

为确保伦理委员会成员遵守国家有关法律法规、道德规范，保证临床研究伦理审查的质量，不断提高伦理委员会成员的自身伦理审查能力，伦理委员会应建立培训机制，对新委员进行GCP等相关法律法规、伦理指南、生物医学研究伦理审查技术以及伦理委员会标准操作规程的培训，并为委员提供定期的继续教育和知识更新服务，同时对专业科室参与临床研究的人员进行伦理知识的普及和培训。

伦理委员会的成员培训制度一般应包括以下内容（包括但不限于）。

（1）伦理委员会须根据实际情况制订定期培训计划，组织开展不同层次的伦理审查学术交流。

（2）新一届伦理委员会成立时，主任委员必须组织全体成员学习伦理委员会章程、管理制度、标准操作规程以及GCP有关知识。

（3）伦理委员会成员须接受有关GCP、生物医学研究的伦理道德和科学方面的初始培训和继续教育。伦理委员会所有委员包括主任委员、副主任委员、专（兼）秘书和办公室工作人员必须接受过至少一期的相关法律法规、部门规章、伦理审查知识以及伦理审查委员会指南操作规程的培训。

（4）为使伦理委员会的成员对伦理学新进展、临床研究的相关知识有所了解，伦理委员会应有计划地组织安排成员参加各种方式的培训。

（5）每年至少组织一次对伦理委员会成员的培训，包括学习GCP、ICH-GCP的相关伦理规范、伦理审查研讨会、伦理报告和经验分享等学术活动，全面提高成员进行临床研究伦理审查的能力。

（6）伦理委员会每年安排一次对参与临床研究的相关人员提供伦理知识的讲座和培训，也可采取非定期的咨询座谈会、发放学习材料或案例讨论会等形式。

（7）伦理委员会秘书负责协助培训资料的准备，做好培训记录，并负责保存培训资料。

第二节　伦理委员会的会议审查制度

所有临床研究必须在获取伦理委员会书面同意后才可正式开展，对临床研究项目进行伦理审查是伦理委员会的重要工作，也是保护受试者权益的主要措施之一。为规范伦理委员会的会议审查工作的管理，应建立伦理委员会的会议审查制度。

（一）会议审查原则

1.保障会议有效人数　应根据伦理委员会的组成人数确定参会人数，审查会议的参会人数应达到全体伦理委员会组成人数的半数以上且包括医药专业、非医药专业，独立于临床研究单位之外的委员和不同性别的委员，会议方为有效；有效人数中至少应包含一名资深的专业背景临床医生委员。必要时可邀请特殊领域的相关专家作为独立顾问到会陈述相关专业咨询的意见，邀请申请人到会报告研究项目的概况，回答委员的提问，但不能参与投票。

2.保密原则　参加审查会议的伦理委员会成员、独立顾问等需对审查试验项目中涉及的所有有关受试者的隐私、申请人的商业与技术机密承担保密义务。

3.会议审查实行回避制度，避免利益冲突　所有参加审查会议的伦理委员会成员、独立顾问等人员需签署利益冲突声明，与审查临床研究项目存在利益冲突者需回避，主任委员如需回避，授权副主任委员主持审查会议。

4.自主独立阐述审查意见　在申请人、独立顾问、与审查项目存在利益冲突的委员离场的情况下，所有参会的委员应围绕当前审查临床研究项目，不受主任（副主任）委员、上级行政部门、药物临床研究机构、申请人和独立顾问等各方面的影响阐述发表自己意见，并说明理由。

5.独立作出审查决定　每一位参与审查的委员都应不受主任（副主任）委员、上级行政部门、药物临床研究机构、申请人和独立顾问等各方面的影响独立投票，作出自己的审查决定，审查会议以全体组成委员半数以上的投票意见做出对审查方案的决议，独立顾问不参与投票，不允许代理投票，存在实质性利益冲突的委员不参加投票。每一个参与审查投票的委员都需配备每项临床研究项目的投票单。审查批件由主任委员或授权副主任委员签发，会后及时传达决定。

6.文件保存　审查会议的所有内容及其决议均应做书面记录并存档保存，包括伦理审查的书面标记、委员信息、递交的文件、会议记录和相关往来记录等。所有记录应当至少保存至临床试验结束后5年。

（二）审查的主要资料（包括但不限于）

1.审查申请表（初始审查申请、复审申请等）（申请者签名并注明日期）。

2.临床研究方案、修正的临床研究方案以及临床研究方案修正说明（注明版本号、版本日期）。

3.知情同意书及其修正版本（空白/未签字）（注明版本号、版本日期）。

4.受试者的招募材料及其修正的招募材料（注明文件名称、版本号和版本日期）。

5.病例报告表及其修正版本（空白/未签字）（注明版本号、版本日期）。

6.研究病历及其修正版本（空白/未签字）注明版本号、版本日期）。

7.研究者手册及其修正版本（包括产品说明书等相关研究参考资料）（注明版本号、版本日期）。

8.受试者日记卡及其修正版本（空白/未签字）（注明版本号、版本日期）。

9.研究者的专业履历及签名等以及其他证明其资格的文件（最新内容，有签名并注明日期）。

10.组长单位伦理委员会批件。

11.其它伦理委员会对申请项目的重要决定。

12.试验用药的药检报告（注明药物批号和日期）。

13.国家药品监督管理局临床研究通知书/批件/备案号（复印件）。

14.申办者的资质证明性文件。

15. CRO的资质证明性文件。

16.临床研究协议。

17.保险合同，有关对受试者进行支付、补偿和保险的资料。

18.参加临床研究各单位名称及联系方式等。

（三）审查内容要点

为临床研究更加合规，伦理委员会应从以下几个方面内容对临床研究进行审查（包括但不限于）。

1.临床研究方案的设计与实施

（1）临床研究项目应符合公认的科学原理，应基于大量文献以及充分的实验室研究和动物实验研究。

（2）与临床试验研究目的有关的试验设计和对照组的设置的合理性。

（3）受试者提前退出临床试验的标准，暂停或终止临床试验的标准。

（4）临床研究实施过程中的监查和稽查计划，包括必要时需成立独立的数据与安全监查委员会。

（5）研究者的资质与经验、并有充分的时间开展临床研究，临床试验的人员配备以及设备条件等需符合试验内容要求。

（6）临床研究结果报告和发表的方式。

2.临床研究的风险与受益

（1）临床研究风险的性质、程度与发生概率的评估。

（2）风险在可能的范围内最小化。

（3）预期受益的评估　受试者的受益和社会的受益。

（4）试验风险与受益的合理性　①对受试者有直接受益前景的试验，预期受益与风险应至少与目前可获得的替代治疗的受益与风险相当。临床研究风险相对于受试者预期的受益而言必须是合理的。②对受试者没有直接受益前景的试验，风险相对于社会预期受益而言，必须是合理的。

3.受试者的招募

（1）受试者的人群特征（包括性别、年龄、种族等）。

（2）临床研究的受益和风险在目标疾病人群中公平和公正分配。

（3）拟采取的招募方式和方法。

（4）向受试者或其代表告知有关临床研究信息的方式。

（5）受试者的纳入与排除标准。

4.知情同意书告知的信息

（1）临床研究目的、遵循的试验步骤（包括所有侵入性操作）、临床研究期限。

（2）预期的受试者的风险和不便。

（3）预期的受益。当受试者没有直接受益时，应告知受试者。

（4）受试者可获得的备选治疗，以及备选治疗重要的潜在风险和受益。

（5）受试者参加临床研究是否获得报酬。

（6）受试者参加临床研究是否需要承担费用。

（7）能识别受试者身份的有关记录的保密程度，并说明必要时临床研究项目申办者、伦理委员会、政府管理部门按规定可以查阅参加试验的受试者资料。

（8）如发生与临床研究相关的损害时，受试者可以获得的治疗和相应的补偿。

（9）说明参加临床研究是自愿的，可以拒绝参加或有权在临床研究的任何阶段随时退出试验而不会遭到歧视或报复，其医疗待遇与权益不会受到影响。

（10）当存在有关临床研究和受试者权利的问题，以及发生临床研究相关伤害时，有联系人及联系方式。

5.知情同意的过程

（1）知情同意应符合完全告知、充分理解、自主选择的原则。

（2）知情同意的表述应通俗易懂，适合该受试者群体理解的水平。

（3）对如何获得知情同意有详细的描述，包括明确由谁负责获取知情同意，以及签署知情同意书的规定。

（4）计划纳入不能表达知情同意者作为受试者时，理由充分正当，对如何获得知情同意或授权同意有详细说明。

（5）在研究过程中听取并答复受试者或其代表的疑问和意见的规定。

6.受试者的医疗和保护

（1）研究人员资格和经验与临床研究的要求相适应。

（2）因临床研究目的而不给予标准治疗的理由。

（3）在临床研究过程中和临床研究结束后，为受试者提供的医疗保障。

（4）受试者提供适当的医疗监测、心理与社会支持。

（5）受试者自愿退出临床研究时拟采取的措施。

（6）延长使用、紧急使用或出于同情而提供临床研究用药的标准。

（7）临床研究束后，是否继续向受试者提供临床研究用药的说明。

（8）受试者需要支付的费用说明。

（9）提供受试者的补偿（包括现金、服务、和/或礼物）。

（10）由于参加临床研究造成受试者的损害/残疾/死亡时提供的补偿或治疗。

（11）保险和损害赔偿。

7.隐私和保密

（1）可以查阅受试者个人信息（包括病历记录、生物学标本）人员的规定。

（2）确保受试者个人信息保密和安全的措施。

8.涉及弱势群体的临床研究

（1）唯有以该弱势人群作为受试者，试验才能很好地进行。

（2）临床研究针对该弱势群体特有的疾病或健康问题。

（3）当临床研究弱势群体受试者不提供直接受益可能，临床研究风险一般不得大于最小风险，除非伦理委员会同意风险程度可略有增加。

（4）当受试者不能给予充分知情同意时，要获得其法定代理人的知情同意，如有可能还应同时获得受试者本人的同意。

9.涉及特殊疾病人群、特定地区人群/族群的试验

（1）该临床研究对特殊疾病人群、特定地区人群/族群造成的影响。

（2）外界因素对个人知情同意的影响。

（3）临床研究过程中，计划向该人群进行咨询。

（4）该临床研究有利于当地的发展，如加强当地的医疗保健服务，提升研究能力，以及应对公共卫生需求的能力。

（四）表决原则

伦理委员会的表决原则如下（包括但不限于）。

1.伦理委员会的参会委员应独立做出决定，不受研究者、申请人/研究项目主管部门等干涉，并签署个人意见。

2.伦理委员会应保证充分时间进行评议，按照审查程序和审查要点审查后方可进行表决投票。

3.在临床研究项目申请人、独立顾问、与审查项目存在利益冲突的委员离场情况，才可作出决定。

4.只有参与审查的伦理委员会成员才有表决投票权，利益冲突的委员、邀请出席咨询的独立顾问无投票权。

5.已超过所有委员组成半数票的意见作为审查决定。审查意见在可能的情况下，一般以达成一致意见的方式作出决定；若审查意见不一致，委员们须对该临床试验项目进行复议并再次投票表决，直至达成意见一致。

第三节　伦理委员会跟踪审查制度

临床研究过程中出现任何偏差或严重不良事件都会对受试者造成伤害，因此在临床研究的整个实施过程中，伦理委员会对所有批准的研究有持续审查的责任和权力，即对研究进展进行跟踪审查，持续审查的时限是从作出决定开始直到研究终止。伦理委员会必须根据风险的级别，定期对所有批准的研究项目实施跟踪审查。跟踪审查包括修正案审查、年度/定期跟踪审查、严重不良事件审查、违背/偏离方案的审查、结题审查等。为了规范伦理委员会跟踪审查工作的管理，应建立跟踪审查的管理制度。

（一）跟踪审查的要求

伦理委员会在发出伦理审查批件后应根据审查项目的情况开展跟踪审查。对跟踪审查中发现的问题，应及时采取措施予以处理，并将发现的问题和采取的措施报告国家药品监督管理局和所在地省级药品监督管理部门。跟踪审查的要求的如下（包括但不限于）。

1.伦理审查委员会对已经批准实施的临床研究根据其风险程度和发生的可能性进行一定频率的跟踪审查。对已批准试验进展超过1年的应至少跟踪审查一次，审查的时间间隔应由研究项目的风险程度决定，研究者需每年递交研究进展报告。伦理委员会基于临床研究项目的进展情况，确认该项目的开展是否遵循批准的临床研究方案实施，是否遵循相关法律法规的要求，对临床研究的风险与获益再次进行评估，确认是否满足相关批准的要求。

2.修正案申请审查基于修改原因评估修改内容对临床研究科学价值、社会价值、预期的风险与获益、受试者的招募与选择、知情同意过程、隐私和保护、弱势群体的特殊保护、受试者安全和权益、对已经纳入的受试者是否存在风险等方面的影响以及确认修改的一致性。

3.伦理审查委员会需要对严重不良事件是否为非预期事件、其严重程度、以及对研究造成不利影响的相关程度做出判断，并将其评估记录备案。

4.对非预期严重不良反应，伦理审查委员会可以要求修改、暂停或是终止临床研究，本研究单位发生对非预期严重不良反应受试者的安全和权益的保护是否符合相关法律法规和方案要求。并应及时将决定与研究项目负责人、机构负责人、研究管理部门负责人沟通，并将其记录备案。

5.违背/偏离方案的跟踪审查，伦理委员会需评估研究者和（或）申请人对于违背/偏离方案事件的原因、影响的说明和纠正的预防措施是否合适充分，是否影响到受试者的安全和权益，是否影响到临床研究数据的真实可靠，以及对临床研究的风险和获益再次进行评估，确认其是否依旧满足项目批准的要求。

6.对接到举报的临床研究应及时进行检查。

7.对临床研究实施过程中发现存在问题的临床研究项目应加大检查频度和检查范围。

8.对于暂停/终止的临床研究，伦理委员会需了解暂停/终止的临床研究的原因及后续处理办法，评估受试者的善后措施，必要时提出处理意见或建议伦理委员会对暂停/终止临床研究所取得结果的总结报告审查。

9.对于结题审查的临床研究，申办者应书面通知伦理委员会，并递交研究中心小结表和总结报告副本备案保存，伦理委员会需评估试验的开展是否遵循了方案和相关法律法规，评估对受试者的安全和权益的保护。

（二）跟踪审查的内容

跟踪审查的送审文件详见第三十二章第五节，伦理委员会需对申请人递交的送审文件进行审查如下（包括但不限于）。

1.修正案。

2.研究进展报告。

3.严重不良事件报告。

4.违背/偏离方案报告。

5.暂停/终止研究报告。

6.结题报告。

（三）跟踪审查的形式

1.实地访查 到达研究专业科室，访视研究者和受试者，检查知情同意过程和知情同意书签署情况、研究是否遵循GCP规范、试验方案、标准操作规程和伦理委员会批件的要求，采取的抢救措施是否及时适当。

2.审查报告　审查临床研究项目报告、研究进展报告、总结报告及严重不良事件报告等。

3.快速审查　对于已经获得伦理审查委员会批准并在批件有效期内对临床研究方案的微小改动的修正案审查，未纳入受试者/已完成干预措施/初始审查符合快速审查的标准且风险不大于最小风险的临床研究项目的年度/定期跟踪审查，未纳入受试者的暂停/终止临床研究项目审查，临床研究结题审查以及临床研究过程中发生预期的SAE、与临床研究干预无关的SAE的审查可进行快速审查。

4.紧急会议审查　临床研究过程中出现重大或严重问题，危及受试者安全的事件需进行紧急会议审查。

5.会议审查　除上述类型的跟踪审查外，其余临床研究项目跟踪审查需根据伦理委员会标准操作规程要求以及发生可能影响研究风险/获益比的情况，召开伦理会议审查。

临床研究项目的跟踪审查计划应考虑从试验开始到结束为止进行全过程的跟踪审查。试验完全结束后应对试验过程和结果作出评估，撰写跟踪审查意见。

第四节　伦理委员会文件资料管理制度

伦理委员会在组建、运行过程中会生成各种文件资料，为了规范伦理委员会文件资料的管理，确保文件资料的完整性、真实性，应制定建档及存档的资料管理制度，其主要内容如下（包括但不限于）。

（一）伦理委员会文件（包括但不限于）

伦理委员会文件进行分类管理，主要分为以下三类。

1.管理文件类　相关法律法规；伦理审查申请指南，伦理委员会的管理制度以及人员岗位职责；伦理委员会的SOP及历史SOP；伦理委员会委员/独立顾问相关文档（履历资质证明文件、任命文件、培训证书、保密承诺、利益冲突声明等）；临床试验主要伦理问题审查的技术指南；工作授权文件；办公室工作文件（委员/独立顾问/研究者的通讯录、委员培训文件、伦理委员会年度工作计划和总结、会议记录相关文件、工作日志相关文件、研究相关书本和论文、伦理委员会审查经费收支记录文件）等。

2.项目审查相关文件类　不同类型伦理审查的送审材料；伦理审查受理通知；补充/修改送审材料通知；伦理委员会会议议程；审查工作表；伦理委员会会议签到表（复印件）；投票单；决定表；会议记录副本；伦理审查申请人责任声明；审查决定文件；伦理委员会批件/意见；相关沟通信件（伦理委员会与申请人或其他有关人员就申请、审查和跟踪审查问题的往来信件）等。

3.软件管理系统类文件　主要对办公室工作文件、项目送审/受理/处理/审查/传达决定等的信息电子文件、文件档案查阅记录等用软件管理系统进行管理。

（二）建档、存档以及归档

伦理委员会秘书/工作人员按档案管理要求对上述三类文件进行建档，并及时将现行文件资料进行分类编码、登记、存档保管，定期检查文件的执行情况，以保证文件的有效性，项目结题审查结束时将既往文件送至档案室进行归档。

（三）文件保存

所有文件应保存在专门档案室，专人负责保管，专柜存放、加锁，做到防火、防潮、防腐、防盗、防虫、防鼠，保证文件的安全。管理类文件需长期保存，项目审查相关文件保管期限至少为临床研究结束后5年或者根据申办方的相关要求延长保存期。软件管理系统类的电子文件应当备份长期保存。

（四）文件的保密

对于审查项目相关文件、伦理审查会会议记录相关文件、工作日志相关文件等文件需要进行保密管理，在审查临床研究项目期间，伦理委员会委员/独立顾问等可查阅授权的临床研究项目的送审文件及材料，需对相关内容进行保密且不可复印，在伦理审查会后及时归还。伦理委员会资料档案室文件柜的钥匙由伦理委员会秘书/工作人员保管。应由专人陪同获得批准查阅/复印的人员进入资料档案室，工作人员调取文件，需在指定的地点查阅，需要复印的文件由工作人员办理。设置专人负责应用软件管理系统的权限管理，并根据伦理委员会的人员的工作岗位和审查流程对其设置专属的访问权限，并有访问轨迹。

第五节　伦理委员会财务管理制度

依照国家出台的《药物临床试验伦理审查工作指导原则》(2010年)，组建伦理委员会的机构/部门应当向伦理委员会提供必要的行政和财政支持。实际工作中，临床研究工作开始伦理审查会议之前，申请人须向伦理委员会提交一定金额的伦理审查费。伦理委员会的全部收入和开支记录，包括伦理委员会成员和秘书的津贴都应在伦理委员会财务制度中说明，并符合医院的财务管理制度。

1.临床研究项目伦理审查会议前申办者须提供伦理审查经费。

2.申请人提供的伦理审查经费汇入伦理委员会指定账户，实行专账管理，由财务部门为申请人提供正规发票。

3.经费主要用于临床研究项目的伦理审查会议、人员的培训、伦理委员会的管理等方面，如有结余，应用于伦理委员会的建设、年终总结会议等开销。

4.伦理委员会费用实行专款专用。所有支出费用均需经过伦理委员会主任委员或副主任委员审批同意后从专项中列支。

5.会议审查评审费按 ×× 元/人/次的标准发放，紧急会议评审费按 ×× 元/人/次的标准执行，快速审查会议评审费按 ×× 元/人/次的标准发放，主审委员评审费用按 ×× 元/人/次的标准发放，独立顾问费用 ×× 元/项/次的标准执行。所有评审费由伦理委员会秘书/工作人员根据参会人数统一申请，经主任委员审批后由财务部门发放。

6.伦理委员会的所有收支签收原件用作财务部门报销使用，另需存留复印件并在伦理委员会收支记录本上登记记录。

第三十四章　区域伦理委员会

为了完善伦理委员会机制，保护临床研究受试者的权益、安全和健康，加强对伦理委员会工作的管理指导和业务监督，临床研究应符合伦理道德标准，保证受试者在自愿参加临床试验前被告知足够的试验信息，理解并签署知情同意书。中共中央办公厅国务院办公厅印发《关于深化审评审批制度改革鼓励药品医疗器械创新的意见》（2017年）中提到“整合省内伦理审查资源，根据临床研究需要设立区域伦理委员会，指导临床研究机构伦理审查工作，可接受不具备伦理审查条件的机构或注册申请人委托对临床研究方案进行伦理审查，并监督临床研究开展情况，提高伦理审查质量”。

区域伦理委员会是一个跨越医疗机构、不同地区、在某一个特定的区域范围内成立的伦理委员会。

第一节　区域伦理委员会成员资质与组建

作为区域伦理委员会的代表，伦理委员会成员需选自各临床试验机构的知名伦理学相关专家、临床医生、资深专业教授、法律学相关专家及社会精英人士，同时可聘请专业知名的统计学专家作为区域伦理委员会的独立顾问。伦理委员会秘书均应为各个医疗机构伦理委员会从事伦理相关工作多年、具有丰富伦理经验的人员。区域伦理委员会审查范围是本特定区域范围内的临床研究以及特殊疾病的临床试验。

区域伦理委员会委员组成方面参考NMPA发布的《药物临床试验伦理审查工作指导原则》（2010年）、国家卫生健康委颁布的《涉及人的生物医学研究伦理审查办法》（2016年）以及《涉及人的临床研究伦理审查委员会建设指南》（2019年）的要求，区域伦理委员会的委员应包含生物医药学领域、伦理学领域、法学专业、社会学等学科专家和非本机构的社会精英人士，区域伦理委员会的组成委员人数不得少于7人，并且应有不同性别的委员。满足以上标准条件下，区域伦理委员会的组成委员的伦理审查能力还需要达到一定的标准，能得到相关行业领域内的公众信任支持，并由省/市机构伦理委员会推荐候选委员，拟定候选委员的基本条件包括委员的年龄、学历、职称、伦理相关的任职经历，近年来接受过的伦理审查培训、GCP培训以及保证有足够的时间履行区域伦理委员会的职责等要求，区域伦理委员会主任委员及副主任委员在满足委员的基本条件下还要求曾经在医疗机构的伦理委员会担任一届以上的主任委员或副主任委员。同时为了避免利益冲突，特别要求医院和研究机构的上级行政主管部门的成员不能担任区域伦理委员会的委员。医疗机构法定代表人、临床研究机构的主任、副主任和机构办公室主任、副主任不能担任区域伦理委员会主任委员、副主任委员。

第二节　区域伦理委员会的管理

区域伦理委员会主要通过内部制约、监督和责任机制等方法进行管理。区域伦理的主要构成如下（包括但不限于）。

1. **主要成员**　主要是区域伦理委员会委员、伦理委员会秘书等组成。
2. **场地**　主要是伦理委员会办公场所、会议审查场所。
3. **财政资金用途**　主要用于对区域伦理委员会委员以及秘书的培训、委员等审查劳务费。
4. **信息管理系统**　对于需进行区域伦理审查的项目送审、主审与预审、视频会议讨论等。
5. 项目审查文件、伦理委员会管理文件、会议记录等文件的安全存档保存。

第三节　区域伦理委员会的职责

区域伦理委员会的职责主要如下（包括但不限于）。

（一）协调多中心临床研究项目的伦理审查

在申请人提出临床研究申请前，应将临床研究方案交由拟开展临床研究的组长单位的机构伦理委员会或委托区域伦理委员会审查批准。其优势主要如下（包括但不限于）。

1.组织架构　临床试验方案的科学审查、风险评估能力更高；可选择各机构专业领域优秀人才担任委员；可按照专业组建伦理审查分会。

2.独立性　区域伦理委员会具有独立性，审查的临床研究项目与审查人员及场所等不在同一机构。

（二）提供临床研究许可前的伦理审查

区域伦理委员会可接受委托为药物、医疗器械、新技术等临床研究的注册（备案）提供临床研究许可前的伦理审查。

（三）为不具备伦理审查条件的临床研究机构提供审查

在区域伦理委员会的区域范围内，对于一些没有伦理委员会的医疗机构但想开展涉及人的生物医学研究以及医疗机构较小、每年开展的临床研究项目数量不多、成立伦理委员会能力有限的医疗机构的伦理审查问题，本区域伦理委员会就可承担起此类临床研究项目的委托进行伦理审查。

（四）承担地区伦理咨询与培训

区域伦理委员会需承担相应的伦理工作的咨询与对区域伦理委员会成员的培训工作。

（五）可为本地临床研究机构伦理审查提供指导

第四节　我国区域伦理委员会建设的现状

我国部分省区开始逐渐建立本区域的区域伦理委员会，截至2019年已有的区域伦理委员会简介如下。

（一）四川中医药区域伦理审查委员会

2012年4月11日，四川中医药区域伦理审查委员会正式成立，主要针对四川省内涉及人体的中医药临床研究包括新药及医疗器械等科研项目进行伦理审查，以确保所有临床研究符合伦理。据了解，中医药伦理审查委员会由成都中医药大学附属医院、国家中药临床研究成都基地、国家中药临床研究成都中心发起，经省中医药管理局批准，由全省中医药学、医学、护理、法律、公安、社区等领域的专家和代表组成。其主要职责为按照国际通行规则和我国相关规定，对四川省内涉及人体的中医药临床研究包括新药及医疗器械等临床科研项目的伦理审查和批准，保证所有临床研究符合伦理，以此提高临床研究的获益风险比，保障受试者的安全和权益。该委员会还负责四川省医疗机构、科研院所有伦理争议的中医药项目进行伦理审查、认定或裁决。委员会不仅对四川省内的中医药机构伦理委员会工作进行指导监督，还定期或不定期开展检查及评估。该区域伦理委员会是依托现有的独立的伦理委员会进行改组，重新成立一个区域范围内的伦理委员会。

（二）深圳市生物医学伦理审查委员会

2017年4月深圳市卫计委牵头成立深圳市生物医学伦理审查委员会。深圳市生物医学伦理审查委员会将服务拓展到全市范围，具有典型的区域性。它“通过率先建立区域性的伦理委员会，建立和完善伦理委员会的规范化培训、备案制度和监督管理，以加强伦理委员会监管，并通过提升能力建设，以及参加国际伦理认证等措施，确保临床研究伦理审查的独立性、公正性、科学性和统一性”。深圳的做法对区域伦理委员会的建设具有强烈的示范作用，一是它按照行政区域成立，服务空间覆盖全市；二是它明确了对其他相关机构和伦理委员会的技术指导作用，理清了跟其他的关系；三是它找到了区域伦理委员会自身建设的路径，如采用规范化培训和备案制度、推动各伦理委员会参加国际伦理认证等。

（三）山东省区域医药伦理审查委员会

2017年11月16日，山东省区域医药伦理审查委员会成立。该机构挂靠山东省医学伦理学学会，是独立的第三方社会服务机构，主要负责对山东省内涉及人体的医学临床研究项目的伦理审查和批准，保证所有临床研究符合伦理原则，提高临床研究的风险/获益比，保障受试者的权益；对本区域内医疗机构、科研院所及相关有伦理争议的医药项目进行伦理审查、认定或裁决；对本区域内医疗机构、科研院所伦理委员会工作进行指导监督，定期或不定期地开展检查及评估；在区域内开展医药伦理培训和学术交流。

（四）上海市区域伦理委员会获批成立

2017年12月8日，“上海市临床研究伦理委员会（筹）”经上海市卫生和计划生育委员会批准正式成立，主要负责涉及人体的医学临床研究项目的伦理审查，保证临床研究符合伦理原则，保障受试者权益。上海市临床研究伦理委员会是上海医药临床研究中心的附设机构，由上海市卫生和计划生育委员会和徐汇区人民政府共同建设。事实上，该机构的伦理委员会最早成立于2008年，被称为国内第一家独立伦理审查机构，其本身不开展临床研究，只接受其他医疗机构委托开展伦理审查和监督管理。

（五）广东省区域伦理委员会

2018年1月30日，广东省药学会成立广东省区域伦理委员会，接受机构或注册申请人委托，对临床研究方案进行伦理审查；提供机构伦理审查指导服务；开展伦理培训、咨询等服务。该伦理委员会分为两个审查小组，专家来自广东省各医疗机构，并设立了秘书组，拥有秘书长和秘书共计6人，都来自广东省的各家医疗机构伦理委员会。

（六）北京市中医药研究伦理委员会

2018年7月6日，在北京市中医药管理局召开的北京市伦理审查体系建设工作会上，北京市中医药研究伦理委员会正式成立。该委员会作为独立于研究机构的区域性伦理委员会，可以满足不具备伦理审查条件的机构，尤其是基层医疗机构开展中医药临床研究的伦理审查需要，还可以为大规模多中心中医药临床研究提供权威的单一机构伦理审查支撑。同时，委员会还将通过向行业机构提供研究伦理相关咨询、培训服务，向社会公众提供受试者保护的普及教育，带动北京地区研究受试者保护水平和研究伦理公众意识的整体提升。

除了上述几个具有代表意义的区域伦理委员会之外，还有些地区分别成立了小范围区域、专科领域内的区域伦理委员会，成立区域伦理委员会的目的相对比较明确，都是为了满足不具备伦理审查条件的机构开展委托审查，同时承担一部分培训教育工作。但是部分区域伦理委员会提到了对其他伦理委员会进行检查、监督、指导和评估的职能，超越伦理委员会本身的审查职能，也违反了伦理委员会互相平等的原则，只要被称作伦理委员会，互相之间是不存在监督与被监督、评估与被评估的关系的。将省（市）级甚至国家层面成立的伦理委员会作为机构伦理委员会的上层监督管理部门，检查、监督、指导和评估的职能应该由医学伦理专家委员会来承担。

第三十五章　伦理委员会相关标准操作规程

标准操作规程（standard operating procedure，SOP）指为保证某项特定操作的一致性而制定的详细的书面要求。

第一节　制定伦理委员会标准操作规程的步骤和内容

题目		编号	
版本号		版本日期	
起草者		起草日期	
审核者		审核日期	
批准者		批准日期	
生效日期			

（一）目的

为伦理委员会起草、审核、批准、发布和修订SOP的工作提供依据，使得伦理委员会制定/修订SOP的工作符合国家药品监督管理局颁布的《药物临床试验质量管理规范》（2020年），《药物临床试验伦理审查工作指导原则》（2010年），国家卫生健康委颁布的《涉及人的生物医学研究伦理审查办法》（2016年）以及《涉及人的临床研究伦理审查委员会建设指南》（2019年），世界医学协会发布的《赫尔辛基宣言》（2013年）等法规、政策与指南的相关规定。

（二）范围

本SOP适用于伦理委员会制定SOP的工作。

（三）工作流程

SOP对伦理委员会委员及相关人员的工作具有指导作用。SOP的制定与修订过程如下。

1.组织制定/修订SOP工作组　由伦理委员会主任选取合适人员组成制定/修订SOP工作组，工作组成员需及时学习并掌握伦理委员会的伦理审查的相关法律法规、流程、伦理审查要点要素及伦理委员会的管理制度等。

2.列出SOP清单，规定格式和编码　按照伦理委员会相关文件记录格式，对伦理委员会的文件进行统一编码，记录伦理委员会操作的所有步骤并对每个步骤进行命名、组织和分解，制定伦理委员会SOP的管理制度、相关指南、SOP的列表及附件列表等。

3.撰写、审核、批准　伦理委员会选取的SOP制定工作组对SOP清单进行研讨，达成共识后，伦理委员会主任选取合适的工作组成员进行撰写初稿，其他成员对SOP初稿再次进行商讨，汇总所有涉及本工作相关委员及人员对本SOP意见进行修改，经组长审核后定稿，送至相关人员审核及主任委员批准。

4.执行、发布与存档　本SOP自批准之日，经过学习后生效执行，伦理办公室需保存一份现行版本SOP的纸质文件并附有主任委员的亲笔签名，伦理委员会还需对现行版本SOP的电子版本进行保存。

5.培训　伦理委员会应督促和查阅伦理委员会的所有委员及相关工作人员对新版本的SOP进行

学习，组织新版本的SOP培训会，检查对新版本SOP的执行状况，确保所有委员和人员按照新版本的SOP进行工作。

6.现行SOP的复审与修订　伦理委员会每年或按照伦理委员会委员/秘书的要求，组织制定/修订SOP工作组对现行版本的SOP进行复审。

伦理委员会委员或秘书对现行版本SOP提出改进的意见和建议，需上交修改申请。以下情况需对SOP进行修改（包括但不限于）：①根据最新相关法律法规及指南的发布实施，需对SOP进行相应修改；②现行两个版本的SOP间存在矛盾冲突。对旧版本的SOP的修订、批准、发布、培训、执行与存档的步骤与新SOP制定步骤相同。伦理委员会秘书通过WORD等网络软件系统对SOP的修订情况及过程进行记录，并保存。

7.废止旧版本的SOP处理　废止旧版本的SOP文件封面页应标明“废止”字样，由伦理委员会工作人员保存在历史文件库中，回收其余废止SOP，进行统一销毁。

（四）人员职责

制定伦理委员会标准操作规程所涉及的人员主要是伦理委员会主任委员、制定/修订SOP工作组、伦理委员会委员以及伦理委员会相关工作人员的职责。

1.伦理委员会主任委员　负责组织建设制定/修订SOP工作组；协调SOP的撰写、审核、批准；对现行版本SOP的发布与存档，废止旧版本SOP的处理工作；组织伦理委员会委员及相关人员对新版本SOP的学习培训与检查执行效果；对SOP进行复审和修订工作。

2.制定/修订SOP工作组　SOP工作组成员需列出SOP清单，规定格式和编码；对SOP的制定进行研讨、撰写；汇总所有涉及本工作相关委员及人员对本SOP意见进行修改定稿；定期对SOP进行复审和修订。

3.伦理委员会委员　伦理委员会委员需对新版本SOP进行学习掌握以及遵守使用。

4.伦理委员会相关工作人员　伦理委员会相关工作人员需参加对最新版的SOP培训学习工作，遵循最新版本SOP开展工作。

第二节　伦理委员会独立顾问聘任的标准操作规程

题目		编号	
版本号		版本日期	
起草者		起草日期	
审核者		审核日期	
批准者		批准日期	
生效日期			

（一）目的

为选聘、咨询独立顾问的工作提供依据，制定本SOP，本操作规程仅适用于独立顾问的选聘、咨询及信息管理等工作，保证伦理审查咨询工作的质量。

（二）范围

本SOP适用于聘任伦理委员会独立顾问。

（三）工作流程

国家卫生健康委颁布的《涉及人的生物医学研究伦理审查办法》（2016年）中提到必要时伦理委

员会可以聘请独立顾问。独立顾问对所审查项目的特定问题提供咨询意见，不参与表决。独立顾问也需尊重伦理审查委员会审议过程和审查结果的机密性，并在会前签署有关审查项目、受试者信息和相关事宜的保密协议和利益冲突声明。伦理委员会聘请独立顾问的流程如下。

1. 独立顾问的选择 当伦理委员会秘书送审项目或是主任委员审查时，委员的专业知识无法对某项临床研究进行审查，或是受试者与委员的社会文化背景差异明显时，可在经过伦理委员会主任委员的批准后聘请独立顾问。

伦理委员会秘书根据审查问题专业方向与独立顾问的专业领域方向，推荐选择合适的独立顾问人选。伦理委员会秘书联系候选人，询问其意见及时间，并且与审查项目无利益冲突，最终确定独立顾问。

2. 聘请与授权 伦理委员会秘书向确定的独立顾问发出正式的聘请文件，并说明其相关授权范围与义务。独立顾问需要提供本人相关资质和履历等证明文件以及签署保密文件及利益冲突声明。独立顾问无投票权。

3. 顾问咨询 独立顾问在伦理审查会之前应填写咨询工作表，对临床研究项目的方案、知情同意书、研究者手册、伦理报告以及其他相关资料进行审阅，并对审查项目会议内容提出专业性意见或建议。在伦理审查会议结束后将审查资料及咨询工作表交还给伦理委员会秘书。

4. 文档保存 伦理委员会秘书保存独立顾问履历、资质、保密协议、利益冲突声明等相关文件。

（四）人员职责

伦理委员会独立顾问聘任所涉及的相关人员主要是伦理委员会主任委员、伦理委员会主审委员、伦理委员会秘书，独立顾问，相关职责如下。

1. 伦理委员会主任委员 伦理委员会主任委员需对聘请的独立顾问进行批准与授权。

2. 伦理委员会主审委员 伦理委员会主审委员可提出或推荐独立顾问的意见以及合适的人选，并说明伦理委员会审查会议中需对独立顾问咨询相关专业问题。

3. 伦理委员会秘书/工作人员 伦理委员会秘书/工作人员也可提出或推荐独立顾问的意见及合适的人选，并说明伦理委员会审查会议中需对独立顾问咨询相关专业问题，对候选的独立顾问人员进行选择，对于授权的独立顾问需给予和回收伦理审查临床研究项目咨询文件，并进行存档保存。伦理委员会秘书还需定期维护更新独立顾问专家库的信息。

4. 伦理委员会独立顾问 受到伦理委员会秘书咨询邀请的独立顾问，应主动声明与咨询审查临床研究项目是否存在利益冲突，并提供自身履历及资质证明文件。独立顾问还需在伦理委员会审查临床研究项目会议开始前填写完整咨询工作表，签署保密协议和无利益冲突声明，并对咨询临床研究项目的相关材料仔细审阅，在审查会议中陈述专业性意见或建议，项目进行审查决定时退出会议，无投票权，审查会后对临床研究项目的相关内容具有保密义务。

第三节　伦理委员会人员培训的标准操作规程

题目		编号	
版本号		版本日期	
起草者		起草日期	
审核者		审核日期	
批准者		批准日期	
生效日期			

（一）目的

为伦理委员会制定培训计划、培训经费预算与培训实施的工作提供依据。制定伦理委员会人员培训的标准操作规程的目的在于提高伦理委员会委员的审查能力、伦理委员会委员及相关工作人员执行SOP的能力、临床研究各方保护受试者的能力。本SOP仅适用于伦理委员会委员及相关研究管理工作人员的伦理培训工作。

（二）范围

适用于伦理委员会人员培训。

（三）工作流程

国家卫生健康委颁布的《涉及人的生物医学研究伦理审查办法》（2016年）中写到伦理委员会委员应当具备相应的伦理审查能力，并定期接受生物医学研究伦理知识及相关法律法规知识培训。《涉及人的临床研究伦理审查委员会建设指南》（2019年）中写到伦理审查委员会应建立培训机制，所有委员（包括主任委员，副主任委员）及专（兼）职秘书和办公室工作人员在行使其职责前至少接受过一期相关法律法规、部门规章、伦理审查知识以及伦理审查委员会指南操作规程的培训并获得省级（含省级）以上培训证书后方可任职。培训的记录保存在伦理审查委会办公室。伦理委员会人员培训的流程如下。

1. 制定培训计划　由伦理委员会主任委员及伦理委员会秘书负责制定办公室新任委员的培训计划及伦理委员会年度培训计划，以医院内部培训及外出培训等方式对伦理委员会委员、独立顾问、相关工作人员以及研究人员等进行培训。培训的内容主要包括相关法律法规，伦理委员会的章程、制度，伦理审查（不同临床研究设计类型、不同的伦理审查类别）要点要素，临床研究项目的相关伦理指南及SOP等。

2. 培训经费预算　按照医院财务管理、继续教育经费管理、科研经费管理等相关规定合理有效的利用各项资源，为伦理委员会委员、独立顾问、相关工作人员以及研究人员等进行培训。

3. 培训计划的执行与记录　伦理委员会办公室下发与新任委员培训相关法律法规和伦理指南书面材料，组织伦理审查培训讲座，督促伦理委员会新任委员阅读学习伦理委员会的相关材料以及SOP；并及时通知伦理委员会委员及相关管理工作研究人员参加伦理相关专家进行的伦理相关主题讲座，布置好会场安排等工作。根据培训经费预算派人员参加伦理相关的继续教育培训、学术交流活动等教育活动，参加培训人员需本人保管相关培训记录原件，伦理委员会办公室存档保存其培训证明的复印件及扫描电子版本。

（四）人员职责

伦理委员会主任委员、秘书/工作人员、委员、独立顾问、相关工作人员以及研究人员等在本SOP中明确具体职责如下。

1. 伦理委员会主任及秘书　伦理委员会主任及秘书主要职责是制定伦理相关的培训计划，申请培训经费，组织执行培训计划，伦理委员会秘书还需对伦理相关培训进行记录。

2. 伦理委员会委员、独立顾问、相关工作人员以及研究人员等　伦理委员会的新任委员必须经过伦理相关培训并取得证书才可参加伦理委员会工作；伦理委员会委员、独立顾问、相关工作人员以及研究人员等需每年定期接受伦理相关的继续教育培训，需及时培训学习伦理相关新的法律法规、制度、指南及SOP等。

第四节　伦理委员会临床研究项目受理的标准操作规程

题目		编号	
版本号		版本日期	
起草者		起草日期	
审核者		审核日期	
批准者		批准日期	
生效日期			

（一）目的

为伦理委员会办公室对送审材料的形式审查、补充及修改或受理通知、送审文件管理的工作提供依据，通过指导申请人提交临床研究项目的伦理审查申请及报告的相关工作，以保证临床研究项目管理中受理阶段的工作质量。

（二）范围

适用于伦理委员会临床研究项目的受理。

（三）工作流程

伦理委员会对临床研究项目的受理流程如下。

1.形式审查　申请人在递交申请材料之前需按照审查类别填写临床研究伦理审查申请/报告表，并签名和日期。项目受理文件伦理审查申请/报告的类别主要有：初始审查申请、修正案审查申请、年度/定期跟踪报告、严重不良事件报告、违背/偏离方案报告、暂停/终止研究报告、结题报告、复审申请。申请人必须保持送审材料的完整性，递交送审文件按照伦理审查审查/报告的类别分类详见第三十二章第五节。主要有临床研究方案、临床研究方案修正案、知情同意书（包括知情过程文件）、研究者手册、受试者招募材料及其他相关材料及其PDF格式电子文件并标明送审文件的版本号、版本日期，其中临床研究方案和知情同意书内容需按照GCP规定的要素进行书写，研究者履历信息完整且经过GCP培训并持有证书经研究者本人签名和日期确认。对于需要再次送审的临床研究项目，申请人需根据伦理委员会秘书发送的补充/修改送审材料通知对送审文件的完整性和文件内容要素进行审核。

2.补充/修改、受理　送审文件不完整、内容要素有缺陷的临床研究项目，伦理委员会秘书当场发送补充/修改送审材料通知，告知申请人其缺项文件、文件内容要素的缺陷以及最近的送审截止日期。

通过形式审查的临床研究项目送审文件，伦理委员会秘书当场发送受理通知并标明临床研究项目的受理号，告知申请人预定审查日期。

3.项目送审的管理　送审文件的申请表/报告原件首页上给予受理编号，受理人签名和日期。伦理委员会秘书建立“送审项目登记”电子文件登记临床研究送审项目，还需按照审查进程，及时记录送审临床研究项目相关信息，并建档和存档。若送审文件有副本需存放在伦理委员会“送审”文件柜中，待审。

（四）人员职责

伦理委员会临床研究项目受理工作主要人员是伦理委员会秘书，他们负责对临床研究项目送审材料进行形式审查，当场发送补充/修改送审材料通知或受理通知，并对受理的送审材料进行建档、存档保存以及待审管理。

第五节 伦理委员会会议审查的标准操作规程

题目		编号	
版本号		版本日期	
起草者		起草日期	
审核者		审核日期	
批准者		批准日期	
生效日期			

（一）目的

为伦理委员会会议审查的主审、预审、会议审查、决定程序、决定类别等工作提供依据，从程序上保证通过伦理委员会会议或紧急会议方式进行审查的临床研究项目的工作质量。一般来说首次提交伦理审查的临床研究项目，应采用会议审查方式。

（二）范围

适用于伦理委员会的会议审查。

（三）工作流程

伦理委员会会议审查的流程如下。

1.主审/咨询 根据临床研究项目专业方向，伦理相关问题，是否与候选人专业领域、社会文化背景相符，对于伦理审查一致性的考虑，以及选择避免与审查临床研究项目有冲突的主审委员1 ~ 2名和（或）独立顾问1 ~ 2名。一般情况下优先选择医药专业背景的委员主审研究方案，非医药专业背景的委员主审知情同意书，初始审查选择2名主审委员，复审及跟踪审查优先选择该临床研究项目的初审委员。伦理委员会秘书准备审查/咨询相关文件，主审委员需在伦理会前审查送审材料，根据临床研究设计类型和伦理审查类别的审查要点与内容要素完整填写伦理审查工作表，独立顾问需在伦理会前根据咨询问题审阅审查送审材料并提供相关专业性意见或建议，完整填写独立顾问咨询工作表。

2.预审 审查会议前（一般提前3 ~ 7天）需将审查材料送达伦理委员会参会委员处，并附审查会议日程安排。委员需对送审材料进行预审。对于紧急会议应尽量提前送达审查材料，若时间不允许无法提前送达，可在审查会上分发。

3.会议审查 伦理委员会到会委员需超过全体委员会组成人数的一半以上，并不少于5人，应包括医药专业、非医药专业、独立于临床研究项目实施单位之外的委员，以及不同性别的委员。伦理委员会秘书需对上次会议记录进行报告，由伦理委员会委员们进行审查，根据委员们对会议记录的修改意见和审查意见伦理委员会秘书进行修改；伦理委员会秘书还需报告快速审查临床研究项目，委员们进行审查，若委员们对快速审查的临床研究项目的审查意见提出异议，该临床研究项目进入会议审查。对于会议审查类项目，由申请人对临床研究项目进行报告，委员们听取报告，并提出相关问题，申请人进行答疑。

4.审查决定 到会的委员以投票方式做出自己决定，避开项目申请人、独立顾问以及有利益冲突的委员，以有效票数超过全体委员一半票数的审查意见作为审查决定，伦理委员会秘书汇总投票单，填写“会议审查决定表”（表35-5-1），报告投票结果。

表35-5-1　会议审查决定表

伦理委员会名称			
项目			
投票意见	票数		会议决定
同意	票		□同意
作必要的修正后同意	票		□作必要的修正后同意
作必要的修正后重审	票		□作必要的修正后重审
暂停或终止已批准临床研究	票		□暂停或终止已批准临床研究
不同意	票		□不同意
因利益冲突退出　　人			
跟踪审查频率		截止日期	
是否调整跟踪审查频率	□是　□否	修正跟踪审查频率	个月

审查决定有以下几种。

（1）同意　批准有效期最长不超过12个月，批准后临床研究可以立即开始或者继续进行。临床研究项目具有科学价值、社会价值，受试者的招募公平公正，风险获益比合理，对于预期的风险采取相对应的管理措施，受试者的知情同意过程以及内容充分且符合规定，对受试者的隐私信息和临床研究项目的数据具有保密性，对于弱势群体有采取相应的保护措施等。

（2）作必要的修正后同意　伦理委员会可以有条件地批准一项研究方案。伦理审查委员会提出的修改意见得到申请人接受回应，修改后再次送审，伦理委员会可采取快速审查的方式审查。

（3）作必要的修正后重审　当伦理委员会审查临床研究项目的送审文件中需要补充、修改更多的重要实质性原则性信息时，委员会可以做出暂缓审议的决定，直至申请人修改完全重新送审，伦理委员会对临床研究项目重新进行会议审查。

（4）暂停或终止临床研究　伦理审查委员会可以根据研究项目的进展情况做出暂停或终止研究的决定。当临床研究项目不再满足“同意”的标准，或是临床研究过程中出现非预期重大的影响受试者安全和权益问题等情况时应暂停或终止临床研究。

（5）不同意　伦理审查委员会可以投票反对一项临床研究。不同意的决定和不同意的原因应及时通知申请人。不同意的决定只能在会议审查中做出，并应给予申请人申辩的机会。如果申请人不同意伦理审查委员会的决议，他应该在申辩过程中同委员会共同解决问题。

（四）人员职责

伦理委员会会议审查所涉及的相关人员主要是伦理委员会秘书、伦理委员会主审委员、独立顾问、伦理委员会委员以及伦理委员会主任委员，其主要职责如下。

1.伦理委员会秘书　伦理委员会秘书/工作人员经过伦理委员会主任委员/副主任委员的批准选择合适的主审委员以及独立顾问，提前准备伦理审查/咨询文件材料如临床研究项目送审文件、伦理审查/咨询工作表等，审查会议前将伦理审查文件送至委员处，伦理审查会议开始时报告记录到会人数、上次会议记录以及需要快速审查的临床研究项目，汇总伦理审查会议的决定意见并告知申请人，伦理审查会后根据录音记录会议记录。

2.伦理委员会主审委员　伦理委员会主审委员需在伦理审查会前审查主审临床研究项目的送审文件并完整填写主审工作表，伦理审查会议中作为主要发言者，对申请人等进行提问并发表自己的审查意见。

3.伦理委员会独立顾问　伦理审查会审查会前独立顾问审查咨询临床研究的送审文件，完整填写咨询工作表，参加审查会议并提出相关专业性意见或建议。

4.伦理委员会委员　伦理委员会参会的委员需在伦理会前对需要审查的临床研究项目资料进行预审，并进行提问和发表独立审查意见，以匿名投票的方式做出审查决定。

第六节　伦理委员会快速审查的标准操作规程

题目		编号	
版本号		版本日期	
起草者		起草日期	
审核者		审核日期	
批准者		批准日期	
生效日期			

（一）目的

为伦理委员会快速审查的主审、主审综合意见的处理、会议报告等工作提供依据，适用于采用快速审查的方式进行审查的临床研究项目，保证伦理委员会快速审查的工作质量。一般情况下临床研究的风险不大于最小风险，不涉及弱势群体和个人隐私及敏感性问题，该试验为多中心临床研究，方案已经获得组长单位伦理委员会批准，且该医疗机构伦理委员会同意接受组长单位伦理委员会的审查意见，可采用快速审查的方式进行审查。

（二）范围

适用于伦理委员会的快速审查。

（三）工作流程

伦理委员会快速审查的流程如下。

1. 主审　根据临床研究项目专业方向、伦理相关问题、是否与候选人专业领域和社会文化背景相符，以及对于伦理审查一致性的考虑，选择避免与审查临床研究项目有冲突的主审委员1 ~ 2名。一般情况下优先选择医药专业背景的委员主审研究方案，非医药专业背景的委员主审知情同意书。复审及跟踪审查一般选择该项目的初审委员担任主审。自受理日起，2 ~ 5个工作日内送达主审材料以及相应的审查工作表。

主审委员需在5 ~ 10个工作日完成审查工作，根据临床研究方案设计类型和伦理审查类别的审查要素与要点，必要时参照前次审查意见进行审查，审查完毕后归还送审文件及完整填写的审查工作表。

2. 快审主审的综合意见处理　快速审查的审查意见有同意、作必要的修正后同意、作必要的修正后重审、终止或暂停临床研究、不同意（表35–6–1）。伦理委员会秘书对审查意见进行汇总，审查意见一致，均为“同意”，伦理委员会主任/副主任委员审核、签发伦理批件；若均为“作必要的修正后同意”，伦理委员会发“通知函”；审查意见不一致时，一个是“同意”另一个是“作必要的修正后同意”时，协调审查意见，尽可能达成一致，若审查意见协调一致，按协调一致的主审意见处理，若审查意见依旧不一致，则转为会议审查。快速审查结果为否定性意见或者委员提出需要会议审查时，则该临床研究项目也需转为会议审查。快审主审完成日起，3 ~ 5个工作日内完成快审主审综合意见的处理。

表35–6–1　快审主审综合意见表

项目			
项目来源			
方案版本号		方案版本日期	
知情同意书版本号		知情同意书版本日期	

续表

受理号		主审委员	
主审意见 □同意　作必要的修正后同意　□必要的修正后重审 □终止或暂停临床研究　□不同意　□转为会议审查			
跟踪审查频率		截止日期	
是否调整跟踪审查频率	□是 □否	修正跟踪审查频率	个月
审查流程安排	□提交会议报告 □提交会议审查		
伦理委员会			
伦理委员会秘书签名			
日期			

3. 会议报告　若伦理委员会的参会委员对审查意见提出异议，该临床研究项目进入会议审查；若参会委员没有异议，则该临床研究项目的审查结束，保存留档文件。

（四）人员职责

伦理委员会快速审查工作主要涉及的人员是伦理委员会秘书、伦理委员会主审委员以及伦理委员会主任/副主任委员，其主要职责如下。

1. 伦理委员会秘书　伦理委员会秘书在快速审查之前选择合适的主审委员，准备审查文件，审查会后汇总审查意见，回收审查材料，提交会议报告。

2. 伦理委员会主审委员　伦理委员会的主审委员需提前审查主审临床研究项目的送审文件，并在5～7个工作日内完成临床研究审查工作，完整填写主审工作表，审查完毕后返还给伦理秘书相关审查材料。

3. 伦理委员会主任委员　伦理委员会的主任委员/副主任委员需审核主审委员的快速审查意见，签发最终决定文件。

第七节　伦理委员会初始审查的标准操作规程

题目		编号	
版本号		版本日期	
起草者		起草日期	
审核者		审核日期	
批准者		批准日期	
生效日期			

（一）目的

为伦理委员会初始审查的受理、处理、审查、传达决定、文件存档等工作提供依据，从程序上保证伦理委员会初始审查工作的质量。

（二）范围

适用于伦理委员会的初始审查。

（三）工作流程

伦理委员会的初始审查流程如下。

1.受理　临床研究项目申请人需填写初始审查申请表，签名签署日期，并将送审文件上交伦理委员会秘书进行形式审查，不完整有缺陷文件的需补充/修改后再次送审，文件要素完整通过形式审查的临床研究项目，送审文件方可受理。形式审查需保证送审文件的完整性，初始审查的送审文件详见第三十二章第五节。

2.处理　伦理委员会秘书/工作人员需将完整的送审材料、会议审查内容和会议日程安排在伦理审查会前3 ~ 7天送至各项临床研究项目的主审委员、伦理委员会委员处，给予独立顾问咨询的需提供完整的临床研究项目材料。每个临床研究项目需选取主审委员2名和独立顾问1 ~ 2名，一般情况下优先选择医药专业背景的委员主审研究方案，非医药专业背景的委员主审知情同意书。伦理委员会秘书根据临床研究设计类型，为主审委员准备相应审查工作表，以及独立顾问的咨询工作表。

审查方式详见第三十二章第四节主要有会议审查、快速审查及转为会议审查（根据快审主审意见“作必要的修正后重审”“不同意“提交会议审查”，两位主审委员意见不一致时需转为会议审查）。

3.审查　伦理委员会委员们对临床研究项目的科学价值、社会价值、可实施性、评估试验的风险与收益、受试者的保护（权利和利益是否得到保护）、受试者的招募（招募原因、招募人群、特殊/脆弱人群的考虑、招募广告/信函等）、知情同意（知情同意书的内容、知情的过程）、隐私和保密（是否充分措施维护和保密受试者个人信息和隐私，若出于对受试者健康、临床研究和重大公共利益需要，使用受试者个人健康信息时，经有效授权后方可使用）等方面内容进行审查（表35-7-1）。

表35-7-1　初始审查投票表

项目	
审查方式	□会议审查 □快速审查
具体意见	□调整跟踪审查频率 □其他
决定	是否批准临床研究项目 □同意 □作必要的修正后同意 □作必要的修正后重审 □不同意
日期	

审查决定：

（1）同意，根据临床研究的周期和跟踪审查的频率确定，跟踪审查的频率不可超过12个月。

（2）作必要的修正后同意。

（3）作必要的修正后重审。

（4）不同意。若为多中心临床研究，分中心与组长单位伦理委员会对临床研究方案伦理审查抉择不一致时，可暂时休会，向组长单位的伦理委员会了解对该问题的考量，与组长单位交流后再开会做出本中心的伦理审查决定。

4.传达决定　伦理委员会秘书需在作出的审查决定后5 ~ 10个工作日内完成传达。具体传达方式见第三十五章第十五节。

5.文件存档　临床研究方案、知情同意书、研究者手册、病例报告表等经伦理委员会批准的文件需标明批件号、批准日期和有效期并盖伦理委员会的章。伦理委员会秘书将审查过程中相关文件（临床研究送审文件、临床研究方案和知情同意书审查工作表、会议签到表、投票单、会议记录及审查决定文件等），按审查阶段及时归档，更新目录。

（四）人员职责

伦理委员会初始审查过程中主要涉及人员有伦理委员会秘书、伦理委员会主审委员、独立顾问、伦理委员会委员以及伦理委员会主任委员/副主任委员，其职责如下。

1. 伦理委员会秘书 伦理委员会秘书/工作人员接收申请人递交伦理审查的送审材料，形式审查送审材料的完整性及内容是否有缺陷，不通过形式审查的临床研究项目发送“补充/修改送审材料通知”告知申请人其需要补充/修改的文件，通过形式审查的送审材料一般在在伦理审查会前3 ~ 5日送至伦理委员会主审委员/委员处，临床研究项目相关咨询材料会前给予独立顾问，通知伦理委员会委员/独立顾问伦理审查会议议程安排，并全程记录会议内容，整合委员们投票意见，将伦理审查会议决定告知申请人，会后整理会议记录，归档伦理审查相关文件。

2. 伦理委员会主审委员 伦理委员会主审委员在伦理审查会前将伦理委员会秘书/工作人员送达的主审项目送审文件提前进行审查并完整填写主审工作表，在召开伦理审查会时主审委员作为主要发言者，对其主审的项目进行提问和发表独立审查意见。

3. 伦理委员会独立顾问 独立顾问受到伦理委员会秘书咨询邀请时，主动声明与咨询项目是否存在利益冲突，提供自身履历及资质证明文件。伦理审查会前填写咨询工作表，签署保密协议和无利益冲突声明并仔细审阅咨询临床研究项目的材料，在审查会议中陈述专业性意见，临床研究项目进行审查决定时退出会议，无投票权，审查会后对临床研究项目具有保密义务。

4. 伦理委员会委员 伦理委员会委员在召开伦理审查会前预审审查项目的材料，出席伦理审查会，签署保密协议和无利益冲突声明等，审查所有项目并提出相关疑问和发表独立伦理审查意见，最终以匿名投票的方式做出自己伦理审查决定。

5. 伦理委员会主任 伦理委员会主任/副主任委员负责主持伦理审查会议，对伦理委员会秘书整理的会议记录进行审核、签字及确认，对伦理委员会审查最终决定文件进行审核及签发。

第八节　伦理委员会修正案审查的标准操作规程

题目		编号	
版本号		版本日期	
起草者		起草日期	
审核者		审核日期	
批准者		批准日期	
生效日期			

（一）目的

为伦理委员会修正案审查的受理、处理、审查、传达决定、文件存档等工作提供依据，在临床研究过程中申请人对研究者，临床研究方案、知情同意书、研究者手册、招募文件材料、病例报告表等文件进行任何变更或修改，都应提交修正案审查申请，经伦理委员会批准后方可执行。本操作规程适用于伦理委员会修正案审查，从程序上保证伦理委员会修正案审查的工作质量，保证受试者的安全与权益。

（二）范围

适用于伦理委员会的修正案审查。

（三）工作流程

伦理委员会修正案审查的具体流程如下。

1. 受理 临床研究项目申请人需填写完整修正案审查申请表，签名及日期，并将修正案审查的送审文件上交至伦理委员会秘书进行形式审查，不完整有缺陷的送审文件补充/修改后再次送审，文件要素完整通过形式审查的临床研究项目则送审文件可受理。修正案审查的送审文件详见第三十二章第五节。

2.处理　伦理委员会秘书/工作人员在伦理审查会前为委员准备相应研究方案或知情同意书修正案等审查工作表，并将完整的修正案送审材料、会议审查内容和会议报告日程发放给各项临床研究项目的主审委员、委员和独立顾问。每项临床研究需选取1～2名主审委员，优先选原主审委员为修正案审查的主审委员，独立顾问1～2名。

审查方式详见第三十二章第四节，一般是会议审查、快速审查以及转为会议审查（根据快审主审意见“作必要的修正后重审”、“终止或暂停已批准的研究”、“不同意、“提交会议审查”，两位主审委员意见不一致时需转为会议审查）。

3.审查　伦理委员会委员们对临床研究修正案的科学价值、社会价值、可实施性、安全性、评估修正案的风险与收益，修正案中受试者的权利和利益是否得到保护，修正案中受试者招募（特殊/脆弱人群的考虑、招募广告/信函等的修改），修正案是否延长受试者的访视时间或开销，方案修正案是否对已进组的受试者存在影响，方案的修改是否可合理实施，方案修改后是否可需要对知情同意进行修改，修正的知情同意书是否遵循完全告知、充分理解及自主选择的权利，修正的知情同意书中隐私和保密（是否充分措施维护和保密受试者个人信息和隐私）等方面的内容进行审查。修正案审查投票表见表35-8-1。

表35-8-1　修正案审查投票表

项目	
审查方式	□会议审查 □快速审查
具体意见	□调整跟踪审查频率 □其他
决定	是否同意修正案 □同意 □作必要修正后同意 □作必要的修正后重审 □暂停或终止临床研究 □不同意
日期	

4.传达决定　伦理委员会秘书需在委员们对临床研究作出的审查决定后5～10个工作日内以“伦理审查意见”的形式完成传达。具体传达方式见第三十五章第十五节。

5.文件存档　修正过的临床研究方案、知情同意书、研究者手册、受试者日记卡以及病例报告表等文件经过伦理委员会批准需标明批件号、批准日期和有效期并盖伦理委员会的“批准章”。伦理委员会秘书将审查过程中相关文件（临床研究修正案送审文件、临床研究方案/知情同意修正案审查工作表、会议签到表、审查意见单、会议记录及审查决定文件等），按审查阶段及时归档，更新目录。

（四）人员职责

伦理委员会修正案审查过程中主要涉及的人员有伦理委员会秘书、伦理委员会主审委员、独立顾问、伦理委员会委员以及伦理委员会主任/副主任委员，各司其职他们主要职责如下。

1.伦理委员会秘书　伦理委员会秘书接收申请人递交的修正案审查送审材料，形式审查修正案审查送审材料的完整性及是否有缺陷，不通过形式审查的送审材料以发送“补充/修改送审材料通知”告知申请人其需要补充/修改的文件，通过形式审查的送审材料在伦理审查会前给予伦理委员会主审委员/委员，咨询材料给予独立顾问，通知伦理委员会委员/独立顾问伦理审查会议议程安排，并全程记录会议内容，整合委员们投票意见，将伦理审查会议决定告知申请人，会后整理会议记录，归档伦理审查相关文件。

2.伦理委员会主审委员 伦理委员会主审委员在伦理审查会前将伦理委员会秘书送达的主审项目修正案审查的送审材料提前进行审查，并完整填写主审工作表，在召开伦理审查会时主审委员作为主要发言者，对修正案审查项目进行提问和发表独立审查意见。

3.伦理委员会独立顾问 独立顾问受到伦理委员会秘书咨询邀请时，主动声明与修正案伦理审查咨询项目是否存在的利益冲突，提供自身履历及资质证明文件。修正案伦理审查前填写咨询工作表，签署保密协议和利益冲突声明并仔细审阅咨询临床研究项目的材料，在修正案审查会议中陈述专业性意见，临床研究项目进行审查决定时退出会议，无投票权，审查会后对临床研究项目具有保密义务。

4.伦理委员会委员 伦理委员会委员在召开伦理审查会前预审修正案审查项目的材料，出席修正案伦理审查会，签署保密协议以及利益冲突声明，审查所有修正案项目并提出疑问和发表独立伦理审查意见，最终以匿名投票的方式做出自己伦理审查决定。

5.伦理委员会主任 伦理委员会主任/副主任委员负责主持修正案伦理审查会议，对伦理委员会秘书整理的会议记录进行审核、签字及确认，对伦理委员会修正案审查最终决定文件进行审核及签发。

第九节 伦理委员会年度/定期跟踪审查的标准操作规程

题目		编号	
版本号		版本日期	
起草者		起草日期	
审核者		审核日期	
批准者		批准日期	
生效日期			

（一）目的

为伦理委员会年度/定期跟踪审查的受理、处理、审查、传达决定、文件存档等工作提供依据，按照伦理审查批件/意见规定的年度/定期跟踪审查频率，申请人在截止日期前1个月提交研究进展报告，申办者应当向组长单位伦理委员会提交各中心研究进展的汇总报告，当出现任何影响临床研究进行、或增加受试者的危险时及时报告伦理委员会。本操作规程适用于伦理委员会对研究进展报告所进行的年度/定期跟踪审查，从程序上保证伦理委员会的年度/定期跟踪审查的工作质量。

（二）范围

适用于伦理委员会的年度/定期跟踪审查。

（三）工作流程

伦理委员会会年度/定期跟踪审查的具体流程如下。

1.受理 伦理委员会秘书在年度/定期跟踪审查到期日前1个月，提醒申请人提交研究报告，申请人需填写完整项目年度/定期跟踪审查报告并签名及日期，伦理委员会秘书对申请人递交的年度/定期跟踪审查报告的送审文件进行形式审查，主要审查年度/定期跟踪审查报告文件内容是否完整正确，不完整有缺陷年度/定期跟踪审查送审文件的需补充/修改后再次送审，文件要素完整通过形式审查的年度/定期跟踪审查送审文件方可受理。年度/定期跟踪审查送审文件详见第三十二章第五节。

2.处理 伦理委员会秘书需在伦理审查会前准备相应的年度/定期跟踪审查工作表，并将完整的年度/定期跟踪审查送审材料、会议审查内容和会议报告安排在审查会前发放给各项临床研究项目的主审委员/委员，必要时提供年度/定期跟踪审查项目方案和知情同意书，以及临床研究项目的咨询资料给予独立顾问。每项临床研究需选取1～2名主审委员，审查方式是会议审查的优先选择原主审委员，审查方式是快速审查由伦理委员会秘书和（或）原主审委员负责审查，独立顾问1～2名。

审查方式详见第三十二章第四节，一般是会议审查、快速审查以及转为会议审查（根据快审主审意见“作必要的修正后重审”“终止或暂停已批准的研究”“提交会议审查”，两位主审委员意见不一致时需转为会议审查。）

3.审查　伦理委员会委员对年度/定期跟踪审查送审材料的审查内容包括：是否存在影响临床研究进展的情况、是否已经及时报告SAE或临床研究方案规定必须报告的重要医学事件、是否存在与药物相关的、非预期的严重不良事件有关的影响临床研究风险与受益的因素、评估临床研究风险是否超出预期范围、是否出现任何新信息、新进展影响临床研究的风险与受益等。可根据试验风险的变化对跟踪审查的频率进行调整（表35-9-1）。

表35-9-1　年度/定期跟踪审查投票表

项目	
审查方式	□会议审查 □快速审查
具体意见	□延长批件有效期 □调整跟踪审查频率 □其他
决定	是否同意研究继续进行 □同意 □作必要修正后同意 □作必要的修正后重审 □暂停或终止临床研究
日期	

4.传达决定　伦理委员会秘书需在委员们对临床研究年度/定期跟踪审查决定后5～10个工作日内以“伦理审查意见”的形式完成传达。具体传达方式见第三十五章第十五节。

5.文件存档　伦理委员会秘书将审查过程中相关文件（年度/定期跟踪送审文件、年度/定期跟踪审查工作表、会议签到表、审查意见单、会议记录及审查决定文件等）按审查阶段及时归档，更新目录。

（四）人员职责

伦理委员会年度/定期跟踪审查过程中主要涉及的人员有伦理委员会秘书、主审委员、独立顾问、伦理委员会委员以及伦理委员会主任委员，其职责如下。

1.伦理委员会秘书　伦理委员会秘书接收申请人的年度/定期跟踪审查的送审材料，形式审查年度/定期跟踪审查送审材料的完整性及是否有缺陷，不通过形式审查的送审材料以发送“补充/修改送审材料通知”告知申请人其需要补充/修改的文件，通过形式审查的送审材料在伦理审查会前给予伦理委员会主审委员/委员，咨询材料给予独立顾问，通知伦理委员会委员/独立顾问伦理审查会议议程安排，并全程记录会议内容，整合委员们投票意见，将伦理审查会议决定告知申请人，审查会后整理会议记录，归档伦理年度/定期跟踪审查相关文件。

2.伦理委员会主审委员　伦理委员会主审委员在年度/定期跟踪审查会前将伦理委员会秘书送达的主审项目年度/定期跟踪审查的送审材料提前进行审查，并完整填写审查工作表，在召开伦理审查会时主审委员作为主要发言者，对年度/定期跟踪审查项目进行提问和发表审查意见。

3.独立顾问　受到伦理委员会秘书咨询邀请时，主动声明与年度/定期跟踪伦理审查咨询项目是否存在的利益冲突，提供自身履历及资质证明文件。年度/定期跟踪伦理审查前独立顾问需填写咨询工作表，签署保密协议以及利益冲突声明并仔细审阅咨询项目材料，在年度/定期跟踪审查会议中陈述专业性意见，临床研究项目进行审查决定时退出会议，无投票权，审查会后对临床研究项目具有保密义务。

4.伦理委员会委员 伦理委员会委员在召开年度/定期跟踪伦理审查会前预审年度/定期跟踪审查项目的材料，出席年度/定期跟踪伦理审查会，签署保密协议以及利益冲突声明，审查所有年度/定期跟踪项目并提出疑问和发表独立伦理审查意见，最终以匿名投票的方式做出自己伦理审查决定。

5.伦理委员会主任委员 伦理委员会主任/副主任委员负责主持年度/定期跟踪伦理审查会议，对伦理委员会秘书整理的年度/定期跟踪会议记录进行审核、签字及确认，对伦理委员会年度/定期跟踪审查最终决定文件进行审核及签发。

第十节　伦理委员会严重不良事件审查的标准操作规程

题目		编号	
版本号		版本日期	
起草者		起草日期	
审核者		审核日期	
批准者		批准日期	
生效日期			

（一）目的

为伦理委员会严重不良事件审查的受理、处理、审查、传达决定、文件存档等工作提供依据。严重不良事件（SAE）是指临床研究过程中发生需住院治疗、延长住院时间、伤残、影响工作能力、危及生命或死亡、导致先天畸形等事件。本操作规程适用伦理委员会对严重不良事件报告中的严重不良事件审查，从程序上保证伦理委员会对严重不良事件审查工作质量。

（二）范围

适用于伦理委员会的严重不良事件审查。

（三）操作流程

伦理委员会严重不良事件审查流程具体如下。

1.受理 临床研究项目申请人需填写完整临床研究严重不良事件审查报告并签名及日期，伦理委员会秘书对申请人递交的严重不良事件审查报告的送审文件进行形式审查，主要审查严重不良事件审查报告是否完整正确，不完整有缺陷临床研究严重不良事件审查报告的需补充/修改后再次送审，文件要素完整通过形式审查临床研究严重不良事件审查报告方可受理。

临床研究严重不良事件审查报告文件详见第三十二章第五节，主要是临床研究严重不良事件报告，其他试验中心发生的非预期严重不良反应报告以及中心伦理审查意见等。

2.处理 伦理委员会秘书需在伦理审查会前为委员准备相应的严重不良事件审查工作表，并将完整的严重不良事件审查送审材料、会议审查内容和会议报告安排在严重不良事件审查会前发放给各临床研究的主审委员/委员，必要时提供严重不良事件审查目前使用的临床研究方案和知情同意书等。每个临床研究项目需选取1～2名主审委员，优先选择原先的主审委员和（或）专门负责严重不良事件审查的委员，独立顾问1～2名。

审查方式详见第三十二章第四节，一般是会议审查、紧急会议审查（试验过程中出现重大或严重危及受试者安全的问题）和快速审查以及快速审查转为会议审查（根据快审主审委员们的审查意见“作必要的修正后重审”“终止或暂停已批准的研究”“提交会议审查”，当两位主审委员意见不一致时也需转为会议审查。)

3.审查 伦理委员会委员对严重不良事件审查送审材料内容从不良事件的严重性，严重不良事件与临床研究干预的相关性（相关、不相关、无法判断），严重不良事件是否符合预期，严重不良事件是否影响试验的风险与受益，发生严重不良事件的受试者是否采取合理的医疗措施，受试者是否采取合理的预防医疗措施，是否可以通过修改临床试验方案和知情同意书预防减少减轻严重不良事件的发生等方面进行审查。可根据临床试验风险的变化对严重不良事件审查的频率进行相应的调整。严重不良事件审查投票表见35-10-1。

表35-10-1 严重不良事件审查投票表

项目	
审查方式	□会议审查 □快速审查
具体意见	□修正临床研究方案 □修改知情同意书 □重新获取知情同意 □采取进一步医疗保护措施 □补充相关文件材料 □受试者继续参加临床研究 □调整跟踪审查频率 □其他
决定	是否同意研究继续进行 □同意 □作必要的修正后同意 □作必要的修正后重审 □暂停或终止临床研究
日期	

4.传达决定 伦理委员会秘书需在委员对临床研究严重不良事件审查决定后5 ~ 10个工作日内传达，紧急会议审查需在3 ~ 5个工作日内以“伦理审查意见”的形式完成传达，条件性或否定性决定必须传达，其余按需。具体传达方式见第三十五章第十五节。

5.文件存档 伦理委员会秘书将审查过程中相关文件（严重不良事件送审文件、严重不良事件审查工作表、会议签到表、审查投票意见单、会议记录及审查决定文件等）按审查阶段及时归档，更新目录。

（四）人员职责

伦理委员会严重不良事件伦理审查过程中主要涉及的人员有伦理委员会秘书、伦理委员会主审委员、独立顾问、伦理委员会委员以及伦理委员会主任/副主任委员，其职责如下。

1.伦理委员会秘书 伦理委员会秘书接收申请人的严重不良事件伦理审查的送审材料，形式审查严重不良事件伦理审查送审材料的完整性及是否有缺陷，不通过形式审查的送审材料以发送“补充/修改送审材料通知”告知申请人其需要补充/修改的文件，通过形式审查的送审材料在伦理审查会前给予伦理委员会主审委员/委员，咨询材料给予独立顾问，通知伦理委员会委员/独立顾问伦理审查会议议程安排，并全程记录会议内容，整合伦理委员会委员们投票意见，将伦理审查会议决定告知申请人，审查会后整理会议记录，归档伦理严重不良事件伦理审查相关文件。

2.伦理委员会主审委员 伦理委员会主审委员在严重不良事件伦理审查会前将伦理委员会秘书送达的主审项目严重不良事件伦理审查的送审材料提前进行审查，并完整填写审查工作表，在召开伦理审查会时主审委员作为主要发言者，对其严重不良事件伦理审查项目进行提问和发表独立审查意见。

3. 独立顾问 受到伦理委员会秘书咨询邀请时，主动声明与严重不良事件伦理审查咨询相关项目是否存在的利益冲突，提供自身履历及资质证明文件。严重不良事件伦理审查前填写咨询工作表，签署保密协议和利益冲突声明并仔细审阅咨询临床研究项目的材料，在严重不良事件审查会议过程中陈述专业性意见，临床研究项目进行审查决定时退出审查会议，并且无投票权，审查会议后对临床研究项目具有保密义务。

4. 伦理委员会委员 伦理委员会委员在召开严重不良事件伦理审查会前预审严重不良事件伦理审查项目的材料，出席严重不良事件伦理审查会，签署保密协议和利益冲突声明声明，审查所有严重不良事件伦理审查研究项目并提出疑问和发表独立伦理审查意见，最终以匿名投票的方式做出独立伦理审查决定。

5. 伦理委员会主任委员 伦理委员会主任委员负责主持严重不良事件伦理审查会议，对伦理委员会秘书整理的严重不良事件伦理审查会议记录进行审核、签字及确认，对伦理委员会严重不良事件伦理审查最终决定文件进行审核及签发。

第十一节　伦理委员会违背/偏离方案审查的标准操作规程

题目		编号	
版本号		版本日期	
起草者		起草日期	
审核者		审核日期	
批准者		批准日期	
生效日期			

（一）目的

为伦理委员会违背/偏离方案审查的受理、处理、审查、传达决定、文件存档等工作提供依据。凡是发生研究者违背/偏离GCP原则、未遵从试验方案开展试验，可能对受试者的权益/健康及试验的科学性造成显著影响的情况，申办者/监查员/研究者应提交违背/偏离方案报告。本操作规程适用于伦理委员会对违背/偏离方案报告的违背/偏离方案审查，从程序上保证伦理委员会对违背/偏离方案审查的工作质量。

（二）范围

适用于伦理委员会的违背/偏离方案审查。

（三）工作流程

伦理委员会违背/偏离方案审查的流程如下。

1. 受理 临床研究项目申请人需填写完整违背/偏离方案报告并签名及日期，伦理委员会秘书对申请人递交的违背/偏离方案的送审文件进行形式审查，主要审查违背/偏离方案报告是否完整正确，不完整有缺陷违背/偏离方案审查报告的需补充/修改后再次送审，文件要素完整通过形式审查违背/偏离方案审查报告方可受理。

临床研究违背/偏离方案的伦理审查报告文件详见第三十二章第五节相关伦理送审文件，主要是临床研究违背/偏离方案报告、研究者违反临床试验方案自我报告表等。

2. 处理 伦理委员会秘书需在伦理审查会前准备相应的违背/偏离方案伦理审查工作表，并将完整的违背/偏离方案审查的送审材料、会议审查内容和审查会议报告安排在违背/偏离方案审查会前发放给各临床研究的主审委员和伦理委员会委员，必要时需提供违背/偏离方案伦理审查项目当前使用的临床研究方案和知情同意书以及其他资料等。每项临床研究需选取1 ~ 2名主审委员，优先选择原先评审的主审委员，和（或）专门负责伦理委员会违背/偏离方案审查的委员，独立顾问1 ~ 2名。

对于违背/偏离方案的审查方式时会议审查详见第三十二章第四节和第三十二章第五节。

3. 审查　伦理委员会委员对违背/偏离方案审查送审材料内容是否保障受试者的安全、权益，是否对临床试验结果产生严重影响，是否需对违背/偏离方案采取合理的措施等方面进行审查。可根据临床试验风险的变化对违背/偏离方案审查的频率进行调整。违背/偏离方案审查投票表见表35-11-1。

表35-11-1　违背/偏离方案审查投票表

项目	
审查方式	□会议审查 □快速审查
具体意见	□修正临床研究方案和（或）知情同意书 □重新获取知情同意 □重新培训研究者 □在高年资研究人员指导下工作 □限制参加研究的权利 □拒绝受理来自研究者的后续研究申请 □建议医院相关职能部门进一步处理 □调整跟踪审查频率 □其他
决定	是否同意临床研究继续进行 □同意 □作必要的修正后同意 □作必要的修正后重审 □暂停或终止临床研究
日期	

4. 传达决定　伦理委员会秘书需在委员们对临床研究违背/偏离方案审查决定后5 ~ 10个工作日内以“伦理审查意见”的形式完成传达，条件性或否定性决定必须传达，其余按需传达。具体传达方式见第三十五章第十五节。

5. 文件存档　伦理委员会秘书将审查过程中相关文件（违背/偏离方案送审文件、违背/偏离方案件审查工作表、会议签到表、审查投票单、会议记录及审查决定文件等）按审查阶段及时归档，更新目录。

（四）人员职责

伦理委员会违背/偏离方案伦理审查过程中主要涉及的人员有伦理委员会秘书、伦理委员会主审委员、独立顾问、伦理委员会委员以及伦理委员会主任/副主任委员，其主要职责如下。

1. 伦理委员会秘书　伦理委员会秘书接收申请人的违背/偏离方案伦理审查的送审材料，形式审查违背/偏离方案伦理审查送审材料的完整性及是否有缺陷，不通过形式审查的送审材料以发送“补充/修改送审材料通知”告知申请人其需要补充/修改的文件，通过形式审查的送审材料在伦理审查会前给予伦理委员会主审委员/委员，咨询材料给予独立顾问，通知伦理委员会委员/独立顾问伦理审查会议议程安排，并全程记录会议内容，整合伦理委员会委员投票意见，将伦理审查会议决定告知申请人，审查会后整理会议记录，归档违背/偏离方案伦理审查相关文件。

2. 伦理委员会主审委员　伦理委员会主审委员在违背/偏离方案伦理审查会前将伦理委员会秘书送达的主审项目违背/偏离方案伦理审查的送审材料提前进行审查并填写审查工作表，在召开伦理审查会时主审委员作为主要发言者，对其违背/偏离方案伦理审查项目进行提问和发表独立审查意见。

3.独立顾问 独立顾问收到伦理委员会秘书咨询邀请时，主动声明与违背/偏离方案伦理审查咨询项目是否存在的利益冲突，提供自身履历及资质证明文件。违背/偏离方案伦理审查前独立顾问完整填写咨询工作表，签署保密协议和利益冲突声明并仔细审阅咨询项目材料，在违背/偏离方案审查会议中陈述专业性意见，临床研究项目进行审查决定时退出会议，无投票权，审查会后对临床研究项目具有保密义务。

4.伦理委员会委员 伦理委员会委员在召开违背/偏离方案伦理审查会前预审违背/偏离方案伦理审查项目的材料，出席违背/偏离方案伦理审查会，签署保密协议和利益冲突声明，审查所有违背/偏离方案伦理审查项目并提出疑问和发表独立伦理审查意见，最终以匿名投票的方式做出独立伦理审查决定。

5.伦理委员会主任委员 伦理委员会主任/副主任委员负责主持违背/偏离方案伦理审查会议，对伦理委员会秘书整理的违背/偏离方案伦理审查会议记录进行审核、签字及确认，对伦理委员会违背/偏离方案伦理审查最终决定文件进行审核及签发。

第十二节　伦理委员会暂停/终止临床试验审查的标准操作规程

题目		编号	
版本号		版本日期	
起草者		起草日期	
审核者		审核日期	
批准者		批准日期	
生效日期			

（一）目的

为伦理委员会暂停/终止临床研究审查的受理、处理、审查、传达决定、文件存档等工作提供依据。研究者/申办者暂停或提前终止临床研究，需向伦理委员提交暂停/终止临床研究报告。本操作规程适合伦理委员会对暂停/终止临床研究报告所进行的伦理审查，从程序上保证伦理委员会对暂停/终止临床研究伦理审查的工作质量。

（二）范围

适用于伦理委员会的暂停/终止临床研究审查。

（三）工作流程

伦理委员会暂停/终止临床研究审查的具体流程如下。

1.受理 临床研究项目申请人需填写完整暂停/终止临床研究报告并签名及日期，递交相关送审文件，伦理委员会秘书需对申请人递交的暂停/终止临床研究的送审文件进行形式审查，主要审查暂停/终止临床研究报告是否填写完整正确，不完整有缺陷暂停/终止临床研究审查报告的申请人需补充/修改后再次送审，文件要素完整通过伦理委员会秘书的形式审查暂停/终止临床研究审查报告方可受理。

临床研究暂停/终止临床研究审查报告文件详见第三十二章第五节伦理送审文件，主要是暂停/终止临床研究报告、临床研究总结报告等。

2.处理 伦理委员会秘书需在伦理审查会前准备相应的暂停/终止临床研究审查工作表，并将完整的暂停/终止临床研究审查送审材料、会议审查内容和审查会议报告安排在暂停/终止临床研究审查会前发放给各临床研究的主审委员以及伦理委员会委员。每项暂停/终止临床研究需选取1 ~ 2名主审委员，优先选择原先审评的主审委员，和/或专门负责暂停/终止临床研究审查的委员，独立顾问

1～2名。

审查方式详见第三十二章第四节，多采用会议审查或快速审查（若经伦理审查批准后无受试者入组的临床研究等可采取快速审查）。

3.审查　伦理委员会委员对暂停/终止临床研究审查送审材料内容从临床试验全过程是否保障受试者的安全、权益，是否对参加临床试验的受试者采取有合适的后续的医疗与随访措施，临床试验过程中是否有采取必要的合理措施保护受试者的安全等方面进行审查。暂停/终止临床研究审查投票表见表35-12-1。

表35-12-1　暂停/终止临床研究审查投票表

项目	
审查方式	□会议审查 □快速审查
具体意见	
决定	是否同意提前终止临床研究 □同意 □需要进一步采取保护受试者的措施
日期	

4.传达决定　伦理委员会秘书需在委员对暂停/终止临床研究审查决定后5个工作日内以"伦理审查意见"的形式完成传达，条件性或否定性决定必须传达，其余按需传达。具体传达方式见第三十五章第十五节。

5.文件存档　伦理委员会秘书将审查过程中相关文件（暂停/终止临床研究送审文件、暂停/终止临床研究审查工作表、会议签到表、会议审查投票单、会议记录及审查决定文件等）按审查阶段及时存档归档，更新目录。

（四）人员职责

伦理委员会暂停/终止临床研究伦理审查过程中主要涉及的人员有伦理委员会秘书、伦理委员会主审委员、独立顾问、伦理委员会委员以及伦理委员会主任/副主任委员，其主要职责如下。

1.伦理委员会秘书　伦理委员会秘书接收申请人的暂停/终止临床研究伦理审查的送审材料，形式审查暂停/终止临床研究伦理审查送审材料的完整性及是否有缺陷，不通过形式审查的送审材料以发送"补充/修改送审材料通知"告知申请人其需要补充/修改的文件，通过形式审查的送审材料在伦理审查会前给予伦理委员会主审委员/委员，咨询材料给予独立顾问，通知伦理委员会委员/独立顾问伦理审查会议议程安排，全程记录会议内容，整合伦理委员会委员投票意见，将伦理审查会议决定告知申请人，审查会后整理会议记录，归档暂停/终止临床研究伦理审查相关文件。

2.伦理委员会主审委员　伦理委员会主审委员在暂停/终止临床研究伦理审查会前将伦理委员会秘书送达的主审项目暂停/终止临床研究伦理审查的送审材料提前进行审查并完整填写暂停/终止临床研究审查工作表，在召开伦理审查会时主审委员作为主要发言者，对其暂停/终止临床研究伦理审查项目进行提问和发表独立审查意见。

3.独立顾问　独立顾问伦理委员会秘书咨询邀请时，主动声明与暂停/终止临床研究伦理审查咨询项目是否存在的利益冲突，提供自身履历及资质证明文件。暂停/终止临床研究伦理审查前独立顾问应填写咨询工作表，签署保密协议和利益冲突声明并仔细审阅咨询项目材料，在暂停/终止临床研究审查会议中陈述专业性意见，临床研究项目进行审查决定时退出会议，无投票权，审查会后对临床研究项目具有保密义务。

4.伦理委员会委员　伦理委员会委员在召开暂停/终止临床研究伦理审查会前预审暂停/终止临床研究伦理审查项目的材料，出席暂停/终止临床研究伦理审查会，签署保密协议和利益冲突声明，审查所有暂停/终止临床研究伦理审查项目并提出疑问和发表独立伦理审查意见，最终以匿名投票的方式做出独立审查决定。

5. 伦理委员会主任委员 伦理委员会主任/副主任委员负责主持暂停/终止临床研究伦理审查会议，对伦理委员会秘书整理的暂停/终止临床研究伦理审查会议记录进行审核、签字及确认，对伦理委员会暂停/终止临床研究伦理审查最终决定文件进行审核及签发。

第十三节 伦理委员会复审的标准操作规程

题目		编号	
版本号		版本日期	
起草者		起草日期	
审核者		审核日期	
批准者		批准日期	
生效日期			

（一）目的

为伦理委员会复审的受理、处理、审查、传达决定、文件存档等工作提供依据。初始审查和跟踪审查后，按伦理审查意见"作必要的修正后同意""作必要的修正后重审"，试验研究方案、知情同意书等文件修改后，应以"复审申请"的形式再次送审，经伦理委员会批准后方可实施。本操作规程适用于伦理委员会对复审申请的审查，从程序上保证伦理委员会对复审的工作质量。

（二）范围

适用于伦理委员会的复审。

（三）工作流程

伦理委员会复审的具体如下。

1. 受理 临床研究项目申请人需填写完整复审申请表，答复每项"伦理审查意见"，并签名及日期，伦理委员会秘书需对申请人递交的复审申请的送审文件进行形式审查，主要审查复审申请送审文件是否填写完整正确，不完整有缺陷复审申请送审文件的需补充/修改后再次送审，文件要素完整通过形式审查复审申请的送审文件方可受理。

临床研究项目复审申请送审文件详见第三十二章第五节伦理送审文件，修正版的临床试验方案、修正版的知情同意书、修正版的研究者手册以及修正版的受试者招募材料等复审相关送审文件，且均需用斜线或下划线标明送审文件修改的内容。

2. 处理 伦理委员会秘书需在伦理审查会前准备相应的复审工作表（按初审后复审或跟踪审查后复审分类），并将完整的复审送审材料、会议审查内容和会议报告安排在复审审查会前发放给各临床研究的主审委员/委员。每项复审临床研究需选取1～2名主审委员，"作必要的修正后同意"的复审临床研究，由原主审委员和/或伦理委员会主任负责；"作必要的修正后重审"优选其原先的主审委员；审查意见不一致的复审临床研究项目，优选其原先的主审委员，独立顾问1～2名。

3. 审查 审查方式详见第三十二章第四节，多采用会议审查或快速审查（按照伦理审查相关意见修改的"作必要的修正后同意"的复审临床研究项目可采用快速审查的方式）。审查投票表见表35-13-1。

伦理委员会委员对复审送审材料内容从是否与伦理意见修改的一致，是否能接受伦理意见的修改或澄清等方面进行审查。跟踪审查的频率根据临床研究的风险程度决定，不超过12个月。审查批件的有效期由临床研究的周期和跟踪审查的频率决定。

表35-13-1　复审投票表

项目	
审查方式	□会议审查 □快速审查
具体意见	
决定	是否批准临床研究项目 □同意 □作必要的修正后同意 □作必要的修正后重审 □不同意
日期	

4.传达决定　伦理委员会秘书需在委员对复审审查决定后5 ~ 10个工作日内完成传达，条件性或否定性决定以“伦理审查意见”形式必须传达。具体传达方式见第三十五章第十五节。肯定性决定中年度/定期跟踪审查必须以“伦理审查意见”形式传达，若是会议审查需附有“会议签到表副本”，若是快速审查，需附下次会议的“会议签到表副本”；临床研究结题审查后的复查，需按照相关规定以“伦理审查意见”形式是否传达；初始审查后的复审以“伦理审查意见”传达并附有“伦理委员会成员表副本”。

5.文件存档　伦理委员会秘书将审查过程中相关文件（临床研究复审送审文件、复审审查工作表、会议签到表、会议审查投票单/快审主审综合意见、会议记录及审查决定文件等）以及经批准的临床研究方案、知情同意书、受试者日记卡以及研究者手册等文件需标明其批件号，版本日期和有效期并加盖批准章，按审查阶段及时存档归档，更新目录。

（四）人员职责

伦理委员会复审过程中主要涉及的人员有伦理委员会秘书、伦理委员会主审委员、独立顾问、伦理委员会委员以及伦理委员会主任委员，其职责如下。

1.伦理委员会秘书　伦理委员会秘书接收申请人的复审申请的送审材料，形式审查复审申请的送审材料的完整性及是否有缺陷，不通过形式审查的送审材料以发送“补充/修改送审材料通知”告知申请人其需要补充/修改的文件，通过形式审查的送审材料在伦理审查会前给予伦理委员会主审委员/委员，咨询材料给予独立顾问，通知伦理委员会委员/独立顾问伦理审查会议议程安排，并全程记录会议内容，整合伦理委员会委员投票意见，将伦理审查会议决定告知申请人，审查会后整理会议记录，归档临床研究伦理委员会复审相关文件。

2.伦理委员会主审委员　伦理委员会主审委员在复审申请审查会前将伦理委员会秘书送达的主审项目复审申请的送审材料提前进行审查并填写复审审查工作表，在召开伦理审查会时主审委员作为主要发言者，对其复审申请的伦理审查项目进行提问和发表独立审查意见。

3.独立顾问　独立顾问受到伦理委员会秘书咨询邀请时，主动声明与复审伦理审查咨询临床研究项目是否存在的利益冲突，提供自身履历及资质证明文件。复审的临床研究项目伦理审查前独立顾问应填写咨询工作表，签署保密协议和利益冲突声明并仔细审阅咨询项目材料，复审的试验审查会议中陈述专业性意见，临床研究项目进行审查决定时退出会议，无投票权，审查会后对临床研究项目具有保密义务。

4.伦理委员会委员　伦理委员会委员在召开复审伦理审查会前预审复审的伦理审查项目的材料，出席复审的临床研究伦理审查会，签署保密协议和利益冲突声明，审查所有复审的试验伦理审查项目并提出疑问和发表独立伦理审查意见，最终以匿名投票的方式做出独立审查决定。

5. 伦理委员会主任委员 伦理委员会主任/副主任委员负责主持复审的伦理审查会议，对伦理委员会秘书整理的复审的试验伦理审查会议记录进行审核、签字及确认，对伦理委员会复审的临床研究伦理审查最终决定文件进行审核及签发。

第十四节　伦理委员会实地访查的标准操作规程

题目		编号	
版本号		版本日期	
起草者		起草日期	
审核者		审核日期	
批准者		批准日期	
生效日期			

（一）目的

为伦理委员会实地访查的准备、访查意见及其处理等工作提供依据。从保护受试者以及是否遵从GCP、临床研究方案规定的角度检查临床研究的实施情况，本操作规程适用伦理委员会开展实地访查的工作并从程序上保证伦理委员会的实地访查工作的质量。

（二）范围

适用于伦理委员会的实地访查。

（三）工作流程

伦理委员会实地访查的具体流程如下。

1. 实地访查提议 伦理委员会秘书受理受试者抱怨，伦理委员会主审委员/委员审查项目时临床研究项目实施过程或临床研究项目实施专业科室出现值得重视的SAE、可能损害受试者的权益与安全及违背/偏离GCP和临床研究方案的事件、可能为遵循伦理审查批件对申请人的要求等情况均提议实地访查，需经办公室主任同意后方开展实地访查。

2. 实地访查前准备 实地访查前伦理委员会秘书需通知临床研究专业科室/研究者接受实地访查并告知访查时间并准备访查所需临床研究相关文件，同样也需告知实地访查小组成员具体访查目的（问题）与时间。实地访查小组成员一般由2 ~ 3名伦理委员会委员组成，也可邀请专家。

3. 实地访查 实地访查小组成员进行实地访查活动可从以下方面进行访查（包括不限于）：检查临床研究方案与知情同意书所使用的版本是否经过批准；抽查受试者签署的知情同意文件，确定其是否签署正确版本的知情同意书；必要时，观察受试者知情同意过程；检查门诊/住院病历等相关文件，询问研究者和护士，了解/核实SAE的信息，必要时需与受试者交流询问；检查临床研究相关的实验室和设施；检查伦理审查批件/意见是否得到落实等。

4. 访查意见及其处理 实地访查小组成员访查结束后，讨论访查发现问题，提出访查处理意见，填写实地访查记录，签名及日期。若访查的意见为“不需要采取进一步的处理措施”可不传达；若访查的意见为“需要采取进一步的处理措施”，伦理委员会秘书应和该临床研究的审查决定一起向主要研究者传达。

5. 文件存档 伦理委员会秘书需将“实地访查记录”放入伦理办公室“工作日志”文件夹中存档。

（四）人员职责

伦理委员会实地访查主要涉及的人员有伦理委员会委员、伦理委员会秘书、伦理委员会主任委员，其主要职责如下。

1. 伦理委员会委员　伦理委员会委员在审查临床研究项目时发现需了解/核实问题，可提议开展实地访查并参加实地访查活动并提出访查意见。

2. 伦理委员会秘书　伦理委员会秘书受理受试者咨询时发现需了解/核实的问题，可提议开展实地访查，选择实地访查小组成员并告知实地访查目的和时间，通知临床研究科室和研究者实地访查的时间，准备访查文件，实地访查结束后处理方差组成员的意见并向研究者传达，按规定存档实地访查文件。

3. 伦理委员会主任委员　在伦理委员会秘书和伦理委员会委员发现需要实地访查了解/核实的问题时，对其开展实地访查活动进行批准与否。

第十五节　伦理委员会审查决定传达的标准操作规程

题目		编号	
版本号		版本日期	
起草者		起草日期	
审核者		审核日期	
批准者		批准日期	
生效日期			

（一）目的

为伦理委员会准备审查决定文件、审签决定文件、传达决定等工作提供依据，帮助伦理委员会确定必须传达与可以不传达的决定及审查决定文件的准备与传达，从程序上保证伦理委员会审查决定传达的工作质量。

（二）范围

适用于伦理委员会的审查决定传达。

（三）工作流程

伦理委员会审查决定传达的具体流程如下。

1. 确定必须传达的决定类别　审查决定为条件性或否定性决定或是肯定性决定中初始审查、修正案审查、年度/定期跟踪审查及上述审查类别审查后的复审必须向申请人传达的决定。肯定性决定的审查决定为同意；条件性或否定性决定的审查决定是作必要的修正后同意、作必要的修正后审查、终止或暂停已批准的临床研究、不同意以及需进一步采取保护受试者的措施可以不传达的决定类别。

当审查决定是肯定性决定（同意）中严重不良事件审查、违背/偏离方案审查、暂停/终止临床研究审查，结题审查以及上述审查后的复审其审查决定可不传达，也可传达。

若是审查申请后一个半月未收到审查决定意见视为审查决定为“同意”。

2. 准备审查决定文件　伦理委员会秘书根据审查会议记录准备伦理审查决定文件，决定文件应包含但不限于文件的有效期；临床研究相关信息；伦理审查意见/批件号；临床研究机构和研究者；伦理审查会议日期与地点、审查类别/方式、审查委员、审查决定文件、批准文件（临床研究方案、知情同意书、研究者手册、受试者招募材料等均应标明其版本号及版本日期）；伦理委员会主任/副主任委员签字及日期，伦理委员会名称（盖章），联系人和联系方式。若是初始审查及其复审的审查决定文件采用伦理审查批件，其他审查决定文件使用伦理审查意见。

决定文件中的伦理审查意见有肯定性决定（同意）：需告知批准的事项，对申请人实施临床研究以及跟踪审查的要求；条件性决定（作必要修正后同意，作必要修正后重审）：说明审查后的修正意见，提交复审的程序；否定性决定（不同意，终止或暂停意见批准的临床研究）：清楚地说明否定理由和审查的考虑，告知申请人若有不同意见，可就有关事项作出解释，提交复审申请。

3.审签决定文件 由伦理委员会秘书或是相关工作人员2人分别对审查决定文件是否信息的准确、审查意见是否规范与完整进行核对后，伦理审查会主任或被授权的副主任/委员审阅伦理审查会议记录及决定文件并签名及日期。

4.传达审查决定 伦理委员会秘书在审查决定后5～10个工作日内传达，紧急会议的审查决定后3～5个工作日内传达，并将加盖伦理委员会章的决定文件送达申请人（可寄送），收件人需签署伦理审查决定文件签收表（寄送需保留寄送凭证）。审查决定文件一般是申办者、CRO及研究单位各一份。伦理委员会秘书还需将“伦理委员会成员表副本”附在初始审查的决定文件中；初始审查、修正案审查以及复审的肯定性决定，若是会议审查则需附“会议签到表副本”，若是快速审查则需附下次会议报告的“会议签到表副本”。在快速审查中审查意见“同意”或“作必要的修正后同意”的修正案审查、严重不良事件审查、年度/定期跟踪审查、违背/偏离方案审查、暂停/终止临床研究审查、临床研究完成审查，复审也需在3～5个工作日内传达；若是快速审查中的初始审查则可在5～10个工作日内传达。

5.文件存档 伦理委员会秘书将审查决定文件归入临床研究项目档案。

（四）人员职责

伦理委员会审查决定传达中涉及的人员主要有伦理委员会秘书和伦理委员会主任委员，其主要职责如下。

1.伦理委员会秘书 伦理委员会秘书确定审查决定文件中必须传达与可以不传达的类别，按照审查决定文件的信息、类别和审查意见准备审查决定文件后传达伦理审查决定，并将审查决定文件存档。

2.伦理委员会主任委员 伦理委员会主任/副主任委员负责审签会议记录和审查决定文件并签名及日期。

第十六节 伦理委员会结题审查的标准操作规程

题目		编号	
版本号		版本日期	
起草者		起草日期	
审核者		审核日期	
批准者		批准日期	
生效日期			

（一）目的

为伦理委员会结题审查的受理、处理、审查、传达决定、文件存档等工作提供依据。临床研究完成后，申请人应及时向伦理委员会提交结题报告，伦理委员会需对结题报告进行结题审查，本操作规程从程序上保证伦理委员会结题审查的工作质量。

（二）范围

适用于伦理委员会的结题审查。

（三）工作流程

伦理委员会结题审查的具体流程如下。

1.受理　临床研究项目申请人需填写完整临床研究结题完成报告并签名及日期，伦理委员会秘书对申请人递交的临床研究结题送审文件进行形式审查，主要审查临床研究结题的送审文件是否完整正确，不完整有缺陷临床研究结题送审文件需补充/修改后再次送审，文件要素完整通过形式审查结题送审文件方可受理。

临床研究结题送审文件主要是临床研究结题报告、临床研究总结报告。

2.处理　伦理委员会秘书需在伦理审查会前准备相应的临床研究结题审查工作表，并将完整的临床研究结题审查送审材料、会议审查内容和会议报告安排在临床研究结题审查会前发放给各项临床研究项目的主审委员/委员。每个结题的临床研究项目需选取1名主审委员，优选其原主审委员或由伦理委员会主任/副主任委员负责审查，可聘请独立顾问1名。

审查方式详见第三十二章第四节，一般是快速审查，除非伦理委员会主审委员提出会议审查。

3.审查　伦理委员会委员对临床研究结题审查送审材料内容是从SAE或方案规定必须报告的医学事件是否已及时报告，与临床研究干预相关的、非预期的SAE是否影响试验的风险与受益，临床研究风险是否超过预期，受试者权益是否受到影响，对受试者是否采取进一步保护措施，伦理委员会通过的方案与知情同意书的版本是否与临床研究执行的一致等方面进行审查。结题审查投票表见表35-16-1。

审查决定是同意、需进一步采取合理措施保护受试者或者是否需进行会议审查等。

表35-16-1　结题审查投票表

项目	
审查方式	□会议审查 □快速审查
具体意见	
决定	是否同意结题 □同意 □需要进一步采取保护受试者的措施
日期	

4.传达决定　伦理委员会秘书需在委员对结题临床研究审查决定后5 ~ 10个工作日内以“伦理审查意见”的形式完成传达，条件性或否定性决定必须传达，肯定性决定依照相关规定需要传达，若是新药临床研究结题审查，按需传达。具体传达方式见第三十五章第十五节。

5.文件存档　伦理委员会秘书将审查过程中相关文件（临床研究结题送审文件、临床研究结题审查工作表、会议签到表、会议审查投票单、会议记录及审查决定文件等）按审查阶段及时存档归档，更新目录。

（四）人员职责

伦理委员会结题审查过程中主要涉及的人员有伦理委员会秘书、伦理委员会主审委员、独立顾问、伦理委员会委员以及伦理委员会主任委员，其主要职责如下。

1.伦理委员会秘书　伦理委员会秘书接收申请人的临床研究结题伦理审查的送审材料，形式审查临床研究结题伦理审查送审材料的完整性及是否有缺陷，不通过形式审查的送审材料以发送“补充/修改送审材料通知”告知申请人其需要补充/修改的文件，通过形式审查的送审材料在伦理审查会前给予伦理委员会主审委员/委员，咨询材料给予独立顾问，通知伦理委员会委员/独立顾问伦理审查会议议程安排，全程记录会议内容，整合伦理委员会委员投票意见，将伦理审查会议决定告知申请人，审查会后整理会议记录，归档临床研究结题伦理审查相关文件。

2.伦理委员会主审委员　伦理委员会主审委员在临床研究结题伦理审查会前将伦理委员会秘书送

达的主审项目临床研究结题伦理审查的送审材料提前进行审查并填写临床研究结题审查工作表，在召开伦理审查会时主审委员作为主要发言者，对其临床研究结题伦理审查项目进行提问和发表独立审查意见。

3. 独立顾问　受到伦理委员会秘书咨询邀请时，主动声明与临床研究结题伦理审查咨询项目是否存在的利益冲突，提供自身履历及资质证明文件。临床研究结题伦理审查前填写咨询工作表，签署保密协议和利益冲突声明并仔细审阅咨询项目材料，复审的试验审查会议中陈述专业性意见，临床研究项目进行审查决定时退出会议，无投票权，审查会后对临床研究项目具有保密义务。

4. 伦理委员会委员　伦理委员会委员在召开临床研究结题伦理审查会前预审临床研究结题伦理审查项目的材料，出席临床研究结题伦理审查会，签署保密协议和利益冲突声明，审查所有临床研究结题伦理审查项目并提出疑问和发表自己伦理审查意见，最终以匿名投票的方式做出自己审查决定。

5. 伦理委员会主任委员　伦理委员会主任/副主任委员负责主持临床研究结题伦理审查会议，对伦理委员会秘书整理的临床研究结题伦理审查会议记录进行审核、签字及确认，对伦理委员会临床研究结题伦理审查最终决定文件进行审核及签发。

附　录

附录一　中英文对照表

英文缩写	英文全称	中文名称
SOP	standard operation procedure	标准操作规程
CIOMS	Council for International Organizations of Medical Sciences	国际医学科学组织理事会
CRO	Contract Research Organization	合同研究组织
GCP	good clinical practice	药物临床试验质量管理规范
ICH	International Conference on Harmonization of Technical Requirements for Registration Pharmaceuticals for Human Use	人用药品注册技术要求国际协调会议
WHO	World Health Organization	世界卫生组织
FDA	Food and Drug Administration	美国食品药品管理局
GLP	good laboratory practice	药物非临床研究质量管理规范
GMP	good manufacturing practice	药品生产质量管理规范
CFDA	China Food and Drug Administration	国家食品药品监督管理总局
NMPA	National Medical Products Administration	国家药品监督管理局
CRA	clinical research associate	临床研究监查员
CRC	clinical research coordinator	临床研究协调员
EMEA	European Medicines Agency	欧洲药品审批署
SAE	serious adverse event	严重不良事件
CRF	case report form	病例报告表
PFDA	Provincial Food and Drug Administration	省食品药品监督管理局
CDE	Center For Drug Evaluation	国家药品审评中心
CFDI	Center for Food and Drug Inspection of NMPA	国家食品药品审核查验中心
CCD	Center For Certification of Drugs	国家药品认证管理中心
PDC	paper data capture	纸质数据捕获
EDC	electronic data capture	电子数据捕获
ACRP	Association of Clinical Research Professionals	临床研究专业协会
SoCRA	Society for Clinical Research Associates	社会临床研究组织
PI	principal investigator	项目负责人
FAS	full analysis set	全分析集
ITT	intention to treat	意向性分析
PAS	per protocol set	符合方案集
SS	safety analysis set	安全性数据集

附录二　术语表

（1）特殊疾病人群、特定地区人群/族群：具有某种共同特点的人群，该特点可以是相同/相近的区域，或是相同的价值观，或是共同的利益，或是患有同样的疾病。

（2）保密性：防止将涉及所有权的信息或个人身份信息透露给无权知晓者。

（3）利益冲突：当伦理委员会委员因与所审查的试验项目之间存在相关利益，因而影响他/她从保护受试者的角度出发对试验作出公正独立的审查。利益冲突的产生常见于伦理委员会委员与审查项目之间存在经济上、物质上、机构以及社会关系方面的利益关系。

（4）独立的数据安全监查委员会（数据和安全监查委员会，监查委员会，数据监查委员会）：指由申办者设立的独立的数据监查委员会，定期对临床试验的进展、安全性数据和重要的有效性终点进行评估，并向申办者建议是否继续、调整或者停止试验。

（5）伦理委员会：指由医学、药学及其他背景人员组成的委员会，其职责是通过独立地审查、同意、跟踪审查试验方案及相关文件、获得和记录受试者知情同意所用的方法和材料等，确保受试者的权益、安全受到保护。

（6）知情同意：指受试者被告知可影响其做出参加临床试验决定的各方面情况后，确认同意自愿参加临床试验的过程。该过程应当以书面的、签署姓名和日期的知情同意书作为文件证明。

（7）知情同意书：是每位受试者表示自愿参加某试验的文件证明。研究者需向受试者说明试验性质、试验目的、可能的受益和风险、可供选用的其他治疗方法以及符合《赫尔辛基宣言》规定的受试者权利和义务等，使受试者充分了解后表达其同意。

（8）最小风险：指试验中预期风险的可能性和程度不大于日常生活、或进行常规体格检查或心理测试的风险。

（9）多中心临床研究：遵循同一方案，在多个试验中心，分别由多名研究者负责实施完成的临床研究。

（10）违背/偏离方案：指对伦理委员会批准试验方案的所有偏离，并且这种偏离没有获得伦理委员会的事先批准，或者违背/偏离人体受试者保护规定和伦理委员会要求的情况。

（11）修正案：对试验方案，以及有关试验组织实施的其它文件及信息的书面修改或澄清。

（12）法定到会人数：为对某项试验进行审查和决定而规定的必须参加会议的伦理委员会委员人数和资格要求，即有效会议应出席的委员人数和资格要求。

（13）受试者：指参加一项临床试验，并作为试验用药品的接受者，包括患者、健康受试者。

（14）标准操作规程：指为保证某项特定操作的一致性而制定的详细的书面要求。

（15）不良事件：指受试者接受试验用药品后出现的所有不良医学事件，可以表现为症状体征、疾病或者实验室检查异常，但不一定与试验用药品有因果关系。

（16）严重不良事件：指受试者接受试验用药品后出现死亡、危及生命、永久或者严重的残疾或者功能丧失、受试者需要住院治疗或者延长住院时间，以及先天性异常或者出生缺陷等不良医学事件。

（17）药物不良反应：指临床试验中发生的任何与试验用药品可能有关的对人体有害或者非期望的反应。试验用药品与不良事件之间的因果关系至少有一个合理的可能性，即不能排除相关性。

（18）可疑且非预期严重不良反应：指临床表现的性质和严重程度超出了试验药物研究者手册、已上市药品的说明书或者产品特性摘要等已有资料信息的可疑并且非预期的严重不良反应。

（19）弱势受试者：指维护自身意愿和权利的能力不足或者丧失的受试者，其自愿参加临床试验的意愿，有可能被试验的预期获益或者拒绝参加可能被报复而受到不正当影响。包括：研究者的学生和下级、申办者的员工、军人、犯人、无药可救疾病的患者、处于危急状况的患者，入住福利院的人、流浪者、未成年人和无能力知情同意的人等。

附件 1 药物临床试验委托书

依据《中华人民共和国合同法》《药物临床试验质量管理规范》《药品注册管理办法》等法律法规的有关规定，经双方协商，____________公司委托__________医院________科室______教授负责实施____________（方案名称）临床试验。

委托单位：____________________
联系人：

（签字、盖章）

地址：__________ 邮编：__________
电话：__________

被委托人：__________（PI签字）
日期：__________

附件 2 药物临床试验项目立项评估表

项目名称					
药物名称		注册分类		临床分期	
申办方					
承担科室		计划完成例数：		主要研究者	

专业科室评估：
1.是否能保证招募足够的受试人群：是□，否□
2.研究者是否具备足够的试验时间：是□，否□
3.是否具备相应的仪器设备和其他技术条件：是□，否□
4.是否能对试验质量进行保证：是□，否□
5.目前科室研究情况：
承担的与试验药物目标疾病相同的在研项目：
无□，1项□，2项□，3项□，3项以上□
6.主要研究者在研临床项目：无□，1项□，2项□，3项□，3项以上□
评估意见：同意□，不同意□，请注明理由：

科室主任签字： 日期：
PI签字： 日期：

机构办公室评估： 申办方是否具备相应的资格申报药物临床试验：是□，否□ 临床研究资料是否齐全：是□，否□ 临床科室是否能承担项目：是□，否□ 机构办秘书签字： 日期：　　年　　月　　日
机构负责人审核意见： 机构办主任签字： 日期：　　年　　月　　日

附件 3　临床试验伦理审核递交信

尊敬的＿＿＿＿＿伦理委员会：

受＿＿＿＿＿公司委托，＿＿＿＿＿公司拟在我院＿＿＿＿＿＿＿＿＿＿科室进行一项药物/医疗器械临床试验，现向您递交以下资料，请审批。

试验方案名称：＿＿＿＿＿＿＿＿＿＿＿＿＿＿＿＿＿

试验方案编号：＿＿＿＿＿＿　　NMPA 备案号：＿＿＿＿＿＿

申办方：＿＿＿＿＿＿＿＿＿＿＿＿＿＿＿＿＿＿＿＿

本次递交的资料为：

文件名	版本日期	版本号

主要研究者签字：＿＿＿＿＿

日期：　　年　　月　　日

伦理委员会文件递交回执

本伦理委员会已收到上述递交资料，并作出如下回复：

□会议审查，之后书面回复审查意见

□快速审查，之后书面回复审查意见

□其他，说明

伦理委员会授权人：　　　　　日期：

附件4 初始审查申请表

<table>
<tr><td>项目名称</td><td colspan="5"></td></tr>
<tr><td colspan="6">项目类型</td></tr>
<tr><td>□药物临床试验</td><td colspan="2">□Ⅰ期 □Ⅱ期 □Ⅲ期 □Ⅳ期 □其他</td><td>药物通用名</td><td colspan="2"></td></tr>
<tr><td>□医疗器械临床试验</td><td colspan="2">□Ⅱ类 □Ⅲ类 □其他
（需进行临床试验审批：□是 □否）</td><td>器械名称</td><td colspan="2"></td></tr>
<tr><td>□体外诊断试剂</td><td colspan="2">□Ⅱ类 □Ⅲ类 □其他</td><td>试剂名称</td><td colspan="2"></td></tr>
<tr><td>研究类型</td><td colspan="5">□试验性研究 □观察性研究（□前瞻性 □横断面 □回顾性）□其他</td></tr>
<tr><td colspan="4">是否涉及人类遗传资源采集、收集、买卖、出口、出境</td><td colspan="2">□是 □否</td></tr>
<tr><td>□采集</td><td colspan="5">□重要遗传家系 □特定地区人类遗传资源</td></tr>
<tr><td>□收集</td><td colspan="5">□保藏 □国际合作</td></tr>
<tr><td>□出口、出境</td><td colspan="5">将人类遗传资源转移到境外</td></tr>
<tr><td>申办者</td><td colspan="2"></td><td>CRO公司</td><td colspan="2"></td></tr>
<tr><td>多中心研究</td><td colspan="5">□是 □否</td></tr>
<tr><td>组长单位</td><td colspan="2"></td><td>主要研究者</td><td colspan="2"></td></tr>
<tr><td>参加单位</td><td colspan="5"></td></tr>
<tr><td colspan="6">本中心</td></tr>
<tr><td>承担科室</td><td></td><td>主要研究者</td><td></td><td>职称</td><td></td></tr>
<tr><td colspan="6">涉及人的生物医学研究内容及研究方案摘要（400字以内）
涉及人的生物医学研究内容：
研究方案摘要：</td></tr>
<tr><td colspan="6">送审文件清单</td></tr>
<tr><td colspan="6">样例
1.临床试验信息简表
2.立项评估表
3.伦理审查申请表
4.国家食品药品监督管理总局批件/国家药品监督管理局临床试验默示许可公示/通知书
5.研究方案（版本号，版本日期）
6.知情同意书（版本号，版本日期）
7.招募受试者的材料（包括招募方式说明）（版本号，版本日期）
8.研究者手册（版本号，版本日期）
9.病例报告表（版本号，版本日期）
10.药物/药品说明书
11.药物的合格检验报告（报告编号）
12.符合GMP条件下生产的相关证明文件
13.其他提供给受试者的文件，例如调查问卷、受试者日记卡等
14.主要研究者简历、GCP培训证书
15.研究者经济利益声明
16.研究者承诺书
17.研究团队成员表
18.临床试验委托书
19.保险凭证（保单号）
20.申办者资质文件：营业执照（统一社会信用代码，证照编号）、药品/医疗器械生产许可证（编号）</td></tr>
</table>

21. CRO资质文件：营业执照（统一社会信用代码，证照编号） 22. 申办者对CRO的委托函 23. 监查员资质文件（授权书、个人简历及GCP培训证书等） 24. 组长单位伦理委员会批件+签到表/成员名单 25. 其他伦理委员会对申请研究项目的重要决定（如适用） 26. 设盲试验的破盲规程				
主要研究者承诺： 以上所填内容（包括递交审查资料）均属实，如获批准，我将严格按照提供的方案进行研究，并遵守xxx医院医学伦理委员会的相关规定。				
主要研究者签名：				日期：　年　月　日
申报科室领导	是否同意申报	□是 □否	签名：	日期：　年　月　日
药物临床试验机构	是否同意立项	□是 □否	签名：	日期：　年　月　日
项目联系人：		联系电话：		邮箱：

附件5　研究者经济利益声明

项目：

项目来源：

本人就该临床试验项目的经济利益，声明如下：

选择请用"√"表示	是	否
受聘申办者的顾问，并接受顾问费（是请填写具体数字）		
受聘申办者的专家，并接受专家咨询费（是请填写具体数字）		
接受申办者赠予的礼品（是请填写具体数字）		
接受申办者赠予的仪器设备		
存在与申办者之间的专利许可		
存在与申办者之间的科研成果转让		
存在与申办者之间的购买任何财产或不动产		
存在与申办者之间的出售任何财产或不动产		
存在与申办者之间的租赁任何财产或不动产		
存在于申办者之间的投资关系，如持有申办者公司的股票		
本人的配偶、子女、父母、合伙人与申办者存在经济利益		
本人的配偶、子女、父母、合伙人在申办者公司担任职务		

主要研究者承诺：作为该项目的主要研究者，我的上述经济利益声明属实。

签名：

日期：

附件 6　临床试验承诺书

____________医院药物临床试验机构：

_______________是化学药品第______类，经国家药监局药物临床研究批件第____________号批准进行临床试验。作为本次临床试验的项目负责人，为保证临床研究工作的顺利进行和完成质量，我承诺：

1. 严格按照临床试验方案、有关新药临床研究指导原则和GCP的规定进行临床研究。

2. 保证有充分的时间在方案规定的期限内负责和完成临床试验，安排具有相应资历、能力的研究者承担该项试验。

3. 保证将原始数据真实、准确、完整、及时、合法地载入病历和病例报告表。

4. 指定专人管理临床试验用药物，建立完整的药物使用记录包括药物的接受、发放、回收等方面信息。

5. 在临床试验过程中若发生不良事件、严重不良事件，采取必要的措施以保障受试者的安全，并记录在案。同时按照GCP的规定记录、处理、上报。

6. 配合申办方委派的监查员的监察工作，保证临床试验的质量。

7. 配合我院药物临床试验机构对该项目的监查。

8. 如中止临床试验必须通知机构办公室、受试者、申办方、伦理委员会和药监局并阐明理由。

9. 临床试验完成后，根据实验数据进行临床试验总结报告的撰写，并对报告的正确性及可靠性负责。将已签名的知情同意书、病例报告表（粘贴检验单或复印件）核实后在我院药物临床试验机构保存。

由于数据、总结报告不真实或未按试验方案进行造成的与申办方的纠纷或对机构的不良影响，本人愿承担所有责任。

承诺人：

签署日期：

附件 7　受理通知表

受理号：

项目名称	
申请人	
申请/报告类别	

送审材料	

送审人签字		日期：	
受理人签字		日期	

附件 8　补充/修改送审材料通知

受理号：

申请人	
项目名称	
申办者	
申请/报告类别	

补充送审材料	

修改送审材料名称	修改内容

伦理委员会	
受理人签字	
日期	

附件 9　修正案审查申请

尊敬的＿＿＿＿伦理委员会：

现有研究项目＿＿＿＿＿＿＿＿中＿＿＿＿的内容进行了修正，现附上有关资料，请伦理委员会审批。

主要研究者＿＿＿＿

年　　月　　日

项目名称			
伦理受理号			
申办方			
CRO公司			
方案版本号		方案版本日期	
知情同意书版本		知情同意书版本日期	
伦理审查批件号		项目负责人	

一、一般信息

（一）提出修正人员

□申请人，□项目负责人，□研究中心，□其它：______

（二）修正类别

□试验设计，□受试者例数，□试验步骤，□方案纳入排除标准，□试验干预措施，□知情同意书，□招募材料，□变更项目负责人，□其它：

（三）修正案的使用

为避免造成对受试者紧急伤害，修正案申请提交伦理委员会审查批准前是否对试验方案进行修正并予以实施：□是，□否

二、修正的内容与原因

递交文件（修正后版本号/版本日期）

修改对照				
序号	修改位置	修改前	修改后	修正原因

三、修正案对研究的影响

（一）是否增加试验的预期风险：□是，□否

（二）是否降低受试者预期受益：□是，□否

（三）是否涉及弱势群体：□是，□否

（四）是否增加受试者参加试验的时间或花费：□是，□否

（五）若临床试验已开始是否对已纳入该试验的受试者造成影响：

□不适用，□是，□否

（六）对于已经纳入的受试者是否需要重新获取知情同意：□是，□否

申请人签字		日期	

附件 10　复审申请

__________伦理委员会：

现有研究项目____________________，已根据伦理审查意见，对送审材料进行了修改，现附上有关资料，请伦理委员会审批。

项目负责人__________

年　　月　　日

项目名称			
伦理受理号			
申办方			
CRO公司			
修正类型	□按伦理委员会意见修改 □修正申请伦理委员会批准 □申诉		
方案版本号		方案版本日期	
知情同意书版本		知情同意书版本日期	
伦理审查批件号/意见号		项目负责人	

递交文件（原有或修正后版本号/版本日期）

修改对照表			
序号	修改位置	修改前	修改后
修正原因/申诉内容			

附件 11　实验室检测正常参考值范围

正常值范围代码：

有效期范围：20XX 年 XX 月 XX 日 — 20XX 年 XX 月 XX 日

检查项目		单 位	正常值范围
血常规			
红细胞		$\times 10^{12}$/L	
血红蛋白		g/L	
白细胞		$\times 10^{9}$/L	
分类	中性粒细胞	%	
	淋巴细胞	%	
血小板		$\times 10^{9}$/L	
尿常规			
蛋白定性			
尿糖			
红细胞			
白细胞			
大便常规			
血生化			
ALT		U/L	
AST		U/L	
ALP		U/L	
TBIL		mmol /L	
BUN		mmol/L	
Cr		μ mol/L	
其他			

实验室负责人签字：__________ 日期：__________

附件 12　临床试验职责授权表

项目名称：		项目角色		
中心编号：		A. Sub-I	D.药物管理员	G. 其他：
中心名称：		B.研究协调员	E.研究助理	H. 其他：
主要研究者：		C.研究护士	F. 其他：	

临床研究职责

1.执行知情同意过程	4.执行项目评价	7.保存项目的医疗记录	10.签署eCRFs或答疑原件	13.管理以及清点药物	16.其他：
2.核对入排标准	5.管理安全信息	8.提交伦理资料	11.收集/管理/运送样本	14.其他：	17.其他：
3.执行体格检查	6.管理SAE上报	9.填写/修改eCRFs/CRFs	12.接收/分配/回收药物	15.其他：	18.其他：

项目组成员姓名（正楷）	项目角色（例如：A）	项目成员签字及首字母缩写	临床研究职责				
			研究职责（例如：2，3）	开始日期（年－月－日）	PI 签字*	结束日期**（年－月－日）	PI 签字**

* PI确认表中所列成员均已授权，有资质，且所指定需要实施的临床研究职责经过培训，但是主要研究者的职责是对本项目所有资料的准确性及质量做出保证

** 如果在关闭中心前所授权的职责已经结束，请填写完整。

附件 13 研究者签名样张

序号	姓名（正楷）	性别	职称	联系方式	邮箱	姓名拼音缩写（每字首字母）	数字填写（0123456789）	签名
1								
2								
3								
4								
5								

附件 14 启动会议纪要

项目 编号 / 名称			
研究中心名称			
申办者		CRO	
PI		CRA	
会议内容			
CRA签名		日期	

附件 15 启动培训记录

项目编号 / 名称			
研究中心名称			
申办者		CRO	
PI		CRA	
培训日期 / 时间		培训地点	
参加人员签到			
姓名	科室	联系电话	

附件 16 不依从 / 违反方案报告

项目名称	
伦理审查批件号 / 日期	
申办者	
CRO	
PI / 科室	
不依从/违反方案内容	
填写说明：需要填写以下内容， · 不依从/违反方案发生日期&责任人 · 获悉日期，渠道 · 不依从/违反方案详细内容，影响后果和风险 · 本次上报时，不依从/违反方案现场是否还在继续？是否已经妥善处理 · 解决&跟进措施	
报告人签字	
日期	年 月 日
以下由伦理委员会填写	
伦理委员决定： □需会议审查后书面回复审查意见 □需快速审查后书面回复审查意见 □无特殊意见，备案该报告。 □其他，请详细说明	

授权人签字		受理日期	

附件 17 研究进展报告

<table>
<tr><td>项目名称</td><td colspan="3"></td></tr>
<tr><td>项目批件号</td><td colspan="3"></td></tr>
<tr><td>批件有效期</td><td colspan="3"></td></tr>
<tr><td>申请人</td><td colspan="3"></td></tr>
<tr><td>项目负责人</td><td colspan="3"></td></tr>
<tr><td>承担科室</td><td colspan="3"></td></tr>
<tr><td>方案版本号</td><td></td><td>方案版本日期</td><td></td></tr>
<tr><td>知情同意书版本号</td><td></td><td>知情同意书版本日期</td><td></td></tr>
<tr><td colspan="4">受试者信息
拟入组总人数：
已入组受试者人数：
完成观察受试者总数：
自前次审查后的新入选的受试者人数：
受试者退出研究人数（如有请另附说明页）：
自前次审查后出现严重不良事件例数：
自前次审查后报告严重不良事件例数：
其他需要补充事项（如有请另附说明页）：</td></tr>
<tr><td colspan="4">研究进展情况
研究阶段：
□尚未启动 □尚未入组 □正在进行实施
□完成试验干预 □试验后期数据处理
是否存在影响试验进展的情况：□否 □是（请另附说明页）
是否有可能影响受试者风险/利益比的新文献报道或最新研究结果：□否 □是（请另附说明页）
试验风险是否超过预期：□否 □是（请另附说明页）
试验中是否存在影响受试者权益的问题：□否 □是（请另附说明页）
自前次审查后是否有任何修正：□否 □是（请另附说明页）
自前次审查后，参与的研究者是否有增加：□否 □是（请另附说明页）
是否有任何项目负责人成为与本研究方案相关机构的顾问因而可能发生利益冲突：□否 □是（请另附说明页）</td></tr>
<tr><td colspan="4">是否需要申请延长伦理审查批件的有效期 □否 □是</td></tr>
</table>

项目负责人签名________ 日期________

附件18 年度/定期跟踪审查申请

__________伦理委员会：

现有__________临床研究，根据伦理审查批件中关于跟踪审查频率的规定，提请伦理委员会对该项目进行年度/定期跟踪。现附上有关资料，请伦理委员会审批。

项目负责人________

年 月 日

项目名称			
伦理受理号			
申请人			
CRO公司			
方案版本号		方案版本日期	
知情同意书版本		知情同意书版本日期	
伦理审查批件号		项目负责人	

申请材料清单

临床研究批文			
项目名称			
受理类型		□修正方案审查 □不良事件审查 □年度跟踪审查 □违反方案报告 □暂停/终止研究报告 □结题报告	
申请材料（□内用×标注）	□修正方案审查	1. 修正方案申请报告	□
		2. 临床研究方案修正说明页	□
		3. 修正后的临床研究方案（对修改部分以粗体/划线的方式标记）（注明版本号、版本日期）	□
		4. 修改的知情同意书（对修改部分以粗体/划线的方式标记）（注明版本号、版本日期）	□
		5. 修正的招募材料（对修改部分以粗体/划线的方式标记）（注明版本号、版本日期）	□
		6. 修正的研究者手册（对修改部分以粗体/划线的方式标记）（注明版本号、版本日期）	□
		7. 修正的病例报告表（对修改部分以粗体/划线的方式标记）（注明版本号、版本日期）	□
		8. 修正的受试者日记卡（对修改部分以粗体/划线的方式标记）（注明版本号、版本日期）	□
		9. 修正的研究病历（对修改部分以粗体/划线的方式标记）（注明版本号、版本日期）	□
		10. 修改临床研究方案给研究带来影响的说明，关于受试者能承受的风险和获益的说明文件	□
		11. 增加额外知情同意的要求文件等	□
	□严重不良事件报告	请后违反研究方案自我报告表。1. 严重不良事件报告	□
		2. 其他试验中心发生的严重不良事件以及影响研究风险与受益比的非预期不良事件	□
	□研究进展报告	1. 年度/定期跟踪审查申请报告	□
		2. 多中心临床研究各中心研究进展汇总报告	□
		3. 组长单位的年度/定期跟踪审查的决定文件等	□

申请材料（□内用×标注）	□违背/偏离方案报告	1. 违背/偏离方案报告报告文件	□
		2. 研究者违背/偏离方案报告自我报告表	□
	□暂停/终止研究报告	1. 暂停/终止研究报告	□
		2. 暂停/终止原因说明	□
		3. 终止研究对已经接受干预治疗的受试者的影响	□
		4. 对目前仍在研究随访中的受试者的后续安排	□
		5. 项目在接受审查时期完成的出版物清单	□
		6. 研究总结报告	□
	□结题报告	1. 结题报告；	□
		2. 研究总结报告；	□
		3. 其它	□
申办单位			
临床研究单位			
项目负责人		（姓名及职称）	
申请人签字			
申请人电话			
申请日期			

附件 19 完成试验受试者编码目录

方案名称			
申办方/CRO		主要研究者	
方案编号		□空腹 □餐后	

筛选号	随机编号	受试者姓名缩写	随机日期	结束日期	研究者签名	备注

附件 20　未完成试验受试者编码目录

方案名称								
申办方/CRO					主要研究者			
方案编号					□空腹　□餐后			
筛选号	随机编号	受试者姓名缩写	随机日期	退出日期	退出时所在周期	退出原因	研究者签名	备注

附件 21　严重不良事件报告表

新药临床研究批准文号：(　　　)编号：

报告类型	□首次报告　□随访报告 □总结报告	报告时间： 年　月　日
医疗机构及专业名称		电话：
申报单位名称		电话：
试验用药品名称	中文名称： 英文名称：	
药品注册分类及剂型	分类：□中药　□化学药　□治疗用生物制品　□预防用生物制品　□其它 注册分类：________　剂型：________	
临床研究分类	□Ⅰ期　□Ⅱ期　□Ⅲ期　□Ⅳ期 □生物等效性试验　□临床验证	临床试验适应症：
受试者基本情况	姓名拼音缩写：　出生日期：　性别：□男　□女　身高（cm）：　体重（Kg）： 合并疾病及治疗：□有　□无 1. 疾病：______　治疗药物：______　用法用量：______ 2. 疾病：______　治疗药物：______　用法用量：______ 3. 疾病：______　治疗药物：______　用法用量：______	
SAE的医学术语（诊断）		
SAE情况	死亡 ____年___月___日 导致住院　□延长住院时间　□伤残　□功能障碍 □ 导致先天畸形　□危及生命　□其它________	
SAE发生时间： ______年___月___日	研究者获知SAE时间：______年___月___日	
对试验用药采取的措施	□继续用药　□减小剂量　□药物暂停后又恢复　□停用药物	
SAE转归	症状消失（后遗症　□有　□无）□症状持续	
SAE与试验药的关系	□肯定有关　□可能有关　□可能无关　□肯定无关　□无法判定	
SAE报道情况	国内：□有　□无　□不详；　国外：□有　□无　□不详	
SAE发生及处理的详细情况：		

报告单位名称：　　　　报告人职务/职称：　　　　报告人签名：

附件 22　不良事件记录表

方案名称								
申办方/CRO					□空腹（第　　周期）　□餐后（第　　周期）			
方案编号					主要研究者签名/日期			
随机号	姓名缩写	序号	不良事件名称	发生日期和时间	结束日期和时间	对研究药物采取的措施	与研究药物关系	转归

附件 23　临床试验稽查证书

临床试验稽查证书 证书编号：（　　）	
兹证明：我们遵照GCP的要求，对以下项目实施了稽查。	
试验名称	
批件号	
申办者	
中心名称	
研究科室	
注册类型	
适应症	
稽查时间	
稽查类型	
稽查员：　签名： 稽查员：　签名：	
稽查单位： 日期：　　年　　月　　日	

附件 24 暂停 / 终止研究报告

项目名称			
方案版本号		方案版本日期	
知情同意书版本号		知情同意书版本日期	
伦理审查批件号		项目负责人	

一、一般信息

（一）试验开始日期：

（二）试验暂停/终止日期：

二、受试者信息

（一）拟入组例数：

（二）已入组例数：

（三）完成试验例数：

（四）提前退出例数：

（五）严重不良事件例数：

（六）已报告的严重不良事件例数：

三、暂停/终止研究的原因

四、有序终止研究的程序

（一）是否要求召回已完成试验的受试者进行随访：□是 □否

（二）是否告知在研的受试者，试验已提前终止：□是 □否（请另附说明页）

（三）在研的受试者是否提前终止研究：□是 □否（请另附说明页）

（四）提前终止试验受试者的后续医疗与随访安排：□转入常规医疗 □有针对性地安排随访检查与后续治疗（请另附说明页）

申请人签字		日期	

附件 25　结题报告

项目名称			
申办者			
方案版本号		方案版本日期	
知情同意书版本号		知情同意书版本日期	
伦理审查批件号		主要研究者	
试验开始日期		最后1例出组日期	
拟入组例数		已入组例数	
完成试验例数		提前退出例数	
SAE例数		已报告的SAE例数	
试验风险是否超过预期：□是，□否			
是否存在影响受试者权益的问题： □否 □是（请详细说明）			
试验中是否存在与试验干预相关、非预期的SAE：□是，□否			
SAE或试验方案规定必须报告的重要医学事件是否已及时报告： □不适用 □是 □否			
试验结题后是否还存在可能影响受试者健康和权益的其他问题：□是 □否			
研究总结报告中剔除和脱落例数？退出和脱落比例超过20%，请说明原因			
申请人签名		日期	

附件 26　关闭中心访视确认信

尊敬的XXX教授/主任：

您好！经过与贵中心的沟通，我们计划在XXXX年XX月XX日—XX XX年XX月XX日在进行关闭中心前的访视，烦请您合理安排人员和时间，确认试验相关物资的准备！谢谢您！

非常感谢您和您的研究团队对这个项目付出的努力以及贡献。

XX公司

CRA：XXX

日期：

附件 27　关闭中心确认函

一、项目基本情况

药物名称		CFDA批件号	
注册分类		专业组	
伦理批准日期		伦理批件号	
首例入组日期		末例结束随访日期	
监查访视次数		PI	
筛选例数		入选例数	
完成例数		未完成例数	
剔除例数		SAE例数	

二、项目的完成情况

筛选例数		入选例数	
完成例数		未完成例数	
剔除例数		SAE例数	

三、后续事项

××××项目在本中心的相关工作现已全部结束，另请贵机构按照CGP及合同相关要求，确保：

· 临床试验文件保存至YYYY年

· 所有的文件可以及时获得，并允许视察和稽查

· 其他：

项目相关联系人

姓名	所属单位	联系电话	邮箱

CRA：

临床试验机构：

参考文献

[1] 周洲，贾晋斌，罗朝霞，等.新药临床试验过程中的项目管理[J].中国医药生物技术，2007(04):314-316.

[2] 宁素云，王祎.先导化合物的发现和优化[J].科技信息(学术研究)，2006(11)：82.

[3] 谷恒明，胡良平.新药Ⅰ至Ⅳ期临床试验设计之要览[J].四川精神卫生，2017，30(4)：310-316.

[4] 王晓霞，李育民，陈民民，等.明确研究者职责是做好临床试验重要的一环[J].中国药物与临床，2011，11(01)：116-117.

[5] 田少雷，曹彩.临床试验研究者的资格和职责[J].中国医药导刊，2000，2(4)：54-47.

[6] 彭朋，元唯安，胡薏慧，等.临床研究协调员的管理模式及其利弊[J].医药导报，2015，34(10)：1399-1401.

[7] 刘勋.临床试验设计与数据处理(一)——临床试验设计的三要素[J].疑难病杂志，2002，1(2)：125-126.

[8] 董卫.临床研究中常见的偏倚及其控制[J].中国实用内科杂志，2007，27(24)：1985-1986.

[9] 刘勋.临床试验设计与数据处理(二)——临床试验设计的三项原则[J].疑难病杂志，2002，1(3)：186-187.

[10] 毕京峰，段俊国，刘曾敏.中药临床研究中对照组选择存在的问题及对策[J].中国新药与临床杂志，2008，27(2)：153-155.

[11] 黄钦，赵明.对临床试验统计学假设检验中非劣效-等效和优效性设计的认识[J].中国临床药理学杂志，2007，23(1)：63-67.

[12] 郑青山，孙瑞元，陈志扬.新药临床非劣性及等效性试验中的例数估计和等效标准[J].中国新药杂志，2003，12(5)：368-371.

[13] 李正奇，赵俊.生物等效性试验实用指南[M].南京：江苏凤凰科学技术出版社，2018.

[14] 朱园园，王思扬，任健，等.临床试验生物样本的处理与保存规范[J].中国药物与临床，2019，19(16)：2846-2847.

[15] 国家药典委员会.中华人民共和国药典[M].北京：中国医药科技出版社，2020.

[16] 谷恒明，胡良平.新药临床试验设计中的比较类型[J].四川精神卫生，2017，30(04)：317-322.

[17] 孙瑞华，汤旦林.临床试验数据管理与统计分析(1)[J].中国新药杂志，2001，10(07)：504-506.

[18] 黄淑云，吴萍，赵兰英，等.中药新药Ⅰ期临床试验病房管理及护理[J].中国新药杂志，2017，26(04)：394-397.

[19] 鲁剑萍，夏英.新药Ⅰ期临床试验病房的护理管理[J].解放军医院管理杂志，2019，26(06)：591-594.

[20] 杨晓莲.浅谈护理临床带教中的沟通问题与改进策略[J].皮肤病与性病，2019，41(02)：309-310.

[21] 边明伟.浅析我国中小创业者沟通能力的培养[J].中国商论，2018(26)：185-186.

[22] 任芮，褚淑贞.我国CRO研究热点分析[J].医学信息学杂志，2016，37(10)：52-56+61.

[23] 徐稳，刘永军.中国医药CRO产业发展现状及趋势分析[J].中国市场，2018，974(19)：7-10.

［24］任芮，褚淑贞.中国本土CRO的SWOT分析［J］.现代商业，2016（15）：34-36.

［25］CRO对中国制药业的作用［EB/OL］.（2011-10-09）［2019-11-29］.http：//m.druggcp.net/homepage/a/CROzhuanqu/2011/1009/26984.html.

［26］孙杰，陈君超，刘红霞，李兴珊，郑青山.基于电子化临床数据采集平台的中央随机系统特点及应用［J］.中国新药与临床杂志，2010，29（09）：711-715.

［27］刘保延，文天才，姚晨，等.多中心临床试验中的中央随机系统研究［J］.中国新药与临床杂志，2006，25（12）：931-934.

［28］范乙.电子信息化技术在临床试验研究管理中的应用研究［J］.中国药物警戒，2019，16（10）：608-613.

［29］项玉霞，黄志军，刘畅，等.中国特色药物临床试验机构质量管理体系建设［J］.中国临床药理学杂志，2017，33（11）：1039-1041.

［30］王岳，刘唐威，杨天伦，等.药物临床试验技术服务合同专家共识（中国药理学会药物临床试验专业委员会）［J］.中国临床药理学与治疗学，2015，20（04）：361-365.

［31］范大超.招募受试者的策略和步骤［J］.中国处方药，2010，95（1）：70-71.

［32］岑华芳，吴跃翰.浅谈临床研究协调员（CRC）/研究护士在药物临床试验中护理管理的作用［J］.管理·教育·教学，2015，13（11）：290-291.

［33］李树婷，刘洋，高志刚，等.中国临床研究助理的生态环境及现场管理组织发展报告［J］.中国新药杂志，2018，27（11）：1266-1272.

［34］廖庆阳.我国SMO行业蓄势待发［N］.中国医药报，2019（004）.

［35］中国药物临床试验机构联盟中关村玖泰药物临床试验技术创新联盟.临床研究协调员（CRC）行业指南（试行）［J］.药物评价研究，2015，38（3）：233-237.

［36］宋苹，唐雪春，张勋.加强过程监查，提高药物临床试验质量［J］.中国新药与临床杂志，2008（04）.

［37］邵颖.我国药物临床试验的科学发展史与期望［J］.中国临床药理学杂志，2008，24（2）：180-186.

［38］刘欢.不同管理模式临床研究协调员满意度信度效度分析及其应用［D］.广州：暨南大学，2017.